Heal your Hospital

Interdisziplinäres Autorenteam Witten

Heal your Hospital

Studierende für neue Wege der Gesundheitsversorgung

Mabuse-Verlag
Frankfurt am Main

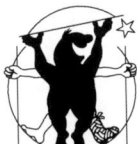

Bibliografische Information der Deutschen Nationalbibliothek
Die Deutsche Nationalbibliothek verzeichnet diese Publikation in der Deutschen
Nationalbibliografie; detaillierte bibliografische Daten sind im Internet über
http://dnb.dnb.de abrufbar.

Informationen zu unserem gesamten Programm, unseren AutorInnen und zum
Verlag finden Sie unter: www.mabuse-verlag.de.

Wenn Sie unseren Newsletter zu aktuellen Neuerscheinungen und anderen
Neuigkeiten abonnieren möchten, schicken Sie einfach eine E-Mail mit dem
Vermerk „Newsletter" an: online@mabuse-verlag.de.

© 2016 Mabuse-Verlag GmbH
Kasseler Straße 1 a
60486 Frankfurt am Main
Tel.: 069-70 79 96-13
Fax: 069-70 41 52
verlag@mabuse-verlag.de
www.mabuse-verlag.de
www.facebook.com/mabuseverlag

Lektorat: Katharina Budych, Frankfurt am Main
Satz und Gestaltung: Mario Moths
Umschlaggestaltung: Franziska Brugger, Frankfurt am Main

Druck: Beltz Bad Langensalza GmbH
ISBN 978-3-86321-240-7

INHALT

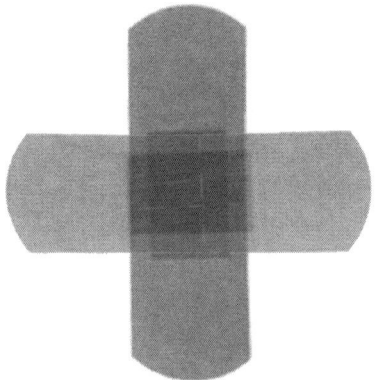

Gemeinsam die „gute Medizin" zu gestalten und damit die Voraussetzungen für das bestmögliche Gesundsein zu ermöglichen, das ist das Anliegen dieses Buches. Solange es Studierende gibt, die sich diesem Anliegen verschreiben und dies so umfassend und engagiert entwickeln, wie es die Autoren dieses Bandes tun, so lange gibt es eine begründete Hoffnung für die wirklichen Innnovationen in der Organisation der Gesundheitsversorgung, die wir alle für uns selber, für unsere Verwandten und Freunde und für die gesamte Gesellschaft uns wünschen.
All denen, die dafür brennen, empfehle ich dieses Buch.

Dr. h.c. Helmut Hildebrandt
Co-Vorsitzender der Gesundheitskommission der
Heinrich-Böll-Stiftung,
Vorstand der OptiMedis AG und Geschäftsführer der
Gesundes Kinzigtal GmbH

Vorwort

Unser Gesundheitssystem ist, noch, eines der leistungsfähigsten der Welt. Damit das so bleibt, müssen wir – die im Gesundheitswesen Tätigen – gesellschaftliche und politische Änderungen anstoßen. Denn wir Ärztinnen und Ärzte, Pflegekräfte und Heilberufler kennen das System und seine Probleme aus der täglichen Arbeit. Ich freue mich, dass mit diesem Buch Studierende eine interdisziplinäre Bestandsaufnahme des Gesundheitswesens aus unterschiedlichen Blickwinkeln liefern und in einem zweiten Schritt Entwicklungswege für unser Gesundheitssystem aufzeigen, von denen Patientinnen und Patienten profitieren können.

Dabei liefert das Werk anschauliche Beschreibungen des Gesundheitssystems „hinter den Kulissen", die zusammen ein facettenreiches Bild ergeben – beispielsweise der Bericht eines Assistenzarztes vom Arbeitsalltag in einem Klinikum zwischen Zeitdruck, langen Diensten, verantwortungsvollen Entscheidungen und umfangreichen bürokratischen Aufgaben. Er macht dem Leser nicht nur die Vielzahl der ärztlichen Aufgaben deutlich, sondern es wird auch erfahrbar, welche persönlichen Kosten die große Arbeitsbelastung nach sich zieht. Das Autorenteam bringt hier die Situation vieler Ärztinnen und Ärzten im deutschen Gesundheitssystem zwischen ökonomischen Zwängen und dem persönlichen und berufsethischen Anspruch, ausschließlich zum Wohl des Patienten zu handeln, auf den Punkt. Ebenso sieht die Situation bei den Pflegenden aus – auch hier haben die Autoren genau hineingesehen und Zeitdruck, Verantwortung, Stress und systemimmanente Überlastung beschrieben.

Auch wenn – oder gerade weil – meine eigenen berufspolitischen Standpunkte nicht immer hundertprozentig mit den aufgestellten Forderungen übereinstimmen – freue ich mich über alle Denkanstöße und Diskussionspunkte, die dieses sorgfältig zusammengestellte Werk liefert.

Besonders die differenzierte Betrachtung der Integrierten Versorgung möchte ich hier als sehr gelungen hervorheben. Mir persönlich ist seit langem auch der Überwindung der starren Sektorengrenzen, der optimalen Koordination und der Etablierung von verbesserten Kommunikationsstrukturen innerhalb der Patientenversorgung ein besonderes Anligen.

Mein herzlicher Dank gilt dem studentischen Autorenteam. Dass dieses Buch von Studierenden geschrieben wurde, macht seine besondere Perspektive aus: Es freut mich zu sehen, wie viel Tatkraft, Engagement und intellektuelle Überlegung in dieses Buch geflossen sind – diese Haltung der ärztlichen und wissenschaftlichen Nachwuchsgeneration macht mich sehr zuversichtlich für die Zukunft unseres Gesundheitssystems.

Dr. med. Klaus Reinhardt
Vorsitzender des Hartmannbundes – Verband der Ärzte Deutschlands e. V.

1. Einleitung

Universität Witten/Herdecke, 25. Oktober 2012: An diesem verregneten Donnerstag drängen sich fünf Professoren und 80 Studierende der Fakultäten für Gesundheit, Wirtschaft und Kultur um eine leere Tafel. „Heal your hospital" lautet das Thema dieses Seminars im Rahmen des Studium fundamentale[1] unserer Universität, in dem sich nun Studierende der Medizin, Psychologie, Wirtschaftswissenschaften, Philosophie und Kulturwissenschaften zusammenfinden. Im Zentrum steht die damals wie heute heiße Debatte um die Zuspitzung der Probleme des deutschen Gesundheitssystems. Schnell wird klar, dass sich die Bestandsaufnahme in die Länge ziehen wird und unsere Idealvorstellungen nicht mit dem gewonnenen Bild zusammenpassen.

Steht unser Gesundheitssystem tatsächlich am Abgrund? Ist Medizin heute nur noch reine Fließbandarbeit? Ist der Patient zu einer Diagnose, zu einer Abrechnungsziffer oder gar zum Kunden deklariert und der Arzt zum Verkäufer geworden? Was steckt hinter all den Aussagen, Vorurteilen und düsteren Prophezeiungen von vermeintlichen Experten in Talkshows, die uns täglich mitteilen, wie ungerecht, teuer und unmenschlich unser Gesundheitssystem heute ist? Vor diesen so oft beschriebenen Trümmern unseres deutschen „Heilsystems", das statt auf Heilung des Menschen auf Profit ausgelegt zu sein scheint und statt Ethik am Menschen Rationierung in den Vordergrund stellt, stehen auch wir, als die kommende Generation von im Gesundheitswesen Tätigen.

---

[1] Das Studium fundamentale ist ein über die reine Fachausbildung hinausgehendes Lehrmodell der Universität Witten/Herdecke, in dessen Rahmen sich die Studierenden in den Bereichen der Kultur- und Gesellschaftswissenschaften, Philosophie, Kunstwissenschaften und Künsten sowie bei der Schulung kommunikativer Fähigkeiten weiterbilden sollen. Zusätzlich finden sich interdisziplinäre Projekte. Durch öffentliche Vorträge, Konzerte, Theater- und Tanzaufführungen, Lesungen und Workshops gestaltet die Universität einen eigenen Kulturraum (Anm. der Autoren).

Einerseits haben wir als Studierende bereits praktische Erfahrungen gemacht, die uns Anlass zur Sorge geben, andererseits werden wir uns in naher Zukunft in diesem System – zumindest als Patient und Versicherter, einige von uns als Therapeuten, Pflegende, Wirtschaftswissenschaftler, Berater oder Mediziner – immer wieder neu begegnen. Der Wille, in diesem System tätig zu werden und das Wissen um die Fallstricke unserer Ideale, bringen uns in Not.

Wir werden im Studium darauf vorbereitet, ein Leben lang für die Gesundheit anderer zu arbeiten. Wir wollen mit unseren erworbenen Fähigkeiten dem Menschen dienen, ihn in den Mittelpunkt unseres Handelns stellen und unser Bestes für seine Gesundheit geben. Wie geht es uns aber damit? Was läuft in dieser Arbeitsrealität so falsch und warum werden täglich Resultate produziert, die eigentlich von niemandem gewollt sind? Warum leben wir in einem so reichen Land wie Deutschland – das so oft als eines der technologisch, wissenschaftlich und politisch führenden Länder der Welt bezeichnet wird – in einem Gesundheitssystem, das nicht zu unser aller Zufriedenheit funktioniert, vielmehr zu so viel Diskussion anregt?

Es bedrückt uns, dass wir schon zum jetzigen Zeitpunkt an der Möglichkeit, unsere Ideale umzusetzen, so sehr zweifeln müssen. Der 2011 verstorbene tschechische Präsident und Ideenträger des europäischen Wandels nach dem Fall des Eisernen Vorhangs, Václav Havel, beschreibt dieses Gefühl der Verunsicherung, das uns in Anbetracht unserer zukünftigen Arbeitsrealität befällt, in einer Rede in Philadelphia wie folgt: „Es ist, als ob etwas zerbricht, zusammenfällt und am Ende ist, während etwas anderes, noch undeutlich, beginnt, sich aus den Trümmern zu erheben."

Aus unserer Not heraus haben wir uns auf eine gemeinsame Suche begeben. Wir wollten die Ursachen des Übels erkennen und Wege finden, unsere Ideen für ein besseres Gesundheitssystem von morgen einzubringen. Heute, fast vier Jahre nach der ersten Bestandsaufnahme, möchten wir Ihnen gerne aufzeigen, dass es möglich ist, Gesundheit anders zu gestalten und dass auch Sie – ob als Patient, als ebenfalls in diesem System Tätiger[2] oder an den Entwicklungen des Gesundheitssystems interessierter Leser – daran teilhaben können.

---

[2]   In diesem Buch im Folgenden auch Heilberufler genannt (Anm. der Autoren).

Wir neun Studierenden aus der Medizin, der Wirtschaftswissenschaft sowie der Politik und Philosophie als Autoren dieses Buches haben teilweise Vorbildung in der Gesundheits- und Krankenpflege oder dem Rettungsdienst, haben Praktika in verschiedenen Gesundheitsbereichen im In- und Ausland absolviert – und allemal Erfahrungen als Patienten gemacht sowie aus der Perspektive als Therapeut. Wir sind von dem System aber noch nicht zu sehr beeinflusst. Wir vertreten keine homogene Interessengemeinschaft, sind keiner Partei und keinem Unternehmen verpflichtet und können guten Gewissens von uns behaupten, mit einer reinen Weste zu schreiben, ohne dabei Repressalien oder finanzielle Nachteile befürchten zu müssen. Wir wollen keine altbewährten Machtpositionen festigen.

Nichts, was sich in der Vergangenheit nicht bewährt hat, muss zukünftig auch weitergeführt werden, denn wir haben keine Sehnsucht nach alten sozialen und moralischen Ordnungen der Vergangenheit. Wie schon Albert Einstein sagte, so viel ist sicher: „Probleme kann man niemals mit derselben Denkweise lösen, durch die sie entstanden sind." Wir haben dieses Buch geschrieben, weil wir glauben, dass es an der Zeit ist, der Zukunft eine Chance zu geben. Aus dieser Motivation heraus haben wir uns intensiv mit dem deutschen Gesundheitswesen befasst und Thesen für ein besseres Gesundheitssystem aufgestellt, um unserer Initiativkraft und unserem Gestaltungswillen Ausdruck zu verleihen.

Wir sehen uns als junge Studierende und gerade als zukünftige Akteure in diesem System in der Pflicht, an diesem Anderen, Neuen, Idealistischen teilzuhaben und mitzuwirken. Wir verstehen uns dabei auch als Teil einer Generation, die kritisch agiert und sich dabei durch stetigen Optimismus auszeichnet. Dazu gehört es auch, sich für seine Werte aktiv einzusetzen. Wir suchen daher die öffentliche Debatte und wollen diese im Streben nach Veränderung anfeuern. Dabei sehen wir uns keinesfalls als einen Tropfen auf dem heißen Stein, sondern vielmehr als den Tropfen, der ein Fass zum Überlaufen bringen kann.

Sie werden in diesem Buch auf neun Perspektiven mit ihren individuellen Schwerpunkten stoßen. Zu Beginn stellen wir Ihnen unser Menschenbild dar und setzten uns mit den Akteuren des Gesundheitssystems im Einzelnen und ihren Schnittstellen auseinander. Mit der Thematik der Patienteninformation geht es uns gezielt um den Menschen als Individuum und damit um dessen Einzigartigkeit. Unser Verständnis von Souveränität und Verantwortung des Einzelnen führt uns anschließend zu Institutionen und Organisationen im Gesundheitssystem, in welchen die Akteure diese Werte als Maxime für ihr Handeln sehen lernen. Schließlich kommen wir auf das Gesamtsystem mit seinen aktuellen Fehlentwicklungen zu sprechen. Wir zeigen mögliche Alternativen auf und möchten abschließend einen Ausblick auf ein zukunftsorientiertes, menschengemäßes Gesundheitssystem geben.

Aus unseren unterschiedlichen, sehr persönlichen Blickwinkeln möchten wir dabei diverse aktuelle Problemfelder ansprechen. Wir erheben keinen allumfassenden Wahrheitsanspruch – präsentieren nicht die Ideallösung, sondern schreiben nach bestem Wissen und Gewissen über das, was uns heute und in der Zukunft erwartet und was dieses System zu dem gemacht hat, was und wie es heute ist. Unsere Ansprüche an Sie, liebe Leserin, lieber Leser, sind dabei nur die folgenden: Interesse und Wachsamkeit. Hinterfragen Sie die alltäglichen ärztlichen Leistungen! Tun Sie dies in Anbetracht dieses Buches mit uns zusammen und hinterfragen Sie auch uns. Wir wollen provozieren, zum Mitdenken und Hinterfragen auffordern.

Da Krankheit als Teil des Lebens jeden Einzelnen und somit jeden Teil unserer Gesellschaft betrifft, ist der wirksame Schutz unserer Gesundheit in Form eines funktionierenden Gesundheitssystems als eine der höchsten zivilisatorischen Leistungen anzusehen. Als gemeinsame Errungenschaft spiegelt das Gesundheitssystem einer Gesellschaft jedoch auch immer diese selbst wider.

Wir werden in diesem Buch nicht versäumen, immer wieder darauf hinzuweisen, dass wir Medizin nicht bräuchten, gäbe es keine Patienten. Nur weil ihnen geholfen werden soll, ist ein solch komplexes Konstrukt wie ein Gesundheitssystem überhaupt erst entstanden. Diesen Umstand sollten wir uns täglich neu vergegenwärtigen. Und wir sollten uns die Frage stellen: Wer krankt denn eigentlich in unserem System? Wir sehen die Gefahr, dass ohne eine bewusste Neukonfrontation mit dieser Frage die Qualität der Gesundheitsversorgung weiter sinkt und nicht nur der Patient ins Abseits gerät.

Damit dies nicht geschieht, sehen wir einen Paradigmenwechsel im System als unabdingbar an. Ein menschengemäßes Gesundheitssystem, das beiden, dem Individuum Patient und dem Individuum Heilberufler, gerecht wird, kann nur mithilfe eines grundlegenden Wandels entstehen. Lassen Sie sich also von uns für eine neue Art und Weise der Zusammenarbeit im deutschen Gesundheitssystem begeistern. Aber seien Sie sich nicht überrascht, wenn wir dabei auch auf kritisch zu bewertende Auswüchse stoßen, die die Zusammenarbeit in diesem System angenommen hat.

Wir wollen Sie nun auf eine Reise einladen, bei der die Endstation noch lange nicht in Sicht ist. Der Weg ist lang – aber so auch unsere Ausdauer.

Levka Dahmen (geb. Meier)

2. Das Individuum in einer individualisierten Medizin

These:
Jeder Mensch hat seine individuelle Gesundheit. In der Medizin darf der Mensch nicht allein auf seine körperlichen und genetischen Merkmale reduziert werden. Auch die Intaktheit der Psyche und die Stabilität des sozialen Umfeldes müssen als Grundpfeiler unserer Gesundheit verstanden werden.

Beginnen wir mit der Betrachtung derer, die wir als Studierende im Zentrum unseres Gesundheitssystems sehen: den Patientinnen und Patienten. Wir durften vor einiger Zeit Frau O. kennenlernen und möchten sie Ihnen im Folgenden vorstellen.

2.1. Der ganzheitliche Blick auf Patienten

Frau O. kennt Krankenhäuser und niedergelassene Ärzte. In den vergangenen drei Monaten hat sie bei ihnen vermutlich mehr Zeit verbracht als in ihren eigenen vier Wänden. Alles begann bei einer Routineuntersuchung bei ihrem Frauenarzt, bei der in ihrer linken Brust ein Knoten getastet wurde. Mit Sorge sah sie sich den nun anstehenden Untersuchungen ausgeliefert. Was würden sie bringen?

Mammografie, Ultraschalluntersuchung, dann eine Gewebeentnahme aus ihrer Brust, die schließlich Klarheit brachte: Der Knoten stellte sich als bösartiger Tumor heraus. Weitere Untersuchungen mussten durchgeführt werden, um herauszufinden, ob der Krebs schon „gestreut" hatte. In diesem Fall wären ihre Chancen wesentlich schlechter gewesen, so hieß es. Aber Frau O. hatte Glück, man hatte den Tumor früh genug entdeckt. Ziemlich schnell wurde anschließend ihre Brust operiert, und – „ganz neu", sagten die Ärzte – intraoperativ bestrahlt, bevor Frau O. ein Silikonimplantat bekam, das nun ihre Brust sein soll. „Inklusive Bruststraffung", witzelte ein Chirurg.

Nach der Operation folgten mehrere Wochen Chemotherapie. In den ersten Wochen vertrug Frau O. die Medikamente der Chemotherapie nicht gut und litt unter starken Nebenwirkungen. Die Ärzte rieten ihr, das Medikament zu wechseln. Sie stimmte zu und tatsächlich verbesserten sich die Nebenwirkungen und wurden für sie erträglicher. „Alles Routine", so beruhigten die Ärzte Frau O. immer wieder, sie waren mit dem Ergebnis sehr zufrieden. „Ein ganz ausgezeichneter Therapieerfolg!", sagten sie denn auch zu ihr bei der Entlassung aus dem Krankenhaus und empfahlen ihr, in einigen Jahren zur Nachsorge wiederzukommen, um zu überprüfen, ob nicht doch etwas nachgewachsen sei.

Alles Routine? Ein ausgezeichneter Therapieerfolg? Warum fühlt sich Frau O. dann nicht ausgezeichnet? Anders als für die Ärzte waren für sie die vergangenen Monate ein Grauen, ein lebenseinschneidendes Ereignis. Sie hatte zwar Glück im Unglück, das weiß sie – aber trotzdem fühlt sie sich hundeelend. Wie soll sie mit dem Gefühl, fast gestorben zu sein und doch zu leben, umgehen? Wie mit dem Wissen, dass ein Risiko der Wieder- oder Neuerkrankung ihrer Brust besteht? Gewissheit gibt es dabei nicht, nur Statistiken. Diese prophezeien Frau O. eine erneute Erkrankung an Brustkrebs mit einer Wahrscheinlichkeit von elf Prozent.[1] Ist das viel oder wenig? Für die Ärzte sind elf Prozent wenig – für Frau O. sind elf Prozent viel. Auf jeden Fall fühlen sie sich gerade so an. Aber mit ihrer Angst und den elf Prozent ist sie jetzt allein, denn ihre Brust ist wieder gesund – und das ist ja das Wichtigste.

Wir als AutorInnen dieses Buches haben den Anspruch, unsere zukünftigen Patientinnen und Patienten individuell wahrzunehmen – jeder und jedem, die oder der uns Vertrauen schenkt, nach den ihr oder ihm eigenen Bedürfnissen gerecht zu werden. Dies bedeutet für uns weit mehr, als nur die körperlichen Leiden und Erkrankungen unserer Patienten zu betrachten, da eine rein körperlich-biologisch orientierte Medizin nicht den individuellen Bedürfnissen der Patienten gerecht wird.

---

[1] http://www.bcaction.de/bcaction/langzeitueberleben-und-rezidiv-bei-brustkrebs/, Zugriff am 20.09.2015.

Zur individuellen Gesundheit eines jeden Patienten gehören für uns auch die Intaktheit seiner Psyche und die Stabilität seines sozialen Umfeldes. Wir möchten deshalb später in einem System arbeiten (bzw. es gestalten), das uns die Zeit und die Freiheit lässt, bei einem Patienten mehr als nur einen kurzfristigen körperlichen Aspekt zu erfassen. Erst dann werden wir unseren Patienten und unseren Aufgaben als Ärzte gerecht. Wir möchten lernen, den Menschen individuell im Sinne von ganzheitlich zu sehen und zu therapieren.

Für uns ist der Grund für ein Symptom oder eine Krankheit nicht allein genetisch oder körperlich bedingt, sondern entsteht aus einem Zusammenspiel von Körper, Psyche und Umweltfaktoren. Wir fordern daher, Abstand zu nehmen von einer Medizin, die sich ausschließlich auf die Naturwissenschaft stützt und dabei den Patienten als Individuum vernachlässigt. Denn „wenn Medizin nichts als Naturwissenschaft sein wird, so wird sie gar nichts sein. Denn Medizin steht nicht der Natur gegenüber, sondern dem Menschen gegenüber"[2].

„Gesundheit ist ein Zustand vollständigen körperlichen, geistigen und sozialen Wohlbefindens." So lautet die Definition von Gesundheit der Weltgesundheitsorganisation (WHO). Bezogen auf unsere Patientin Frau O. bedeutet eine erfolgreiche Therapie des Brustkrebses vielleicht die Heilung der Brust, aber noch nicht die Gesundung ihrer Person. Betrachtet werden sollte unter Umständen auch, unter welchen Voraussetzungen es bei Frau O. zum Krankheitsausbruch gekommen ist und welche Faktoren ihre Genesung zukünftig unterstützen oder blockieren können.

Bezogen auf die psychische Ebene spielen im Falle von Frau O. der eigene Umgang mit der Krebserkrankung und die Auseinandersetzung mit dem teilweisen Verlust der eigenen Brust als wichtiges Symbol der Weiblichkeit eine wichtige Rolle. Auf der sozialen Ebene erfuhr und erfährt Frau O. Stress und Druck am Arbeitsplatz und ist mit einer Überforderung im Familienalltag konfrontiert. Um eine Krankheit wirklich bewältigen zu können, sollten solche Aspekte bei einer Therapie mitberücksichtigt und ein individueller Behandlungsplan aufgestellt werden können. Das jedoch erfordert Zeit. Und diese ist sowohl für die Ärzte im Krankenhaus als auch für die Hausärzte in der Praxis knapp bemessen. Der Patient wird häufig

---

[2] Weizsäcker, 1986, S. 144.

seiner eigenen Verantwortung überlassen. Einigen Patienten gelingt es auch, diese wahrzunehmen, aktiv zu werden und sich beispielsweise psychologische oder psychotherapeutische Unterstützung zu suchen, anderen aber fehlt der Überblick und fehlen die Ressourcen, diese Unterstützung einzufordern.

2.2. Was versteht man unter „individualisierter" Medizin?

Auf Grundlage der bisherigen Ausführungen könnte man also annehmen, unsere Forderungen zielten auf die verstärkte Umsetzung einer individuelleren Medizin. In der Tat gibt es in der Medizin die Begriffe der individualisierten bzw. personalisierten bzw. personenzentrierten Medizin. Die drei Begriffen beschreiben alle drei de facto dasselbe und haben in der heutigen Medizin und Wissenschaft stark an Bedeutung zugenommen. Von vielen WissenschaftlerInnen wird in ihnen sogar die Medizin der Zukunft gesehen.[3,4,5] Anders aber als wir Studierende versteht die medizinische Forschung die Beschreibung des individuellen Patienten nicht als Individuum mit biologischen, psychologischen und sozialen Bedürfnissen, sondern reduziert seine Individualität auf seine genetische Einzigartigkeit: sein Genom.

Diese neue Interpretationsmöglichkeit des individuellen Faktors wurde erst durch die Erkenntnisse aus den Forschungen von James Watson und Francis Crick 1953 möglich. Mit molekulargenetischer Genauigkeit können wir heute auf jeden Patienten individuell eingehen. Anhand des genetisch einzigartigen Materials ist es uns möglich, eine immer genauere Diagnostik, Therapie und Prävention zu entwickeln.

Das bedeutet beispielsweise, dass wir aufgrund des Wissens über Ihr Genom Ihnen, lieber Leser, vorhersagen könnten, an welchen Erkrankungen Sie vermutlich später einmal leiden werden. Wir wären beispielsweise in der Lage zu errechnen, mit welcher Wahrscheinlichkeit Sie irgendwann in Ihrem Leben an Brustkrebs erkranken werden. Was Sie dann mit dieser Entscheidung machen, ob Sie sich daraufhin die Brust amputieren

[3] Sigmund-Schultze, 2011.
[4] Timmermans & Angell, 2001, S. 342.
[5] Gomez-Mancilla u.a., 2005, S. 694.

lassen oder nicht, und wie Sie mit diesem Wissen umgehen, das bliebe Ihnen überlassen.

Das Individuelle in der Medizin ist damit gänzlich neu definiert. Und wir Studenten sind mit der Einseitigkeit dieser Definition nicht einverstanden. Wir verstehen die individuell-genetische Medizin als wichtige neue Betrachtungsweise. Wir bemängeln jedoch, dass bei einer zu starken Fokussierung der Wissenschaft und der Medizin auf den individuellen Faktor „Genom" das Verständnis für das Individuum in seiner Ganzheit in den Hintergrund gerät. Das finden wir falsch. Wir bemühen uns deshalb, eine differenzierte Sicht auf die Individualität unserer zukünftigen Patienten zu erhalten, und fordern dazu auf, den Begriff des „Individuellen" in der Medizin im wissenschaftlichen und gesellschaftlichen Diskurs neu zu definieren.

Die Begriffe der individualisierten oder personalisierten Medizin werden heute meist synonym verwendet, bleiben in ihrer Bedeutung aber leider recht unklar. Wir haben sie Ihnen zusammenfassend als eine Reduzierung des Individuellen des Menschen auf das Genom beschrieben. Aus naturwissenschaftlicher Sicht stellt dies einen Paradigmenwechsel in der Medizin dar.[6] Denn anders als noch vor zwanzig Jahren können wir heute viel präziser und individueller genetische Informationen abfragen, bewerten und therapieren. Ich möchte Sie, lieber Leser, fragen: Was stellen Sie sich unter individualisierter Medizin vor?

Vermutlich wird sich Ihre Auffassung von individualisierter Medizin in den bereits unternommenen wie auch in den nachfolgenden Definitionsversuchen wiederfinden. Denn tatsächlich ist die Definition der individualisierten Medizin schwierig und geht über das zuvor Genannte hinaus. Wir möchten Ihnen deshalb einen kurzen Überblick zu diesem Begriff geben.

Die Bundesarbeitsgruppe für „Individualisierte Medizin und Gesundheitssystem" versteht die individualisierte Medizin in ihrem Zukunftsreport als „eine mögliche Gesundheitsversorgung", die aus dem synergetischen Zusammenwirken der drei Einheiten „Medizinischer und gesellschaftlicher Bedarf", „Wissenschaftlich-technische Entwicklungen" und „Patientenorientierung" entstehen könnte.[7] Das ist eine sehr zaghafte Eingrenzung des Be-

---

[6] Sigmund-Schultze, 2011, S. 3.

[7] Hüsing u.a., 2008, S. 7.

griffes. Demnach wird individualisierte Medizin als ein Versorgungskonzept gesehen, in welchem Praxis, Forschung und der Patient miteinander agieren. Faktisch ist diese Auffassung nichts Neues. Die Balance zwischen Forschung, Realität der Praxis und den Bedürfnissen des Patienten zu finden, ist eine Aufgabe, mit der sich Ärzte bereits seit Generationen auseinandersetzen. Die Schwierigkeit, den Begriff klar einzugrenzen, liegt möglicherweise an dem Suchen unserer Gesellschaft nach einer Medizin, die einerseits unsere medizinische Versorgung langfristig personell und finanziell sichern kann und andererseits unseren steigenden Versorgungsansprüchen gerecht wird.

Dazu ein Blick in das Geschehen: Der Anteil chronisch kranker Menschen in unserer Gesellschaft steigt kontinuierlich an.[8] Chronisch krank bedeutet, dass die Krankheit nie oder kaum heilbar, sondern nur leicht „verbesserbar" ist. 20 Prozent der Bevölkerung in Deutschland sind chronisch krank, 80 Prozent der Menschen leiden in ihrem Leben einmal an einer chronischen Erkrankung wie chronischen Schmerzzuständen, Bluthochdruck, Demenz oder Rheuma. Und um Ihnen eine Vorstellung zu geben, welche Verteilungs- und Kostenfragen dahinter stehen: 92 Prozent der Kosten unseres Gesundheitssystems werden durch nur 20 Prozent der Patienten verursacht.[9] Der Großteil von ihnen ist chronisch krank. In Anbetracht dieser Zahlen wird deutlich, dass zur Vorbeugung und Therapie – vor allem chronischer Krankheiten – neue und verbesserte therapeutische, präventive und auf Rehabilitation zielende Versorgungsansätze notwendig sind.[10] Selbiges gilt auch für die Therapie bei Tumorerkrankungen. Wie jedoch könnte diese neue Medizin aussehen?

Stellen Sie sich vor, dass wir durch Einblick in Ihr genetisches Material zukünftig in der Lage sein könnten, Ihnen vorherzusagen, mit welcher Wahrscheinlichkeit Sie später an Demenz erkranken. Je älter Sie werden, desto höher wäre dabei die Wahrscheinlichkeit des Krankheitsausbruchs. Sie könnten dann an regelmäßigen Tests und gezielten Schulungen teilnehmen, um Ihre Merkfähigkeit schon vor dem Demenzausbruch zu trainieren – und eventuell damit den Beginn der Demenz um ein paar Jahre hinausschieben.

[8] Lauterbach & Stock, 2001.
[9] Grobe u.a., 2003.
[10] Grobe u.a., 2003.

Das alles könnte durch die Forschung am Genom möglich werden. Die Anforderungen an die Weiterentwicklung der Genomforschung werden dabei immer höher. Besonders in den Bereichen der Pharmakologie und Prävention verspricht man sich dadurch große Vorteile.[11]

Mithilfe von DNA-Informationen können Patienten schon heute anhand ihres genetischen Fingerabdrucks als Risikogruppen erkannt werden und eine gezielte Prävention und frühzeitige Diagnose und Therapie erfahren. Zu den Zielen der individualisierten Medizin gehört, Patienten nach ihren genetischen Risiken einzuteilen. Dies gilt sowohl in Bezug auf die Wahrscheinlichkeit eines Krankheitsausbruchs als auch für die individuelle Wirksamkeit eines Medikamentes. Ihr Arzt könnte Ihnen so möglicherweise voraussagen, wie Ihr Körper auf ein bestimmtes Medikament reagieren wird.[12,13] Denn Menschen können auf Arzneimittel durchaus unterschiedlich ansprechen. Paracetamol als Kopfschmerzmittel wirkt beispielsweise bei Patient A sehr effektiv und beseitigt den Schmerz zuverlässig. Patient B hingegen kann soviel Paracetamol schlucken, wie er möchte, bei ihm hat es keine spürbare Wirkung gegen den Kopfschmerz.

2005 hat eine Studie zur Therapie mit Psychopharmaka, also Medikamenten zur Behandlung psychischer Erkrankungen, die Schwierigkeiten bei der Wahl des richtigen Medikaments gezeigt: Bei 40 bis 80 Prozent der Patienten ließ sich eine kleine oder keine messbare Reaktion auf die Therapie mit dem ersten Medikament nachweisen.[14] Erst das zweite oder dritte Medikament erzielte die gewünschte Wirkung. Mit entsprechenden genetischen Informationen könnten Ärzte jedoch, ohne erfolglose Therapieversuche durchführen zu müssen, direkt das optimale Medikament in optimaler Dosis verschreiben.[15] Im Fall unserer Patientin Frau O. hätte dies bedeutet, dass die Ärzte aufgrund der Kenntnis ihres genetischen Codes die bei ihr aufgetretenen starken Nebenwirkungen hätten vorhersagen können.

---

[11] Evans & Relling, 2004, S. 464–468.
[12] Sigmund-Schultze, 2011, S. 1.
[13] Gomez-Mancilla u.a., 2005, S. 689.
[14] Gomez-Mancilla u.a., 2005, S. 689.
[15] Verstoffwechselung und Nebenwirkungen eines Medikaments hängen von der genetischen Disposition eines Patienten ab. Einige Patienten sprechen besser, andere schlechter auf ein Medikament an.

Sie hätten dann direkt und ohne zweiten Anlauf ihr das passende Medikament vorschlagen können.[16,17] Das Motto der individualisierten Medizin lautet demnach: „Our opportunity in personalized health care is to deliver the right treatment to the right patient at the right time, every time."[18] Neben den hier skizzierten Vorteilen ergeben sich aus unserer Sicht aber auch Aspekte, die auf den ersten Blick nicht deutlich werden und die aus Arzt- und Patientenperspektive einer kritischen Reflexion bedürfen.

2.3. Psychische und soziale Faktoren

Die individualisierte Medizin wird in der Wissenschaft zweifelsfrei weiter an Boden gewinnen. Eine berechtigte Frage ist allerdings, ob darin das Individuum wirklich im Mittelpunkt stehen wird. Unserer Ansicht nach gehören zur Betrachtung des Individuums, wie schon ausgeführt, nicht nur die körperliche und genetische Ebene, sondern auch die Intaktheit der Psyche und die Stabilität des sozialen Umfeldes.

In der individualisierten Medizin, die sich auf die genetischen Eigenheiten des Patienten konzentriert, bleiben diese Ebenen ausgeblendet. Stattdessen erfolgt eine Einteilung der Patienten in Risikogruppen. Bei Gruppe A liegt ein 20-prozentiges Erkrankungsrisiko für Demenz vor, bei Gruppe B ein 45-prozentiges Risiko. Die individuelle Risikozuteilung entscheidet darüber, in welcher Gruppe und nach welchen Schemata der Patient behandelt wird. „From one to many – a global opportunity" lautet die Unterüberschrift eines wissenschaftlichen Artikels über personalisierte Medizin. Deutlicher lässt sich der Zweifel an der neu proklamierten Fokussierung auf das Individuum wohl nicht ausdrücken.[19]

Fachleute haben während einer Versammlung des Deutschen Ethikrates und bei einer Expertenanhörung des Bundestagsausschusses für Technikfolgenabschätzung 2009 zur individualisierten Medizin daran erinnert, dass

---

[16]   Gomez-Mancilla u.a., 2005.
[17]   Cortese, 2007.
[18]   Leavitt, 2007.
[19]   Cortese, 2007, S. 493.

diese weder etwas mit dem Patienten als Person noch mit seiner Personalität zu tun habe, sondern vielmehr als eine „stratifizierende (kategorisierende) Medizin" zu verstehen sei, welche die Patienten in verschiedene klinisch relevante Problemgruppen unterteile.[20]

Im Gegensatz zur Denkweise der individualisierten bzw. stratifizierenden Medizin steht das ursprüngliche Verständnis der Begriffe Individualisierung und Individuum: „Individualisierung bedeutet, dass das Individuum ein Bezugspunkt für sich selbst und die Gesellschaft wird."[21] In diesem Sinne sind auch die humanistischen Ausdrücke „Person" und „Individuum" in der Medizin und Philosophie immer als Wesen mit einer körperlichen u n d einer geistig-seelischen Komponente verstanden worden.[22] Dem seelisch-geistigen Wesen des Menschen verbleibt aber in der derzeit als individualisiert bezeichneten Medizin überhaupt kein Raum.[23]

Erinnern Sie sich an unsere Patientin Frau O.? Der Brustkrebs wurde erfolgreich durch eine schematische und leitlinienkonforme Therapie entfernt und bei zukünftiger Einbeziehung genetischer Informationen hätte die Therapie vielleicht noch gezielter und effizienter durchgeführt werden können. Ein Teil der Heilung ist dank eines wissenschaftlich evidenten Behandlungsschemas erreicht worden. Dieser Tatsache muss mit Anerkennung begegnet werden. Was Frau O. jedoch nicht erhalten hat, ist eine psychologische Unterstützung, sind Ratschläge, wie sie mit der Angst vor einem erneuten Krankheitsausbruch umgehen könnte. Dieser Teil der Heilung fehlte, denn für derlei Therapie und Fürsorge werden in unserem Gesundheitssystem nur begrenzt Ressourcen zur Verfügung gestellt. Die Probleme auf der nicht körperlichen Ebene werden so häufig systematisch nicht therapiert, die Patienten alleine gelassen. Umgebungsbedingte Einflüsse wie Probleme im Beruf und in der Familie, wirtschaftliche Existenzängste und das Altern vernachlässigt der wissenschaftliche Diskurs der personalisierten Medizin (bisher) gar vollständig.[24]

---

[20] Damm, 2011, S. 7–17.

[21] Junge, 2010, S. 25.

[22] Kipke, 2001.

[23] Cortese, 2007, S. 493.

[24] Waitzking & Britt, 1989, S. 436.

Psychische Faktoren haben einen erheblichen Einfluss auf die physische Gesundheit des Menschen,[25] ihre Ausblendung ist medizinisch nicht vertretbar. Ein psychisch labiler oder unausgeglichener Mensch ist deutlich anfälliger für körperliche Krankheiten. Vielleicht kennen Sie dieses Phänomen im Kleinen auch bei sich selbst. Wenn Sie einen beruflich besonders stressigen Monat erlebt haben oder wenn Sie familiär mit einer Sie emotional belastenden Situation konfrontiert worden sind, dann ist Ihr Körper empfänglicher für Krankheiten wie beispielsweise eine banale Erkältung als sonst. Im Großen bedeutet dies, dass besonders bei emotional und psychisch belastenden Erkrankungen eine Beachtung der seelisch-geistigen Ebene stattfinden sollte, um eine Gesundung des „ganzen" Menschen zu gewähren.

In der individualisierten Medizin wird dies jedoch trotz aller Individualität außen vor gelassen. In den USA hat sich aus diesem Grunde eine akademische Richtung der „integrativen und individualisierten Medizin" gebildet. Sie leugnet die Bedeutung der traditionellen Genomforschung nicht, sondern will sie zur integrativen und ganzheitlichen Medizin erweitern.[26] Die Definition des Consortium of Academic Health Centers for Integrative Medicine (CAHCIM) verdeutlicht, dass es dabei nicht allein um die Einbeziehung komplementär-medizinischer Möglichkeiten geht, sondern zunächst einmal um die Rechtfertigung einer Medizinkultur, die sich ganzheitlich auf die menschliche Person bezieht: „Integrative medicine is the practice of medicine that reaffirms the importance of the relationship between practitioner and patient, focuses on the whole person, is informed by evidence, and makes use of all appropriate therapeutic approaches, healthcare professionals and disciplines to achieve optimal health and healing." [27]

Dies erwarten unserer Meinung nach auch die Patienten von der Medizin. Sie schätzen nach wie vor die persönliche Beziehung zum Arzt und fordern ein medizinisches Versorgungsangebot ein, das auf ihre individuellen Bedürfnisse ganzheitlich eingeht.[28] In der jüngeren Zeit hat das Mitgestaltungsrecht der Patienten den gesundheitspolitischen Diskurs im nationalen

[25] Rüegg, 2010, S. 2.
[26] Heusser u.a., 2013, S. 151–154.
[27] https://www.imconsortium.org/, Zugriff am 20.09.2015.
[28] Heusser u.a., 2013, S. 152.

und internationalen Bereich stark aufgewertet. Wir verstehen dies als Chance und fordern auf: „Die Ausgestaltung einer individuellen Medizin darf die Sichtweise und den Wunsch des eigentlichen Adressaten der Medizin, des Patienten, auch in der Forschung nicht vernachlässigen."[29]

2.4. Chancen und Risiken

Die individualisierte Medizin verspricht uns ganz neue Wege. Doch wohin sich diese entwickeln werden, ist noch unklar. Offen bleibt, ob die personalisierte Medizin später eine breite Anwendung finden und inwieweit sie erstrebenswert sein wird. Es werden sich auch ethische Herausforderungen stellen, weil sie beispielsweise indirekt das Gleichbehandlungsprinzip von Patienten verletzen könnte.

In Deutschland ist über die Krankenversicherungspflicht erreicht, dass jeder von uns Zugang zu medizinischer Versorgung auf hohem Niveau hat.[30] Für die Entwicklung einer individualisierten Medizin sind jedoch hohe Forschungsausgaben notwendig. Diese Kosten werden anteilig öffentlich, von privaten Trägern und von der Pharmaindustrie getragen. Wir fragen uns, wie sichergestellt wird, dass die im Rahmen der Forschung entwickelten, teils sehr teuren Behandlungen wirklich allen Patientinnen und Patienten und nicht nur einem kleinen sehr gut versicherten bzw. vermögenden Teil der Bevölkerung zur Verfügung stehen werden. Diese – schon heute aktuelle – Problematik könnte durch eine stärkere Fokussierung auf eine individualisierte Medizin noch verstärkt werden.

Mit dem Einsatz einer individualisierten Arzneimitteltherapie beispielsweise erhöhen sich die Therapiemöglichkeiten für genetisch seltenere Erkrankungen. Der Anreiz für privatwirtschaftliche Akteure, in diesen Sektor zu investieren, ist allerdings gering, da die Forschungskosten hoch sind und der potenzielle Markt – nur wenige Menschen sind erkrankt – klein. Demnach würden solche Medikamente sehr teuer sein und zu einer Steigerung der Kosten im öffentlichen Gesundheitswesen führen. Andernfalls müssten

---

[29] Hüsing u.a., 2008, S. 8.
[30] http://www.bundesaerztekammer.de/patienten/patientenrechte/deklaration-zu-rechten-des-patienten/, Zugriff am 20.09.2015.

die Medikamente von den Patienten privat getragen werden, was für einen Teil der Bevölkerung eine Einschränkung des freien Zugangs zur Gesundheitsversorgung bedeuten würde. Dies wirft ethische und moralische Fragen auf. Die Autoren des Zukunftsreports äußern sich im *Deutschen Ärzteblatt* entsprechend: „Bis auf Ausnahmen im Sinne therapeutischer Unikate werde es sich aus Gründen der Wirtschaftlichkeit, Praktikabilität und des Nutzens auch künftig um Gruppen, nicht um Einzelpersonen handeln." [31]

Es muss also immer geklärt sein, inwiefern die einzelnen Maßnahmen auch tatsächlich einen Zugewinn an Gesundheit unserer Gesellschaft liefern. Stärker noch als bisher muss zukünftig aus unserer Sicht außerdem betrachtet werden, wie wir als Individuum und als Gesellschaft mit dem Wissen über krankheitsbezogene Befunde umgehen. Welche direkten und indirekten Konsequenzen ergeben sich für den Patienten, wenn er erfährt, dass er zu einer Gruppe von Menschen gehört, die mit hoher Wahrscheinlichkeit an einer bestimmten Krebsart erkranken werden? Wie geht die Gesellschaft damit um? Arbeitgeber könnten, wenn sie über die Daten verfügen, gesundheitliche Risikoeinstufungen nicht nur zum Vorteil ihrer Beschäftigten verwenden, private Krankenkassen manche Versicherten mit erhöhten Beiträgen belasten oder vielleicht gar nicht erst aufnehmen. Wie also behandeln wir diese Thematik gesellschaftlich?

Können wir dem Patienten psychische Hilfestellung bieten, wenn er für sich die Frage beantworten muss, wie der Befund nun sein Leben beeinflusst? Wie krass dieser Einfluss sein kann und wie aktuell die Thematik ist, können Sie in öffentlichen Debatten verfolgen. Angelina Jolie beispielsweise ließ sich präventiv, das heißt ohne einen Krankheitsausbruch, beide Brüste operativ entfernen. Grund war das ihr prognostizierte Risiko, mit 87-prozentiger Wahrscheinlichkeit an Brustkrebs zu erkranken. [32]

Dass wir medizinisch dazu in der Lage sind, solche Risiken vorauszusagen, halten wir für eine große Neuerung der Medizin. Wir finden aber auch, dass daraus zugleich eine neue Verantwortung entsteht. Denn Patienten nehmen statistische Risiken häufig subjektiv höher wahr – wie zum Beispiel Frau O.

---

[31] Damm, 2011, S. 7–17

[32] http://www.zeit.de/gesellschaft/zeitgeschehen/2013-05/angelina-jolie-brueste-amputation-brustkrebs, Zugriff am 20.09.2015.

Das Risiko, mit einer Wahrscheinlichkeit von elf Prozent erneut an Brustkrebs zu erkranken, schätzen die Ärzte von Frau O. als gering ein. Frau O. selbst aber empfindet dieses Risiko als ungemein hoch und bedrohlich. Wie können wir Patienten wie Frau O. dabei unterstützen, statistische Risikoangaben zu verstehen? Wie können wir ihnen helfen, mit dem Wissen um das Risiko einer Neuerkrankung, egal wie hoch, und der Angst davor zu leben? Was bedeutet es für Frau O., dass sie im Vergleich zu gesunden Frauen nun ein erhöhtes Risiko hat, erneut an Brustkrebs zu erkranken? Bedeutet es, dass sie sich nun tagtäglich mit dem Thema Sterben auseinandersetzen muss? Dass sie ein Testament aufsetzt oder dass sie ihren Beruf kündigt und jede freie Minute mit ihren Kindern verbringt?

Die Frage nach dem individuellen Weg und der gesellschaftlichen Verantwortung ist auch in unserem Buch nicht abschließend geklärt. Allerdings möchten wir als Studierende die Gesellschaft und die medizinischen Entscheidungsträger dazu auffordern, diese Dimension bei der Einführung einer individualisierten Medizin nicht zu vernachlässigen.

2.5. Eine integrative und individualisierte Medizin schaffen!

So sehr es in der Medizin des Dranges nach immer neuen Wegen bedarf, so wichtig ist auch deren kritische Reflexion und Diskussion, das zeigt uns das vorliegende Beispiel der „individualisierten" Medizin deutlich! Der Trend der medizinischen Wissenschaft liegt in der Erstellung allgemeingültiger Richtlinien, die für jeden Patienten Anwendung finden können. Dieser wissenschaftliche Ansatz ist unbedingt notwendig, aber in seiner alleinigen Beachtung wird sogar in dieser „individualisierten" Medizin der Einzigartigkeit des Menschen als Individuum zu wenig Bedeutung beigemessen.

Deshalb bedarf es unserer Meinung nach einer Erweiterung der Medizin, die vom Gegenteil des Allgemeinen – vom Individuellen des Menschen – ausgeht. Die integrative Medizin beinhaltet diesen individuellen Ansatz. Wie wichtig aber beide Ansätze sind, zeigen die Ansprüche unserer Patienten, die sich Qualität und Individualität in der medizinischen Versorgung wünschen. Eine als „integrative und individualisierte" verstandene Medizin wäre in der Lage, beide Ansprüche zu erfüllen. Wohingegen die derzeitige Entwicklung der „individualisierten" Medizin die „individuellen" Bedürfnisse der Patienten nur begrenzt zu erfüllen verspricht.

Unabhängig von der Bezeichnung allein sind vor allem die in der Diskussion aufgegriffenen Argumente kritisch zu hinterfragen. Wie bereits gezeigt, bringt die Einführung einer rein wissenschaftlich orientierten „individualisierten" Medizin Folgen mit sich, die grundlegend in die Rechte und die Gesundheitsversorgung der Menschen eingreifen könnten. Ein offener Diskurs hierüber in Wissenschaft und Gesellschaft ist aus unserer Sicht unerlässlich. Es geht dabei um Fragen der Verteilung von Ressourcen, um die Finanzierung und Gerechtigkeit. Außerdem wird deutlich, dass die Notwendigkeit eines solchen Diskurses nicht erst morgen besteht, sondern dass wir ihn bereits jetzt im Rahmen der aktuellen Forschung beginnen müssen. Denn mit der Entscheidung zur verstärkten Investition in diesen Bereich fällt auch indirekt die Entscheidung gegen andere Alternativen. Damit wird in großem Maße auch Einfluss auf die Ausrichtung der Zukunft genommen, in der wir leben und arbeiten werden und für die wir verantwortlich sind.

Literatur

Academic Consortium for Integrative Medicine & Health (The Consortium), https://www.imconsortium.org/, Zugriff am 20.09.2015.

Angelina Jolie ließ sich Brüste abnehmen. http://www.zeit.de/gesellschaft/zeitgeschehen/2013-05/angelina-jolie-brueste-amputation-brustkrebs, Zugriff am 20.09.2015.

Breast Cancer Action Germany (2013). Langzeitüberleben und Rezidiv bei Brustkrebs im Zeitraum von fünf Jahren. http://www.bcaction.de/bcaction/langzeitueberleben-und-rezidiv-bei-brustkrebs/, Zugriff am 20.09.2015.

Cortese, D.A. (2007). A vision of Individualized Medicine in the Context of Global Health. *Clinical Pharmacology & Therapeutics*. 82 (5).

Damm, R. (2011). Personalisierte Medizin und Patientenrecht – Medizinische Optionen und medizinrechtliche Bewertung. *Zeitschrift für Medizinrecht*. 29: 7–17.

Deklaration von Lissabon zu den Rechten des Patienten. http://www.bun-desaerztekammer.de/patienten/patientenrechte/deklaration-zu-rechten-des-patienten/, Zugriff am 20.09.2015.

Evans, W.E.; Relling, M.V. (2004). Moving towards individualized medicine with pharmacogenomics. *Nature*. 429 (6990): 464–468.

Gomez-Mancilla, B. u.a. (2005). Central Nervous System Drug Development: An Integrative Biomarker Approach towards Individualized Medicine. *Neurotherapeutics: the journal of the American Society for Ex-perimental NeuroTherapeutics.* 2 (4): 694.

Grobe, T.G.; Dörning. H.; Schwartz, F.W. (2003). GEK-Gesundheitsreport.

Heusser, P. u.a. (2013). Integrative und personalisierte Gesundheitsversorgung. Forderungen für ein zeitgemäßes Gesundheitssystem. *Gesundheitswesen.* 75 (3): 151–154.

Hüsing, B. u.a. (2008). Individualisierte Medizin und Gesundheitssystem-Zukunftsreport, Arbeitsbericht Nr. 126, Büro für Technikfolgen-Abschätzung beim Deutschen Bundestag, S. 7.

Junge, M. (2010). Individualisierung, Globalisierung und Zweite Moderne. In: Niederlag, W.; Lemke, H.U.; Golubnitschaja, O. (Hrsg.), Personalisierte Medizin. Dresden: Health Academy, S. 25.

Kipke, R. (2001). Mensch und Person. Berlin: Logos Verlag.

Lauterbach, K.W.; Stock, S. (2001). Reform des Risikostrukturausgleichs: Disease Management wird aktiviert. *Deutsches Ärzteblatt International.* 98 (30).

Leavitt, M. (2007). Remarks as Delivered to Personalized Health Care: Delivering Value to Patients. http://www.hhs.gov/news/speech/2007/032307.html, Zugriff am 20.09.2015.

Rüegg, J. C. (2010). Gehirn, Psyche und Körper: Neurobiologie von Psychosomatik und Psychotherapie. Stuttgart: Schattauer Verlag.

Sigmund-Schultze, Nikola (2011). Personalisierte Medizin in der Onkologie: Fortschritt oder falsches Versprechen? Deutsches Ärzteblatt. 108 (37).

Timmermans, Stefan; Angell, Alison (2001). Evidence-Based-Medicine, Clinical Uncertainty, and Learning to Doctor. *Journal of Health and Social Behavior.* 42 (4): 342.

Waitzking, H.; Britt, T. (1989). Changing the structure of medical Discourse: Implications of Cross-National Comparisons. Journal of Health and Social Behavior. 30 (4): 436.

Weizsäcker, Viktor von (1986). Gesammelte Schriften: Soziale Krankheit und soziale Gesundung. Soziale Medizin. Bearbeitet von Dieter Janz und Walter Schindler unter Mitwirkung von Peter Achilles, Mechthilde Kütemeyer und Wilhelm Rimpau. Band 8, S. 144.

Claudia Schlösser

3. Fit als Patient

These:
Wir wollen Patientinnen und Patienten, die ihre Gesundheit zur persönlichen Angelegenheit machen. Dazu braucht es wissenschaftlich fundierte, vertrauenswürdige, verständliche und gut zugängliche Patienteninformationen.

Die Medizin hätte niemals erfunden werden müssen, gäbe es keine Patienten. Der Beruf des Arztes, des Gesundheits- und Krankenpflegers, Krankenhäuser und das Gesundheitssystem an sich existieren nur, weil es Patienten gibt. Ohne sie bräuchte es dieses und etliche weitere Bücher nicht. Aktuell scheint es jedoch, als sei der Patient aus dem Fokus des Geschehens gerückt. Es wirkt, als sei das System um Ärzte und Krankenhäuser konzipiert und weniger um die Patienten und ihre Probleme.

Für gewöhnlich ist es immer noch so, dass beim Arztbesuch der Patient kurz schildern darf, was ihn bedrückt, der Arzt dann das Zepter übernimmt, eine Diagnose stellt und dem Patienten eine Therapie vorgibt. Diese Form der Arzt-Patienten-Beziehung folgt dem paternalistischen Modell, bei dem sich der Patient in einer weitgehend passiven Rolle befindet und von der Expertise des Arztes abhängig ist.

Heutzutage kollidiert dieses Modell jedoch vor allem mit zwei Entwicklungen. In den vergangenen Jahren ist zum einen ein Wandel der Patientenrolle zu beobachten. Viele Patienten erwarten, über ihre Erkrankung und die Therapieoptionen aufgeklärt zu werden, und fühlen sich nicht mehr als passive Empfänger von Behandlungen. Sie fordern, an Entscheidungs- und Behandlungsprozessen beteiligt zu werden. Sie wollen nicht mehr als Objekt wahrgenommen, sondern als individuelle Menschen mit ihren subjektiven Empfindungen ernst genommen werden.[1] Die modernen Patienten sind also selbstbewusster geworden, sie begegnen ihrem Arzt kritischer und sind anspruchsvoll.

Zum anderen hat die Position des Arztes ebenfalls einen Wandel durchlebt. Ein Arzt ist nicht mehr die allwissende Vertrauensperson, der jeder Patient Glauben schenkt. Patienten informieren sich zunehmend über gesundheitliche Themen und begegnen ihrem Arzt häufig mit Misstrauen.

3.1. Partizipative Entscheidungsfindung

Um diesen beiden Veränderungen der Patienten- und Arztrolle Rechnung zu tragen, wird das Modell der partizipativen Entscheidungsfindung gefordert. Darunter versteht man einen Interaktionsprozess mit dem Ziel, unter gleichberechtigter aktiver Beteiligung von Patient und Arzt auf Basis geteilter Informationen zu einer gemeinsam verantworteten Übereinkunft zu kommen.[2] Dabei fließt die Information in beide Richtungen. Der Arzt stellt medizinische Informationen bereit, der Patient berichtet von seinen Präferenzen und persönlichen Lebensumständen, die für die Entscheidung von Relevanz sein können. Arzt und Patient treffen die Entscheidung gemeinsam.[3] Diese Begegnung auf Augenhöhe bedarf sowohl von Arzt- als auch von Patientenseite großer Anstrengungen. Der Arzt muss in seinem Studium die nötigen Kompetenzen für eine solche Gesprächsführung entwickeln und bereit sein, den Patienten stärker miteinzubeziehen.

In diesem Kapitel möchten wir uns auf Sie als Patient konzentrieren und zeigen, wie Sie Ihre Gesundheit selbst in die Hand nehmen, sich dem Arztgespräch gewachsen fühlen und sich als aktiver Partner wieder in den Mittelpunkt stellen können. Denn Sie sind mit dafür verantwortlich, in Ihre Behandlung zufriedenstellend einbezogen zu werden.

Seitens der Politik sind in den vergangenen Jahren verschiedene Maßnahmen im Sinne einer Stärkung der Patientenrechte unternommen worden. 2003 wurde im Rahmen des Gesetzes zur Modernisierung der gesetzlichen Krankenversicherung (GMG) ein Grundstein für mehr Patientenbeteili-

---

[1] Vgl. zum gesamten Absatz Dirmaier u.a., 2012, S. 212 ff. m. w. N.
[2] Vgl. Loh u.a., 2005, S. 552.
[3] Vgl. Dirmaier u.a., 2012, S. 215.

gung im Gesundheitswesen gelegt. Seitdem finden sich Patientenvertreter im Gemeinsamen Bundesausschuss, dem Gremium, welches über den Leistungskatalog der gesetzlichen Krankenversicherungen und über die Anforderungen an Qualität und Wirtschaftlichkeit der Versorgung entscheidet. Im Rahmen des GMG entstand 2004 auch das Institut für Qualität und Wirtschaftlichkeit im Gesundheitswesen (IQWiG). Es hat den gesetzlichen Auftrag, Vor- und Nachteile medizinischer Leistungen objektiv zu überprüfen und seine Ergebnisse für die Bürger transparent darzustellen.

Weitere Beispiele zeigen, dass seitens der Politik ein Bewusstsein für ein Gesundheitswesen vorhanden ist, das sich am Bedarf des Patienten ausrichtet. So gab es von 2001 bis 2007 den Förderschwerpunkt des Bundesministeriums für Gesundheit „Patient als Partner im medizinischen Entscheidungsprozess". In diesem Rahmen wurden unter anderem Modellprojekte zur Patientenbeteiligung von über drei Millionen Euro finanziert.

Im Februar 2013 trat das Patientenrechtegesetz in Kraft: § 630 c Absatz 1 und 2 Bürgerliches Gesetzbuch (BGB) Mitwirken der Vertragsparteien; Informationspflichten:

„(1) Behandelnder und Patient sollen zur Durchführung der Behandlung zusammenwirken.

(2) Der Behandelnde ist verpflichtet, dem Patienten in verständlicher Weise zu Beginn der Behandlung und, soweit erforderlich, in deren Verlauf sämtliche für die Behandlung wesentlichen Umstände zu erläutern, insbesondere die Diagnose, die voraussichtliche gesundheitliche Entwicklung, die Therapie und die zu und nach der Therapie zu ergreifenden Maßnahmen. ..."[4]

Es ist also gesetzlich festgehalten, dass Ihr behandelnder Arzt dazu verpflichtet ist, Sie verständlich und umfassend zu informieren, um dann gemeinsam mit Ihnen eine Behandlung durchzuführen.

Patientenpartizipation ist durch alle Instanzen gefordert, jedoch zeigt sich noch zu häufig in der Mikroebene, eben im direkten Arzt-Patienten-Kontakt, dass diese Art der Zusammenarbeit noch keine gelebte Realität ist. Obwohl, wie Sie im weiteren Text lesen werden, positive Effekte einer Beteiligung der

---

[4] Zitiert nach § 630 c Abs. 1 und 2 BGB.

Patienten an der Behandlung nachgewiesen wurden, kämpft das Modell der gemeinsamen Entscheidungsfindung mit Schwierigkeiten bei der Implementierung. Wie können wir dafür sorgen, dass der Patient aktiver Partner in der Interaktion mit seinem Arzt werden kann? Unsere Antwort darauf lautet: Bildung. Nur ein informierter Patient hat die Chance mit seiner Gesundheit verantwortungsvoll umzugehen und dem Arzt kompetent zu begegnen.

3.2. Gesundheitskompetenz

Studien stellen einen Zusammenhang zwischen aktiver Patientenbeteiligung und Gesundheitskompetenz („health literacy") her. Gesundheitskompetenz wird als die individuelle Fähigkeit definiert, Gesundheitsinformationen und Angebote zu erhalten, zu verarbeiten und zu verstehen, um angemessene gesundheitsrelevante Entscheidungen zu treffen.[5] Untersuchungen kommen zu dem Schluss, dass sich eine eingeschränkte Gesundheitskompetenz negativ auf den Prozess der partizipativen Entscheidungsfindung auswirken kann.

Eine Auswertung von 96 Studien, die sich mit dem Thema geringere Gesundheitskompetenz und dementsprechenden Behandlungsergebnissen beschäftige, hatte folgendes Ergebnis: Eine geringere Gesundheitskompetenz geht mit schlechteren Behandlungsergebnissen und weniger Gebrauch von Angeboten des Gesundheitssystems einher. So haben Menschen mit geringer Gesundheitskompetenz mehr Krankenhausaufenthalte, müssen öfter in die Notaufnahme und zeigen eine erhöhte Mortalität. Ebenso halten sie sich weniger strikt an die verschriebene Medikation.[6]

Um in einen effektiven Dialog mit seinem behandelnden Arzt zu treten, ist es also hilfreich, „gesundheitskompetent" zu sein. Sie merken, dass an dieser Stelle das Übel seinen Ursprung hat. Wenn eine gemeinsame Entscheidungsfindung dazu führt, dass Ihre Behandlung positiver ausfällt, Sie dafür jedoch ein umfassend informierter Patient sein müssen, dann muss es oberste Priorität haben, Bürgerinnen und Bürgern nützliche Informationen zukommen zu lassen.

---

[5] Vgl. Übersetzung aus Sørensen u.a., 2012, S. 3.
[6] Vgl. Berkman u.a., 2011, S. 97–107.

Wie steht es jedoch um die Gesundheitskompetenz der Menschen in Deutschland und wie können wir diese stärken? Eine Studie der Bertelsmann Stiftung hat untersucht, inwieweit für Patienten und Versicherte Transparenz über grundlegende Strukturen der medizinischen Versorgung und Finanzierung des Gesundheitswesens, über Patientenrechte und Pflichten herrscht. Die Fragestellung der Studie ging bewusst über die Dimension des fokussierten Wissens über Prävention, Krankheit und Therapie hinaus. Im Ergebnis zeigte sich, dass Informationen zum Gesundheitssystem und der Versorgung Mangelware sind.[7] Dies bedeutet, dass ein Bürger, der guten Willen zeigt, sich über die Strukturen des Systems und die verschiedenen Versorgungsoptionen zu informieren, keine angemessene Chance dazu hat.

3.3. Informationsquelle Internet

Angesichts des erhöhten Bedarfs an Informationen, den die Bevölkerung zeigt, hat sich das Medium Internet durch seine Fülle an Informationsangeboten als zukunftsweisend gezeigt. Dies bestätigt die wachsende Anzahl von gesundheitsbezogenen Websites, die von geschätzten 100.000 im Jahr 1999 auf bereits über eine halbe Million in 2001 anstieg. Zwei Drittel suchten demnach über Internetsuchmaschinen nach Gesundheitsinformationen, ein Drittel über Portale.[8]

Unstrittig ist also, dass Gesundheitsinformationen im Internet großen Zulauf erfahren haben. Problematisch ist jedoch das bereitgestellte Angebot. Genauer gesagt: Es herrscht wildes Chaos. Im Dschungel der Informationen kann selbst ein Fachmann verloren gehen. Zu der unübersichtlichen Fülle an Informationen kommt hinzu, dass dem Leser oft nicht klar ist, wer die Informationen veröffentlicht.

Was macht jemand, der sich krank fühlt und sich vor einem Arztbesuch im Internet informieren möchte? Er googelt sein Symptom. Ein völlig verständliches Vorgehen. Die aktuellen Beschwerden sind schließlich der Grund seiner Recherche. Bei dieser Suche landet er jedoch nicht immer auf ernst

---

[7]   Vgl. Braun, 2010, S. 80.
[8]   Vgl. zum gesamten Absatz Freiwald, 2010, S. 11.

zu nehmenden Portalen, sondern bei ganz unterschiedlichen Angeboten, die häufig von Pharmafirmen erstellt wurden und keine objektiven Informationen zur Verfügung stellen. Viele dieser Internetauftritte geben dem Patienten viel Detailwissen über die Anatomie, über verschiedenste Krankheitsbilder und spezielle Therapieformen. Mit viel Zeit und Muße, beispielsweise für das Nachschlagen von Fachwörtern, erhält der Patient eine mehr schlecht als recht zusammengestückelte Übersicht über sein Leid und die möglichen Ansätze einer Therapie. Da es den meisten Websites jedoch an Vertrauenswürdigkeit und dadurch auch an Glaubwürdigkeit mangelt, lässt ihn die Suche im Internet schließlich eher verwirrt als informiert zurück.

Die steigende Anzahl der Nutzer, die im Internet nach Gesundheitsinformationen suchen, zeigt zum einen, dass die Menschen einen stetig wachsenden Bedarf an Informationen haben. Zum anderen ist jedoch zu vermuten, dass das Angebot nicht zufriedenstellend ist. Dies ist dadurch zu erklären, dass die Informationen zu sehr aus Perspektive der Akteure im Gesundheitswesen und zu wenig aus der Perspektive der Nutzer verfasst und bereitgestellt werden. Für Laien entsteht damit das Problem, dass sie diese für sie wichtigen Informationen nicht verstehen und somit auch nicht nutzen können.[9] Der gute Wille der im Gesundheitswesen Tätigen, den Patienten informieren zu wollen, scheitert häufig daran, dies patientengerecht zu tun. Zu selten wird sich an den Interessen der Nutzer – ihren Bedürfnissen, Präferenzen, Erwartungen und Nutzungsgepflogenheiten – orientiert.

3.4. Patienteninformationen

Das bereits erwähnte Institut für Qualität und Wirtschaftlichkeit im Gesundheitswesen (IQWiG) geht als positives Beispiel voran. Ein wichtiges Ziel des Instituts ist eine fachlich unabhängige, vertrauenswürdige Zurverfügungstellung von evidenzbasierten Gesundheitsinformationen in leicht verständlicher Form für alle Bürger und Patienten. Über die Internetseite www.gesundheitsinformation.de ist damit eine entscheidende Option, verlässliche und gut aufbereitete Informationen zu finden, gegeben.

---

[9] Vgl. Freiwald, 2010, S. 9., m. w. N.

Unter evidenzbasierten Informationen versteht man im medizinischen Kontext Informationen, die sich aus wissenschaftlichen Studien und systematisch aus klinischen Erfahrungen ergeben, die einen Sachverhalt erhärten oder widerlegen. Evidenzbasierte Medizin, auch beweisgestützte Medizin genannt, ist demnach der gewissenhafte, ausdrückliche und vernünftige Gebrauch der gegenwärtig besten externen, wissenschaftlichen Evidenz für Entscheidungen in der medizinischen Versorgung individueller Patienten.[10] Neben evidenzbasierten Patienteninformationen (EbPI) gibt es aber noch weitere Möglichkeiten die Gesundheitskompetenz der Patienten zu stärken.

Sogenannte Entscheidungshilfen (Decision Aids) wurden entwickelt, um Patienten zu helfen, einen Entschluss für oder wider eine Behandlung zu fassen, wobei persönliche Präferenzen berücksichtigt werden. Entscheidungshilfen beinhalten standardisierte Informationen, die eine verständliche Darstellung von Behandlungsmöglichkeiten mit ihren jeweiligen Vor- und Nachteilen sowie Wahrscheinlichkeiten für einen Behandlungserfolg darstellen.

In der Medizin gibt es häufig nicht den einen richtigen Weg. Hinzu kommt, dass viele Therapiemaßnahmen nicht tiefgreifend erforscht sind. Daher stehen Patienten oft vor schwierigen Entscheidungen, zu denen sie keine eindeutige Empfehlung ihres behandelnden Arztes erhalten. Entscheidungshilfen sollten wie evidenzbasierte Patienteninformationen im Internet leicht zu finden sein und von Ärzten konsequenter an ihre Patienten ausgehändigt werden.

Ein weiterer Ansatz, der weniger auf Wissensvermittlung, sondern eher auf den Ausbau von Fähigkeiten setzt, ist die Patientenschulung. Sie vermittelt beispielsweise kommunikative Fähigkeiten für das Gespräch mit dem Arzt. Zudem soll sie den Patienten helfen, ihre Kompetenz im Umgang mit ihrer Erkrankung zu stärken. Dabei geht es nicht primär um krankheitsspezifische Informationen und medizinische Entscheidungen im Einzelfall.[11] Am besten bekannt sind wohl Patientenschulungen für Diabetiker. Ihnen wird beigebracht, wie sie durch Ernährung und Bewegung ihr Gewicht

---

[10] Vgl. Evidence-Based Medicine Working Group, 2006.
[11] Vgl. zum gesamten Absatz Stacey u.a., 2011, S. 3 f.

und schwankende Blutzuckerspiegel regulieren können. Auch praktische Fertigkeiten wie das korrekte Spritzen von Insulin werden geübt.

3.5. Die Websites „Was hab ich?" und „Medicatrix"

Bei unseren Recherchen ist uns aufgefallen, dass es zahlreiche gute Ansätze von Ärzten, von politischen Institutionen wie dem IQWiG oder auch der Bundeszentrale für gesundheitliche Aufklärung (BZgA), von studentischen Vereinen und sogar von Privatleuten gibt, die sich für mehr Transparenz im Gesundheitssystem einsetzen.

Alle haben das Ziel, den Patienten zu schulen, ihm qualitativ hochwertige, unabhängige Informationen bereitzustellen und ihm somit die Fähigkeit zu geben, sich aktiv in Gesundheitsfragen zu beteiligen. Es existieren große Portale, die Patientenleitlinien und Checklisten sowie Suchmaschinen für die Arzt- oder Krankenhaussuche anbieten. An dieser Stelle möchten wir Ihnen gerne zwei junge Projekte vorstellen, die zwar noch ausbaufähig sind, in unseren Augen jedoch genau den richtigen Ansatz zeigen.

Das Portal www.washabich.de wird maßgeblich von Medizinstudenten aller Universitäten Deutschlands mitgestaltet. Es übersetzt für Patienten mithilfe von aktuell 1.170 Medizinern von 41 verschiedenen Fakultäten Arztbriefe in verständliche Sprache. Die Seite wurde 2011 gegründet, es wurden bisher über 20.000 medizinische Dokumente übersetzt, im Schnitt also circa 150 pro Woche. Die drei Gründer wollen mit diesem Angebot ein Zeichen für ein Umdenken in der Beziehung zwischen Arzt und Patient setzen und gleichzeitig eine Lücke in dieser Beziehung schließen, um das Gesundheitssystem spürbar und an grundlegender Stelle zu verbessern. Unabhängig vom Nutzen für den Patienten aus dieser Initiative profitieren auch die übersetzenden Medizinstudenten sehr von ihrer Mitarbeit. Sie bereiten sich durch die Bearbeitung von realen Patientenfällen praxisnah auf ihr Berufsleben vor, eignen sich immer wieder neues medizinisches Faktenwissen an und lernen vor allem, komplexe Medizin patientengerecht zu erklären.[12]

---

[12] Vgl. zum gesamten Absatz Washabich-Faktenblatt, 2014.

Die medizinische Aufklärung bei sprachlichen Barrieren zu verbessern, ist der Ansatz der Website www.medicatrix.de. Hier können kurze Aufklärungsvideos als Cartoon, etwa zum Thema Anästhesie und Verhalten vor der OP, von medizinischen Einrichtungen bestellt und genutzt werden. Die Filme lassen sich jeweils mit Untertiteln in verschiedenen Sprachen abspielen. Die audiovisuelle Vorbereitung soll Patienten Wissen für das persönliche Aufklärungsgespräch vermitteln, damit sie hier bereits konkrete Fragen zum Behandlungsprozess stellen können. Der Nutzen der Filme ist in Zusammenarbeit mit der Charité Berlin evaluiert worden. Ergebnis ist unter anderem eine höhere Patientenzufriedenheit sowie eine Zeitersparnis von fünf bis 15 Minuten pro Patient, die wertvoll genutzt werden können. Betont wird, dass die Videos nicht das Aufklärungsgespräch ersetzen, sondern eine zusätzliche Funktion zum besseren Verständnis erfüllen.[13]

3.6. Patienteninformationen bekannter machen und ausbauen!

Wir fragen uns, warum es nicht gelingt, solche guten Ansätze und Ideen weiter zu verbreiten und besser zu nutzen. Sowohl Patienteninformationen als auch Schulungsmaterial sowie Entscheidungshilfen werden bereits von verschiedenen Instituten unter vorgegebenen Qualitätsmerkmalen erstellt, aber sie müssten dringend besser an die Öffentlichkeit gebracht werden.

Es scheint, als würde der Wert eines gut informierten und kompetenten Patienten noch als zu gering eingeschätzt. Eine größere Anerkennung all dieser guten Bestrebungen wäre ein Schritt in die richtige Richtung. Warum nennen nur wenige Haus- und Fachärzte ihren Patienten verlässliche Internetseiten oder erklären ihnen Patientenleitlinien und stören sich nur an denen, die mit bereits eigens gestellter Diagnose vom erstbesten Suchergebnis von Google in die Praxis kommen? Kennen sie das Angebot an guten Informationsquellen nicht oder bleibt keine Zeit für ein solches Beratungsgespräch?

Patientenbeteiligung benötigt feste Strukturen. Daher muss unserer Ansicht nach das IQWiG als bundesweit einheitliche und vor allem unab-

---

[13]   Vgl. zum gesamten Absatz MEDICATRIX, medical cartoons, 2014.

hängige Einrichtung, die die Erstellung, Bearbeitung und Aktualisierung von evidenzbasierten Patienteninformationen und Entscheidungshilfen zur Aufgabe hat, einen neuen Grundpfeiler im Gesundheitssystem darstellen. Darüber hinaus ist unsere Vision, dass das Portal gesundheitsinformation.de ein allen Bürgern bekanntes Internetportal, ähnlich wie Wikipedia, wird und dass die Informationen es bis zum Endverbraucher schaffen.

Die einzelnen Institute und Portale kämpfen heute mit dem Problem der Aktualisierung, mangelnden Ressourcen und vor allem der „Unsichtbarkeit" im Internet. Es könnte von Vorteil sein, über das fest im deutschen Gesundheitssystem etablierte IQWiG all die guten Ansätze zu vereinen. Dabei schwebt uns ein Zusammenschluss verschiedener Funktionen vor.

Im genannten Portal sollten nicht nur Patienteninformationen und -leitlinien übersichtlich bereitgestellt werden. Die Arzt- und Krankenhaussuche müsste mit einem Bewertungsportal gekoppelt werden. Die „Weisse Liste", ein unabhängiges Internetportal, welches Bürgern bei der Arzt- und Krankenhaussuche sowie der Auswahl der passenden Pflegeleistung hilft, kann hier als Vorlage dienen. Zusätzlich könnte auf dem Portal der Service zur Übersetzung von Arztbriefen, wie wir ihn vorgestellt haben, angeboten werden. Zum Download sollten schriftliche Checklisten für den Arztbesuch bereit stehen und Lehrfilme, beispielsweise für den korrekten Gebrauch von Hilfsmitteln. Verlinkungen zu Seiten mit Studien, wie sie die Bertelsmann Stiftung durchführt, die für Bürger verständlich aufbereitet werden, sollten ebenfalls selbstverständlich sein.

An sinnvollen Ideen bis hin zur Verknüpfung mit Präventionsmaßnahmen, wie etwa den Aufklärungskampagnen der Bundeszentrale für gesundheitliche Aufklärung oder auch ganz banal Übungen aus der Rückenschule, mangelt es uns nicht.

Es wartet eine wissbegierige, selbstbewusste Generation von Patienten auf uns zukünftige Ärzte. Wir sollten jetzt damit anfangen, uns auf diese Patienten einzustellen und in ihnen eine Ressource für einen hohen Standard in der medizinischen Versorgung zu sehen. Unsere Generation ist mit dem Internet und einem Übermaß an Informationen groß geworden. Nutzen wir diesen Umstand und geben den Bürgern die Möglichkeit, sich um ihre Gesundheit eigenverantwortlich zu kümmern.

Gute Ansätze sind vorhanden, diese müssen gebündelt und vor allem publik gemacht werden. Aus einem Gutachten aus dem Jahr 2008/2009 der Weltgesundheitsorganisation (WHO), in dem die Arbeit des IQWiG bewertet wurde, ging folgender zentraler Verbesserungsvorschlag hervor: „Es wird empfohlen, durch verstärkte Werbemaßnahmen den Bekanntheitsgrad der Website, die nun über genügend Material verfügt, bei Gesundheitsfachkräften und Patienten zu erhöhen. Dies könnte in Zusammenarbeit mit allen Akteuren erfolgen oder auch gemeinsam mit den Kommunikationsressort des Instituts, welches dafür jedoch mit zusätzlichen Ressourcen ausgestattet werden müsste. Das Institut sollte auch nach Möglichkeiten suchen, seine Informationen in zielgerichteten Kampagnen – gegebenenfalls auch in Form von Druckwerken – zu verteilen."[14] Wir fordern die Politik auf, dieser Empfehlung der WHO nachzukommen.

Ein gut informierter Patient ist Gold wert. Im wahrsten Sinne des Wortes. Ein Patient, der versteht, was mit ihm passiert, und sich aktiv beteiligen möchte, trägt positiv zu seinem Behandlungsergebnis bei. Eine Übersichtsstudie hat gezeigt, dass der Einsatz von Entscheidungshilfen zu mehr Wissen, realistischeren Erwartungen über den Erkrankungsverlauf, höherer Zufriedenheit und verbesserter Therapietreue führt.[15] Dem Arzt kommt dadurch eine wesentlich angenehmere Aufgabe zu, da sich auch für ihn die Behandlung erleichtert und die Arzt-Patienten-Beziehung gestärkt wird. Von der aktiven Beteiligung der Patienten erwartet man auch eine Steigerung der Kompetenz, Versorgungsleistungen rationaler in Anspruch zu nehmen.[16]

„In weiteren Studien konnte gezeigt werden, dass Patienten nach einer Schulung mehr Fragen in der Konsultation stellen, eine höhere Kontrolle über die eigene Gesundheit wahrnehmen, sich autonomer im Rahmen der Entscheidungsfindung fühlen und einen stärkeren Wunsch nach Beteiligung äußern. Ebenfalls zeigte sich, dass Patienten sich nach Schulungen zur Partizipativen Entscheidungsfindung besser an Informationen aus dem Arztgespräch erinnern und die Behandlung sowie Behandlungsempfehlun-

---

[14] Zitiert nach de Joncheere u.a., 2010, S. 27.
[15] Vgl. Stacey u.a., 2011, S. 16 ff.
[16] Vgl. SVR, 2003, S. 8.

gen besser verstehen."[17] Eine Fülle an positiven Effekten wird durch einen adäquat informierten Patienten, der sich kompetent um seine Gesundheit kümmert, erzeugt.

Lieber Leser, nehmen Sie sich dieser neuen Rolle an. Lassen Sie sich nicht fremdbestimmen. Arbeiten Sie aktiv mit, fragen und lesen Sie nach, seien Sie kritisch mit sich selbst, ob Sie eine Behandlungsmaßnahme beispielsweise überhaupt umsetzen wollen und können.

Doch nicht nur Sie sind gefragt. Auf Mesoebene spielen fehlende Koordination und Kommunikation zwischen den einzelnen Disziplinen und auf Makroebene auch eine unangemessene Vergütung von beispielsweise Beratungsgesprächen eine Rolle. Ärzte müssen außerdem bereit sein, ihre Machtposition zu verlassen und die Einstellung ihren Patienten gegenüber zu verändern. Wir fordern daher ein Umdenken, um dem Patienten mit einer inneren Haltung zu begegnen, die Offenheit und Vertrauen signalisiert, den Patienten wahrzunehmen, ihn auf seine Person zugeschnitten angemessen zu informieren, um dann gemeinsam mit ihm entscheiden zu können. Die Beziehung zwischen den Akteuren Arzt und Patient ist dabei der Grundbaustein, damit die Information und dadurch das Verständnis für die Behandlung bei dem Patienten auch wirklich ankommt.

Patienten müssen an dem Punkt abgeholt werden, an dem sie mit ihrem Wissen und ihren Fertigkeiten stehen. Bisher wird zu wenig mit dem Patienten gesprochen. Eine wichtige Voraussetzung, damit der Patient mit dem Arzt in Kommunikation treten kann, ist, dass der Arzt sich ihm verständlich macht. Nur so kann der Patient sämtliche Behandlungsmöglichkeiten einschließlich der Nutzen und Risiken verstehen. Nur so kann er abwägen, Fragen stellen und entsprechend der persönlichen Präferenzen gemeinsam mit dem Arzt eine Behandlungsentscheidung treffen.

Die spannende Frage wie es um den Arbeitsalltag der Heilberufler steht und mit welchen Erwartungen sie in das Berufsleben einsteigen und was sie dort an Schwierigkeiten erwartet lesen sie im nächsten Kapitel.

---

[17]   Zitiert nach Dirmaier u.a., 2012, S. 223 f. m. w. N.

Literatur

Berkman, N.D.; Sherida, S.L.; Donahue, K.E. u.a. (2011). Low Health Literacy and Health Outcomes: An Updated Systematic Review. *Anals of Internal Medicine.* 155 (2): 97–107.

Braun, Bernard J.M. (2010). Gesundheitsmonitor 2010, Bürgerorientierung im Gesundheitswesen, Gesundheitsfragen – Information und Wissen der Bürger. http://gesundheitsmonitor.de/uploads/tx_itaoarticles/201002-Beitrag.pdf, Zugriff am 20.09.2015.

Dirmaier, J.; Härter, M. (2012). Partizipative Entscheidungsfindung: Patientenbeteiligung bei Behandlungsentscheidungen in der medizinischen Versorgung. BARMER GEK Gesundheitswesen aktuell, S. 212–235.

Evidence-Based Medicine Working Group (2006). Users Guides to Evidence-Based Practice. 1992–1995 DNEbM. EbM-Glossar. http://www.ebm-netzwerk.de/was-ist-ebm/grundbegriffe/definitionen, Zugriff am 20.09.2015.

Freiwald, G. (2010). Der Bedarf von Patienten an Informationen über die Qualität der Krankenhausbehandlung. In: Internetbasierte Krankenhaussuche: Informationsbedarfe der Patienten, Qualitätsindikatoren der Krankenhausbehandlung und Anforderungen an Suchmaschinen, Fachhochschule Hannover, S. 9–30.

de Joncheere, K.; Gartlehner, G.; Gollogly, L. u.a. (2010). Gesundheitsinformationen für Patienten und die Öffentlichkeit. Zusammengestellt vom Institut für Qualität und Wirtschaftlichkeit im Gesundheitswesen. Gutachten der Weltgesundheitsorganisation 2008/2009.

Loh, A.; Simon, D.; Niebling, W. u.a. (2005). Patientenbeteiligung bei medizinischen Entscheidungen. *Zeitschrift für Allgemeinmedizin.* 81: 550–560.

Medicatrix, medical cartoons, Robert Wiesner, Berlin. http://www.medicatrix.de/?page_id=1828, Zugriff am 20.09.2015.

Sørensen, K. u.a. (2012). Health literacy and public health: A systematic review and integration of definitions and models. *BMC Public Health.* 12: 80.

Stacey, D. u.a. (2011). Decision aids for people facing health treatment or screening decisions. *Cochrane Database of Systematic Reviews.* Issue 10. Art.No.: CD001431.

SVR – Sachverständigenrat für die Konzertierte Aktion im Gesundheitswesen (Hrsg.) (2003). Finanzierung und Nutzerorientierung. Gutachten 2003. Baden Baden: Nomos Verlagsgesellschaft.

Washabich-Faktenblatt, Stand 08.12.2014, „Was hab' ich?" gemeinnützige GmbH, Bertolt-Brecht-Allee 24, 01309 Dresden. https://washabich.de/presse/informationen, Zugriff am 20.09.2015.

Sebastian Beltz und Matthias Thamm

4. Die Arbeitskrise im Gesundheitswesen

These:
Menschen und ihre Krankheiten sind keine Ware. Diese Erkenntnis muss in den Strukturen unseres Gesundheitswesens verankert sein. Wir möchten in Krankenhäusern arbeiten, die nicht den Profit, sondern die Menschen in den Mittelpunkt stellen.

Nachdem wir in Kapitel 2 und 3 die Perspektive der Patienten näher beleuchtet haben, möchten wir uns im Folgenden einem anderen Akteur in unserem Gesundheitssystem widmen. Begleiten Sie mit uns den jungen Arzt Stephan Müller (Name geändert), einen 27-jährigen ehemaligen Kommilitonen unserer Universität, auf einem seiner ersten Dienste in einer Klinik der Maximalversorgung.

4.1. Der Arbeitsalltag eines Assistenzarztes

Stephan absolvierte sein Staatsexamen im vergangenen Frühjahr und ist im ersten Jahr seiner sechsjährigen Assistenzarztzeit in der Chirurgie. Heute ist er in seinem dritten 24-Stunden-Dienst in Folge mit einem Facharzt für das gesamte Krankenhaus mit über 600 Betten zuständig. Wie er das findet? „Klar fühle ich mich manchmal überfordert. Ich kann noch nicht alles gesehen haben und bin mir in manchen Diagnosen oder Vorgehensweisen unsicher – aber man kann ja auch nicht wegen jeder Kleinigkeit den Oberarzt aus dem Bett holen …", lautet Stephans Antwort. Er ist jetzt seit neun Stunden in der Klinik.

Um 7:00 Uhr begann Stephan seine tägliche Arbeitsroutine mit der Visite, Blutentnahmen, dem Schreiben von Entlassungsbriefen und der Assistenz bei einer Gallenblasenoperation und der Entfernung der Bauchspeicheldrüse. Um 15:30 Uhr wird er während der Tagesbesprechung in die Lage auf den anderen Stationen und in der Notaufnahme eingewiesen, er ist ab jetzt für 48 Patienten zuständig, dazu kommen alle Neuaufnahmen. Pause hatte er bisher keine. Noch bis 18:00 Uhr werden die anderen Kollegen mit ihm auf der Station sein – manchmal wird noch ein Kaffee im Schwesternzimmer getrunken, bevor sich die Klinik leert.

Die Notaufnahme bleibt leider voll: Neben der Versorgung eines unwirschen Patienten mit einer Schnittwunde nach einer Schlägerei untersucht Stephan noch ein 16-jähriges Mädchen mit Bauchschmerzen und berät einen schon bekannten Patienten mit Darmkrebs im Endstadium zu dessen palliativer Therapie. „Ich würde mir gerne mehr Zeit für Herrn W. nehmen und habe ihm angeboten, jederzeit kommen zu können. Wir kennen ihn schon seit einigen Monaten, leider konnten wir ihn erst zu spät operieren und vor einigen Tagen wurden Metastasen in der Leber festgestellt. Aber ich muss mich ja auch um die anderen kümmern."

Stephan bekommt seinen nächsten Patienten. Dieser sitzt schon seit einigen Stunden in der Notaufnahme und wird langsam ungeduldig. Er klagt über „unklare Schmerzen im Unterbauch". Das bedeutet untersuchen, Blut abnehmen, Labordiagnostik anfordern und die diagnostische Bildgebung in die Wege leiten – in der nächsten Stunde ist Stephan hier gebunden. Während er auf die Ergebnisse wartet, schreibt er noch die liegengebliebenen Entlassungsbriefe für die Station. „Immer wieder passiert es, dass Kollegen ausfallen, das müssen wir natürlich im Team kompensieren. Ich versuche das so gut wie möglich zu machen, wenn ich schon einmal hier bin," sagt er, während er mit einer Hand nach dem halb angebissenen Brötchen aus der Cafeteria greift, das er sich zwischen seinem Einsatz im OP und der Notaufnahme mitgenommen hat.

Aufgrund der engen Personaldecke arbeitet Stephan in manchen Wochen durchgehend, bisher hatte er noch keinen Urlaub. „Ich träume von Südafrika. Schon im Praktischen Jahr[1] war ich einmal da – jetzt könnte ich mir von meinem ersten Gehalt sogar eine Safari leisten. Leider fehlt mir nun, wo ich nach meinem siebenjährigen Studium endlich etwas verdiene, die Zeit, mein

---

[1] Das Praktische Jahr bezeichnet das letzte, praktisch orientierte Jahr der Medizinerausbildung.

Geld auch auszugeben." Früher hat Stephan begeistert Tennis gespielt, sogar in einer hohen Liga. „Ich kann mit den ganzen Diensten aber an keinem Training mehr teilnehmen – klar können die mich jetzt nicht mehr einsetzen." Endlich sind die Laborergebnisse da, zusammen mit den Untersuchungs-befunden deutet alles auf eine akute Entzündung des Blinddarmes hin. Eigentlich eine OP-Indikation – aber muss das schnell passieren oder kann der Oberarzt den Patienten auch morgen sehen? Stephan hat Angst, sich falsch zu entscheiden. Zum Glück hat er jetzt noch die Unterstützung eines erfahreneren Kollegen, schon bald wird er sich in der verantwortlichen Position sehen, solche Fragen alleine entscheiden zu müssen und seinerseits jüngere Kollegen einzuarbeiten.

01:30 Uhr, es ist ruhig geworden im Klinikum. Gerade hat Stephan noch den inzwischen wieder wachen Patienten mit der Blinddarmentzün-dung besucht, der nach seiner Operation wieder auf Station liegt und über Schmerzen geklagt hat. Jetzt sitzt er mit seinem Kollegen im Arztzimmer. „Ich hoffe, ich kann mich gleich kurz auf's Ohr legen. Eigentlich ist es kein Problem, 24 Stunden durchzuarbeiten, aber ein kurzes Nickerchen wirkt manchmal doch Wunder", meint er.

Am nächsten Morgen treffen wir Stephan auf Station. Leider war die Nachtruhe kurz, der operierte Patient hatte weiter Schmerzen und zudem kamen noch Patienten in die Notaufnahme. „Typisch", sagt er, mit einem Kaffee in der Hand. Jetzt noch die letzten Blutabnahmen für die Kollegen vorbereiten und die Visite zu Ende bringen: „Ich kann das nicht unerledigt lassen, auch wenn es dadurch länger dauert, aber es geht doch um die Pa-tienten." Nach insgesamt 26 Stunden kann Stephan endlich nach Hause, „Zustand nach Dienst nennen wir das hier" – er verabschiedet sich von der Übergabe und dem Krankenhaus bis zum nächsten Morgen.

4.2. Zwischen Anspruch und Wirklichkeit

Am kommenden Wochenende treffen wir uns mit Stephan auf einen Kaffee. Er hat endlich zwei freie Tage und Zeit, sich mit uns über seine Berufsvor-stellungen auszutauschen. „In der schönen Theorie", meint er, „sind wir Heilberufler hochspezialisierte Profis. Wir haben uns durch unsere lange und intensive Ausbildung eine Expertise angeeignet. Und die wollen wir natürlich für unsere Patienten einsetzen, so wie es uns ja eine in unserem Beruf verankerte Wertevorstellung vorgibt."[2] An seinem Kaffee nippend erklärt er: „Klar haben wir eine spezielle Verantwortung für den uns ja in einer gewissen Weise ausgelieferten Patienten – da gehört eine sehr vertrauensvolle Basis dazu, die von beiden Parteien gewahrt wird. Wir wollen mit unserer Kompetenz als Arzt einem Menschen ganz konkret helfen und darauf muss ein Hilfesuchender vertrauen können, wenn er zu uns kommt. Ich finde schon, dass wir als Akteure im Gesundheitssystem besonderen Wert auf hohe Rechts- und Moralnormen legen sollten. Wie sollen wir sonst diese Vertrauensbasis schaffen? Gerade der Heilberuf muss einer kollektiven Verantwortung, aber auch einer gesellschaftlichen und berufsspezifischen Kontrolle unterliegen, es geht hier doch nicht um Maschinen."

Stephan bezieht sich auf den Eid des Hippokrates, immer noch allgemeine Vorlage und das Leitbild des ärztlichen Handelns:

„Ich schwöre (…), dass ich diesen Eid und diesen Vertrag nach meiner Fähigkeit und nach meiner Einsicht erfüllen werde. (…) Ich werde ärztliche Verordnungen treffen zum Nutzen der Kranken nach meiner Fähigkeit und meinem Urteil, hüten aber werde ich mich davor, sie zum Schaden und in unrechter Weise anzuwenden. (…) Rein und fromm werde ich mein Leben und meine Kunst bewahren. (…) In alle Häuser, in die ich komme, werde ich zum Nutzen der Kranken hineingehen, frei von jedem bewussten Unrecht und jeder Übeltat. (…) Wenn ich diesen Eid erfülle und nicht breche, so sei mir beschieden, in meinem Leben und in meiner Kunst voranzukommen, indem ich Ansehen bei allen Menschen für alle Zeit gewinne; wenn ich ihn aber übertrete und breche, so geschehe mir das Gegenteil."[3]

„Aus diesen schönen, schon Jahrhunderte alten Idealen hat sich die moderne klinische Ethik gespeist, die Grund und Wegweisung aller Ärzte und anderer Heilberufler unserer Gesellschaft sein soll", gibt uns Stephan zum Abschied mit auf den Weg.

Die moderne Struktur unseres Gesundheitssystems führt in der Praxis jedoch – wie Stephans Arbeitsalltag zeigt – viele der hier aufgeführ-

---

[2] Vgl. Freidson, 2001.
[3] Vgl. Lichtenthaeler, 1984.

ten moralisch-ethischen Leitbilder ad absurdum: In einem Krankenhaus als Schnittstelle zwischen Wirtschaft, Patient, Medizin, Recht und Politik (die Reihenfolge kann dabei beliebig getauscht werden) spielen viele unterschiedliche Einflussfaktoren eine Rolle für den Berufsalltag eines Heilberuflers. Organisatorische Strukturen des Gesundheitssystems überstülpen den Arbeitstag eines Arztes mit Aufgaben, Pflichten und Forderungen, die in einem krassen Gegensatz zu der ursprünglich ersehnten Vorstellung vom Arztberuf stehen. So übersteigt alleine der organisatorische Aufwand, der für jeden einzelnen Patienten mit dem Schreiben von Patientenbriefen, der Anordnung und Durchführung von Untersuchungen, mit Konsilaufträgen oder der Abstimmung mit anderen am Gesundungsprozess beteiligten Institutionen betrieben werden muss, nicht selten die Zeit, die nach der Kostenkalkulation des Krankenhauses für den einzelnen Patienten einberechnet wird. In den folgenden Kapiteln werden wir zeigen, wie sehr unter anderem die Schnittstellenproblematik im Arbeitsalltag eines Stationsarztes im Widerspruch zu der Vorstellung einer individuell angewendeten und transparenten Patientenbetreuung steht.

Können Heilberufler, so wie Stephan, zunächst mit ihren hohen moralischen Prinzipien und mit einer hohen Opferbereitschaft die Zwänge des Systems und ihre hohe Arbeitsbelastung noch ausgleichen („Ich kann das nicht unerledigt lassen, auch wenn es dadurch länger dauert, aber es geht doch um die Patienten."), sehen sie sich mit zunehmender Berufserfahrung mit der Diskrepanz zwischen ihrer persönlichen Berufsauffassung und dem realen Arbeitsalltag konfrontiert.

Genau wie Stephan erleben Berufseinsteiger – hier im Arztberuf – ihren Start in das Berufsleben als Sprung ins kalte Wasser: Drei Viertel der Klinikärzte in Deutschland arbeiten nach einer Onlinebefragung im Auftrag des Marburger Bundes aus dem Jahr 2013 im Durchschnitt mehr als 48 Stunden pro Woche.[4] Knapp die Hälfte (47 Prozent) der Teilnehmer erklärte, dass ihre tatsächliche Wochenarbeitszeit inklusive Überstunden und Bereitschaftsdienste im Durchschnitt zwischen 49 und 59 Stunden liegt. Ein Viertel (24 Prozent) ist pro Woche 60 bis 79 Stunden im Dienst, und 3 Prozent der Ärzte arbeiten sogar durchschnittlich mehr als 80 Stunden pro

---

[4]   Institut für Qualitätsmessung und Evaluation (IQME), 2013.

Woche. Die Hälfte der Ärzte leistet mehr als vier Bereitschaftsdienste pro Monat, davon übernehmen 45 Prozent der Ärzte 5 bis 9 Bereitschaftsdienste im Monat und 5 Prozent sogar 10 und mehr solcher Dienste in der Nacht, an Wochenenden und an Feiertagen.

4.3. Überlastung und Burn-out

Auch Stephan hat sich zunächst an diese außergewöhnliche Situation angepasst („Durch die hohe Arbeitsbelastung passiert es immer wieder, dass Kollegen ausfallen. Das müssen wir natürlich im Team kompensieren. Ich versuche das so gut wie möglich zu machen, wenn ich schon einmal hier bin" und „Eigentlich ist es kein Problem, 24 Stunden durchzuarbeiten, aber ein kurzes Nickerchen wirkt manchmal doch Wunder"), eine so hohe Arbeitsbelastung kann aber dauerhaft nur zu Überarbeitung führen.

Als typische Auslöser für eine Burn-out-Symptomatik, die 1974 erstmalig von Herbert Freudenberger als „Nachlassen bzw. Schwinden von Kräften oder Erschöpfung durch übermäßige Beanspruchung der eigenen Energie, Kräfte oder Ressourcen"[5] definiert wurde, gelten unter anderem Zeitdruck, fehlende Ressourcen bzw. Resilienzstrategien[6] und zu hohe (individuelle) Erwartungen an sich.

Übertragen wir diese Theorie auf das Beispiel von Stephan, stellen wir schnell fest, dass er sich in einer 24-Stunden-Schicht mit Verantwortung für mehrere Stationen, die Notfallambulanz und den OP hohen Anforderungen gegenüber sieht. Zugleich hat er beinahe keine Kontrolle über die Arbeitsbelastung, die sich durch Patientenneuaufnahmen und damit verbundene Arbeitsgänge einer längerfristigen Planung komplett entzieht. Die Betrachtung des Anforderung-Kontroll-Modells von Robert Karasek, das genau dieses Verhältnis von hoher/geringer Kontrolle zu hoher/geringer psychischer Anforderung analysiert, zeigt, dass dieser Faktor eine zentrale Rolle spielt: Je höher die Anforderungen an einen Arbeitnehmer sind und je weniger Kontrolle er gleichzeitig selbst darüber ausüben kann,

---

[5]   Freudenberger, 1974.

[6]   Resilienz (lateinisch *resilire*, d.h. „zurückspringen", „abprallen", deutsch etwa *Widerstandsfähigkeit)* beschreibt die Toleranz (eines Systems) gegenüber Störungen.

desto größer wird die Unausgeglichenheit des eigenen Stressempfindens im Beruf.[7]

Eine unangemessene Arbeitsbelastung durch zu hohe Anforderungen an die individuellen Ressourcen, wie wir sie in Stephans Alltag erkennen, führt rasch zu Erschöpfung. Dies wird durch einen Mangel an Kontrolle und Autorität gegenüber arbeitsbeeinflussenden Faktoren getriggert. Schlussendlich resultiert daraus ein Fehlen von persönlicher Befriedigung im Arbeitsalltag, weil sich die persönlichen und die im Beruf gelebten Werte kaum noch überschneiden. Stimmen hingegen die Ideale, die ursprünglich zur Berufsentscheidung geführt haben, mit dem aktuellen Arbeitsumfeld überein, nimmt dies eine Vermittlerrolle ein im Selbstverständnis und der Berufszufriedenheit und führt zu selbstbezogener Anerkennung. Stimmen sie weitgehend nicht überein, realisiert sich daraus ein Rollenkonflikt zwischen eigener Berufsauffassung und der Realität. Eine solche Störung der Ausgewogenheit im Geben und Nehmen des Berufstätigen und die Diskrepanz zwischen den persönlichen Erwartungen und dem Arbeitsalltag können dann zum Burn-out führen.[8]

4.4. Arbeitsbelastung bei Ärzten

Betrachten wir als noch weitgehend unbeteiligte Studenten den auf uns zukommenden Berufsalltag, erschrecken wir: Egal wie wir es drehen und wenden, von nahezu jedem Blickwinkel aus betrachtet steuert heutzutage ein Heilberufler auf eine andauernde Überlastung zu – ohne realistische Möglichkeiten, Resilienzstrategien zu realisieren, wie etwa angemessene Pausen- und Urlaubszeiten, einen ausreichenden Freizeitausgleich oder die Möglichkeit, berufsfremden Beschäftigungen nachzugehen zu. Früher hat Stephan „begeistert Tennis gespielt, sogar in einer hohen Liga, ich kann aber mit den ganzen Diensten an keinem Training mehr teilnehmen". Was wird uns Stephan in drei Jahren erzählen, wenn ihn seine Moralvorstellungen und die romantische Idealisierung seines Berufes nicht mehr

---

[7]   Karasek & Theorell, 1990.
[8]   Hobfoll & Freedy, 1993.

tragen? Laufen auch wir als zukünftige Ärzte, Pfleger und andere junge Akteure im Gesundheitssystem bei unserem beruflichen Werdegang mit offenen Augen ins Unglück?

In der Arbeitsrealität eines Heilberuflers greifen tatsächlich enorm viele der oben genannten Ursachen für berufsbezogenen Stress kausal ineinander. Bereits 1974 ging Herbert Freudenberger in seinen ersten Beschreibungen des Phänomens „Burn-out" auf die spezielle Situation in den Heilberufen ein. Heute, knapp 40 Jahre später, bestätigen mehr und mehr Studien die brisante Lage in unserem Gesundheitssystem:

Ein niedergelassener Arzt arbeitet durchschnittlich 10,6 Stunden täglich und behandelt in dieser Zeit 50 Patienten, hat also im Durchschnitt 12,7 Minuten pro Patient. 5 bis 10 Prozent der 6 000 befragten Vertragsärzte sind laut einer Studie aus dem Jahr 2010 vom Vollbild eines Erschöpfungssyndroms betroffen, 80 Prozent weisen Teilaspekte eines Burn-outs auf.[9] Durch die hohe Arbeitsbelastung – eine solche geben 70 Prozent der Ärzte an – würde das Privatleben leiden, nur jeder vierte Arzt, ähnlich wie Stephan Müller, hat noch genügend Zeit zur Wahrnehmung seiner persönlichen Interessen.

2008 gaben über 40 Prozent von 1 311 befragten chirurgisch tätigen Kollegen aus knapp 500 Krankenhäusern an, die Überarbeitung der Ärzte beeinträchtige die Qualität der Patientenversorgung.[10] Zwei Drittel sagten, der Zeitdruck, unter dem sie stehen, verschlechtere die Versorgung der Kranken. 22 Prozent sahen sich mit hohen Anforderungen bei gleichzeitig geringen Handlungs- und Entscheidungsspielräumen konfrontiert. Ein Fünftel der befragten Ärzte dachte mehrmals im Monat darüber nach, den Beruf aufzugeben. Jeder Dritte spielte mit dem Gedanken, wegen der hiesigen Arbeitsbedingungen ins Ausland zu gehen, da die Belastung – gerade für Assistenzärzte – in Deutschland überdurchschnittlich hoch sei. Die Autoren der Studie folgern aus ihren Ergebnissen, dass eine bessere medizinische Versorgung an eine Verbesserung der Arbeitsbedingungen im Krankenhaus gebunden ist.

Warum sind Stephan und seine Kollegen so sehr gefährdet? Die Antwort scheint einfach: Die Arbeitszeiten an deutschen Kliniken – wie sie bereits beschrieben wurden – sind ungesund. Fast drei Viertel der Klinikärzte (71

---

[9] Gebuhr, 2010.
[10] Knesebeck u.a., 2010.

Prozent) hat das Gefühl, dass die Gestaltung der Arbeitszeiten im Krankenhaus die eigene Gesundheit beeinträchtigt, zum Beispiel in Form von Schlafstörungen und häufiger Müdigkeit.[11]

In einer weiteren Studie aus dem Jahre 2012 wurden 32 von Burn-out, Abhängigkeitserkrankungen oder Depression betroffene Ärzte – hier Ausübende einer „besonders gesundheitsgefährdenden Tätigkeit" tituliert – nach den auslösenden Faktoren für ihre vorangegangene stationäre psychiatrische Behandlung befragt.[12] An allererster Stelle rangierte bei den Antworten eine hohe zeitliche Beanspruchung, ausgelöst durch knappe Personaldecken, häufige Dienste, aber auch eigene Ansprüche an Erreichbarkeit und Präsenz. Vor allem niedergelassene Ärzte berichteten über „starke Beanspruchungen durch bürokratische Anforderungen und Vorgaben sowie finanzielle Belastungen, die im spannungsreichen Widerspruch zum eigenen professionellen Ethos" stünden. Doppelbelastungen, die sich aus dem Versuch ergeben, Familie und Beruf zu vereinen, wurden – auf Dauer gesehen – ebenfalls zu auslösenden Bedingungen für Symptomentwicklungen genannt.

Wir als Studenten und zukünftige Akteure in unserem modernen Gesundheitssystem erkennen in diesen Zahlen einen alarmierenden Hintergrund in der Betrachtung der aktuellen Situation. Aber ist diese professionsspezifisch zu werten? Betreffen Burn-out und Stress nur eine bestimmte Gruppe der vielen Disziplinen, die unsere Krankenhauslandschaft prägen? Ein professionsübergreifender Blick in das System zeigt, dass auch der Pflegeberuf betroffen ist.

4.5. Arbeitsbelastung bei Pflegenden

Eine Studie von 2011 belegt: Bei 38 Prozent von 14 000 Pflegenden zeichnet sich das Auftreten eines Burn-outs oder einer Erschöpfung ab, während 68 Prozent von ihnen mit ihrem persönlichen Arbeitsumfeld unzufrieden sind.[13] Die Ursache scheinen in den meisten Fällen die schlechten Arbeitsbedingungen zu sein: 37 Prozent beklagen ein schlechtes Arbeitsklima. Bemängelt

---

[11] Institut für Qualitätsmessung und Evaluation (IQME), 2013.

[12] Zwack u.a., 2012.

[13] Busse u.a., 2011.

wird eine Atmosphäre ohne gegenseitigen Respekt und Hilfsbereitschaft. Die Übereinstimmung zwischen finanzieller, sozialer und intrinsischer (also persönlicher) Anerkennung des Berufes ist jedoch ein wichtiger Stabilisator des Arbeitsempfindens, der zu individueller Befriedigung führt,[14] ebenso die Anerkennung sowie das Teilen von Erlebnissen und Erwartungen innerhalb einer (aufgeschlossenen) Gemeinschaft. Eine große Rolle spielt auch die Unterstützung durch Vorgesetzte. Fairness, als die Anerkennung und Respektierung des Einzelnen sowie die Anerkennung seiner Entscheidungen im Arbeitsumfeld, wird als positiver, stresskompensatorischer Feedbackmechanismus erkannt. Dies alles scheint im Arbeitsumfeld unseres Gesundheitswesens jedoch nicht gegeben zu sein.

Um die Situation weiter zu beleuchten, haben wir, die Autoren dieses Beitrags, 251 Pflegende auf Station befragt, wie sie die so wichtige interdisziplinäre Zusammenarbeit mit den anderen Berufsgruppen im Krankenhaus beurteilen und welche Ziele sie verfolgen. Wir haben dafür einen Online-Fragebogen an Pflegende in mehreren Krankenhäusern in unterschiedlichen Regionen Deutschlands verschickt. Anhand der so erhobenen Daten soll eine Perspektive aufgezeigt werden, die nicht eine weitere modellartige Vorstellung einer Pflegereform oder einer neuen Ausbildungsform in der Pflege thematisiert, sondern vielmehr eine erfahrungsbasierte Innensicht der direkt betroffenen Akteure sichtbar macht. Darüber hinaus haben wir Interviews mit Pflegedirektoren geführt, um die Hintergründe der Entwicklung in der Pflege zu beleuchten.

Wir fragten zu Beginn die Pflegenden nach ihrer qualitativen Einschätzung der Arbeitsbedingungen im Krankenhaus. Unsere Hypothese ist, dass sich die Zufriedenheit der Mitarbeiter mit der interprofessionellen Zusammenarbeit auf deren Motivation und Leistungsbereitschaft auswirkt und somit letztlich die Patientenzufriedenheit beeinflusst. Die Zufriedenheit mit der Zusammenarbeit ist für die Qualität im Gesundheitswesen ein zentraler Indikator, wie die Evaluation zur Patienten- und Mitarbeiterorientierung (PMO) nach Büssing und Glaser[15] zeigt. Die Pflegenden gaben auf einer Skala von 1 (sehr gut) bis 5 (mangelhaft) eine durchschnittliche Bewertung von 3,46 an:

---

[14]   Maslach & Leiter, 1997.
[15]   Büssing u.a., 1998.

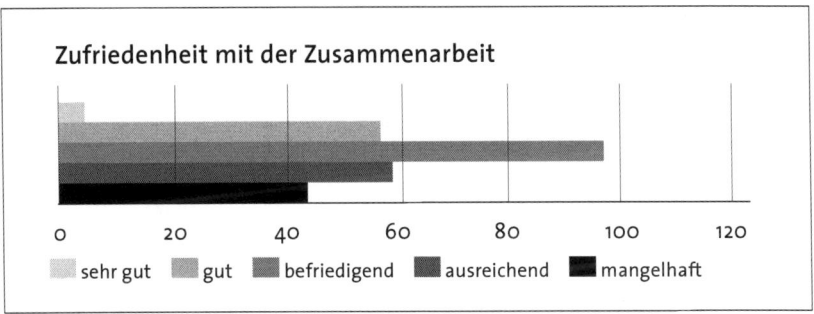

Abb. 1: Zufriedenheit mit der Zusammenarbeit allgemein, n = 249

Die Pflegenden bewerten die Zusammenarbeit in der alltäglichen Pflegepraxis zwar überwiegend mit „befriedigend", viele sehen allerdings bei der aktuellen Arbeitssituation auf der Station ein hohes Verbesserungs- und Veränderungspotenzial.

Für die Versorgungsqualität ist die Zufriedenheit mit der Zusammenarbeit unter den Berufsgruppen ein relevanter Aspekt.[16] Daher lohnt es sich, einen differenzierten Blick auf die Zusammenarbeit zwischen Pflegenden, Ärzten und der Geschäftsführung zu werfen:

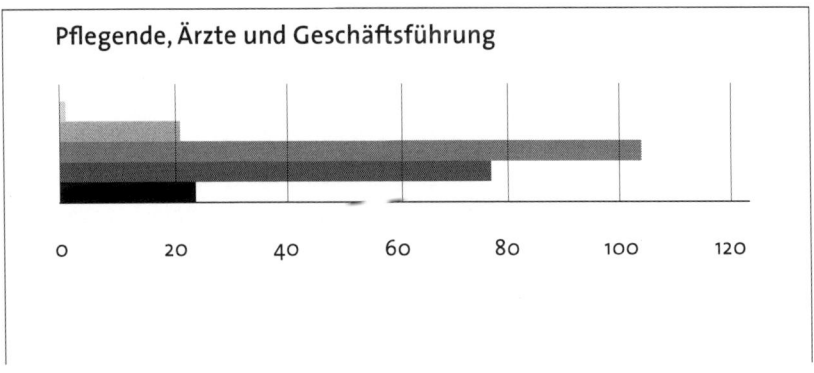

---

[16]   Hibbeler, 2011.

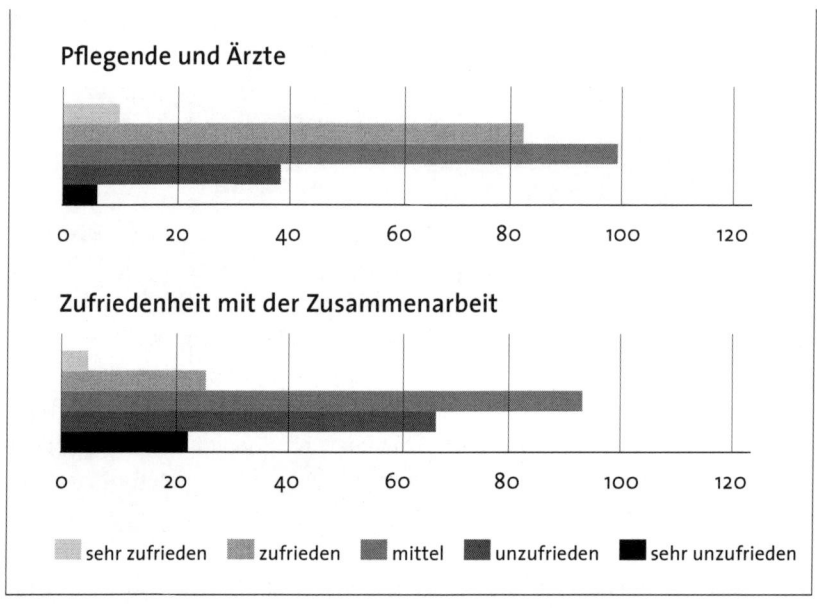

Abb. 2: Zufriedenheit mit der Zusammenarbeit differenziert nach einzelnen Gruppen, n = 235

Während die Zusammenarbeit zwischen Ärzten und Pflegenden im Durchschnitt mit zufriedenstellend bewertet wird, ist die Kooperation mit der Geschäftsführung unbefriedigend. Auch die Arbeitsbeziehung zwischen allen drei Experten-Professionen wird als unbefriedigend wahrgenommen. Im Sinne eines therapeutischen Teamgedankens ist diese Einschätzung alarmierend, da die Pflege für die erfolgreiche Organisation der Krankenbehandlung eine Schlüsselposition einnimmt:[17] Wenn es um die Organisation der Patientenversorgung geht, sind die Pflegenden der erste Ansprechpartner, da sie mit fast allen Professionen im Krankenhaus im Kontakt stehen. So steuern sie zu einem nicht unerheblichen Maße das gemeinsame Wissensmanagement zwischen Ärzten, Patienten, Angehörigen und Verwaltung und sorgen für

---

[17] Havig u.a., 2011.

eine reibungslose Übersetzung der unterschiedlichen Sichtweisen auf die Krankenversorgung.[18]

Pflegende sind für die Patienten unserer Meinung nach der unmittelbarste Ansprechpartner im Krankenhausalltag. Wer als Patient mit der pflegerischen Leistung zufrieden war, war es auch mit seinem Krankenhausaufenthalt.[19] Pflegende liefern damit einen enorm wichtigen, eigenständigen Beitrag zur Qualität der Patientenversorgung. Gerade dieser Aspekt ist für viele Pflegende auch die treibende Kraft in ihrem professionellen Selbstverständnis. Wie im Rahmen einer Studie[20] ermittelt wurde, beantworteten 95,2 Prozent der Befragten die Frage nach der persönlichen Erfüllung durch den Beruf positiv. Obwohl sie eine Erfüllung im Beruf zu erleben scheinen, konnten bei 17,7 Prozent der Befragten jedoch Anzeichen eines beginnenden oder fortgeschrittenen Burn-out-Prozesses nachgewiesen werden. Bei 3,9 Prozent zeigten sich Anzeichen eines deutlich fortgeschrittenen Burn-out-Prozesses – was den Autoren zufolge als Alarmzeichen zu werten ist. Interessanterweise konnte in diesem Rahmen ein Zusammenhang zwischen dem Auftreten einer Erschöpfungssymptomatik und der Berufserfahrung gezeigt werden: Krankenpflegepersonen mit einer Berufszeit von weniger als 8 Jahren zeigten eine signifikant geringere persönliche Erfüllung in ihrem Beruf als die mit einer Berufserfahrung von mehr als 8 Jahren. Erklärbar wäre dies damit, dass – ähnlich wie im vorherigen Abschnitt diskutiert – junge Pflegende während der ersten Zeit ihrer Berufsausübung durch eine Art „Praxisschock" beeinflusst sind und noch keine ausreichenden Resilienzstrategien entwickelt haben.

Die Ursachen für den Stress am Arbeitsplatz sind hier die organisatorische Belastung durch Arbeitsunterbrechungen, zu wenig Personal und überbordende Dokumentation. Anhaltende Zuständigkeit für Tätigkeiten, die nicht mit der *eigentlichen* Arbeit – der Pflege des Patienten – zu tun haben, führen dazu, dass es in den seltensten Fällen möglich ist, die pflegerischen Maßnahmen kontinuierlich und dem Patienten angepasst durchzuführen. Es werden zu jeder Zeit Ansprüche an das Krankenpflegepersonal herangetragen, die als wichtiger betrachtet werden als die eigentliche Kerntätigkeit.

---

[18] Bögemann-Großheim, 2004.
[19] Golz, 2008.
[20] Dieckmann u.a., 2010.

Durch den überfordernden Anspruch, alles erledigen zu müssen und für andere Berufsgruppen immer ansprechbar zu sein, treten Gefühle von Erschöpfung auf und die Pflegenden fühlen sich verbraucht und ausgebrannt. Wir haben sie gefragt: Angenommen die Pflege hätte bei der Organisation des Stationsalltags mehr Steuerungs- und Entscheidungskompetenzen, könnten dann bestimmte Probleme in der Pflegepraxis besser gelöst werden?

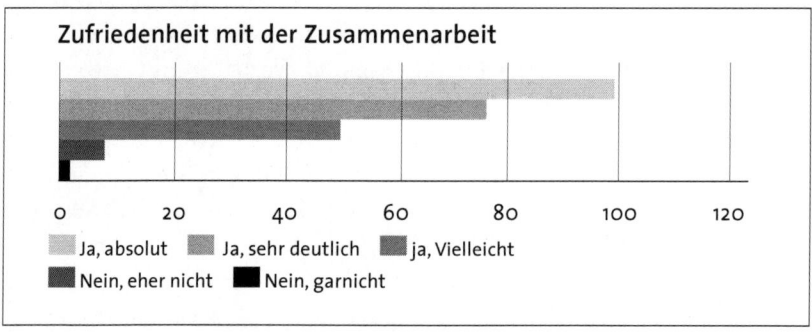

Abb. 3: Erhöhung der Steuerungs- und Entscheidungskompetenz von Pflegenden, n = 229

Es sind jedoch nicht nur steigende Steuerungs- und Entscheidungskompetenzen, welche die alltägliche Pflegepraxis verbessern würden. Bereits 1992 wiesen Studienergebnisse darauf hin, dass eine unzureichende Personalbesetzung und die Übernahme pflegefremder Aufgaben sowie das damit verbundene hohe Arbeitstempo das Wohlbefinden und die Gesundheit der Arbeitenden in besonderem Maße beeinträchtigen.[21]

Parallel zur ärztlichen Situation zeigte sich auch im Pflegeberuf der vorherrschende Zeitdruck als wichtigster Belastungsfaktor.[22] Die höchste Belastung jedoch ging von der erlebten Diskrepanz zwischen dem Pflegeanspruch und der tatsächlich ausgeführten und oft als unzureichend empfundenen Versorgung der Patienten aus. Sie besteht in dem geschilderten Widerspruch zwischen den ursprünglich angenommenen Werten,

---

[21]   Baumann, 1992.
[22]   Schlüter, 1992.

unter denen man seinen Beruf auszuführen wünscht, und der tatsächlichen Arbeitsrealität. Aus diesen Gründen hat der Pflegeberuf mit durchschnittlich 24,9 Fehltagen pro Jahr die höchste Fehlzeiten-Quote in Deutschland.[23] Dass die Arbeitsleistung der Pflegenden sinkt, wird in der Literatur damit begründet, dass im modernen Klinikalltag das Pflegepersonal oft über die Belastungsgrenzen hinaus arbeiten muss.[24] Eine logische Konsequenz daraus ist, dass mit dem Sinken der Kapazität der Pflege auch die Patientenversorgung leidet.[25]

Angenommen die Pflegenden würden in Zukunft mehr Steuerungs- und Entscheidungskompetenzen in der Organisation des Stationsalltags übertragen bekommen: Wie sollen sie die dafür notwendigen professionellen Kompetenzen erlangen? Ist zum Beispiel ein Studium dafür notwendig?

Die Frage nach der Akademisierung beschäftigt die Pflegenden bereits seit zwei Jahrzehnten und wird natürlich durch die Mitsprache vieler anderer Professionen beeinflusst.[26] Zu Beginn der 1990er Jahre startete die Pflegewissenschaft mit der Absicht, den Herausforderungen der Pflegepraxis besser begegnen zu können, und dem Versprechen, eine höhere Problemlösekompetenz auszubilden. Über die Entwicklung der Arbeitsbedingungen in der Pflege haben Experten viele Aussagen und Einschätzungen veröffentlicht.[27]

Wir selbst haben die Pflegenden direkt gefragt: Welche positiven Veränderungen erwarten Sie durch ein pflegewissenschaftliches Studium? Es geht uns dabei um die Frage, wie in Zukunft eine qualitativ hochwertige und ökonomisch erfolgreiche pflegerische Versorgung gestaltet werden kann. Wir gehen dabei von der These aus, dass die Pflegenden nicht Erfüllungsgehilfen der ärztlichen Therapie und Diagnostik sind, sondern einen eigenständigen Beitrag zum Gelingen der menschengemäßen Krankenbehandlung leisten.

---

[23] Badura, 2010.
[24] Dieckmann u.a.., 2010.
[25] Aiken, 2001.
[26] Bögemann-Großheim, 2004.
[27] Robert Bosch Stiftung, 2000; Wissenschaftsrat, 2012.

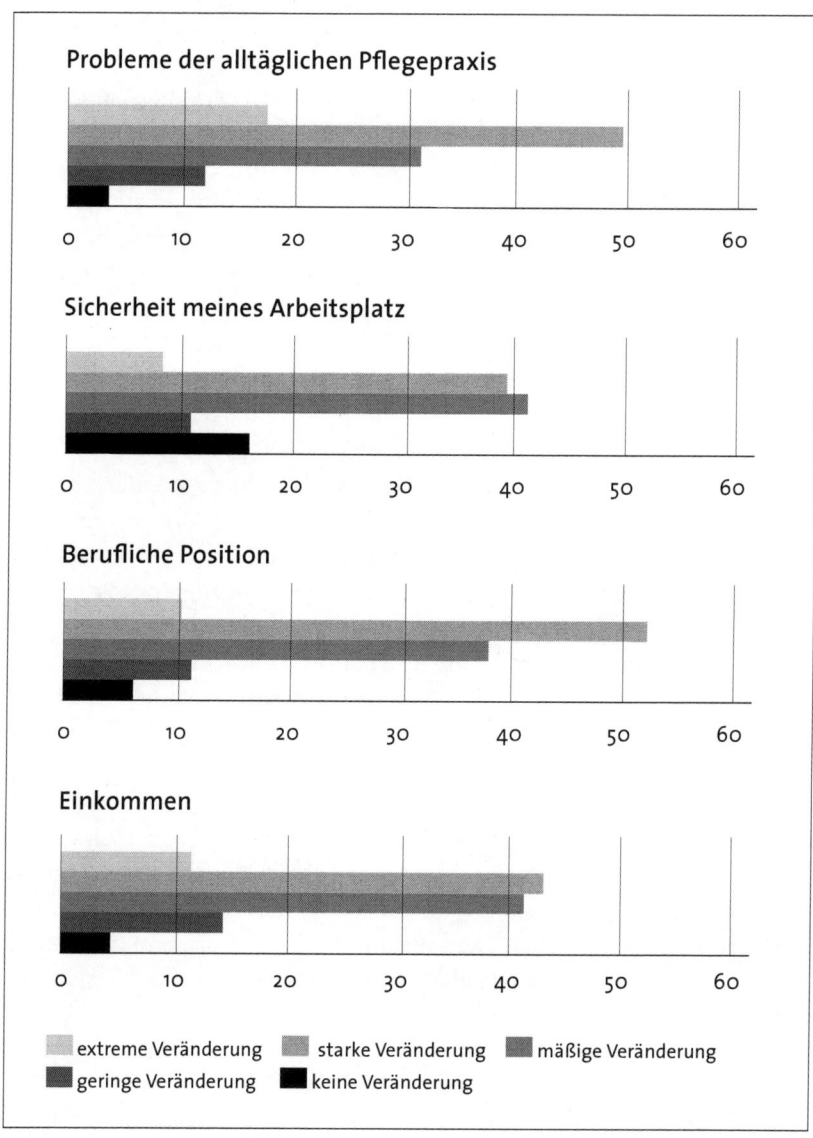

Abb. 4: Veränderungen durch die Akademisierung des Pflegeberufes, n = 113

Die Aussagen der Pflegenden haben uns überzeugt: Wenn die alltägliche Praxis verbessert werden soll, so muss die Pflege in Zukunft mehr Entscheidungs- und Steuerungskompetenzen bekommen als bisher. Auch wenn im Zuge der Akademisierung die Frage der angemessenen Beschäftigungs- und Vergütungsmöglichkeiten der akademischen Pflegekräfte nicht immer leicht zu klären ist, wollen wir die Geschäftsführer, Ärzte und Therapeuten ganz im Sinne der Verbesserung der gemeinsamen alltäglichen Patientenversorgung ermutigen, der Pflege mehr Gestaltungsfreiheit zuzutrauen.

4.6. Entscheidungs- und Steuerungskompetenzen überdenken!

Betrachten wir zusammenfassend die Daten, wird rasch klar, dass Heilberufler mehr als andere unter arbeitsbezogenem Stress leiden. Dieser – vor allem aus den eigenen, hohen Erwartungen entstanden und mit Zeitmangel und fehlenden Fähigkeiten oder fehlender Unterstützung im Arbeitsumfeld gepaart – kann bei jedem Einzelnen zu Erschöpfung und Burn-out führen. Gesamtgesellschaftlich resultiert daraus wiederum eine Einschränkung der Qualität des Gesundheitssystems bzw. der Krankenversorgung, weil der krankheitsbedingte Ausfall der Akteure hoch ist.[28]

Wir erkennen also, dass in unserem Gesundheitssystem die Gefahr eines Ungleichgewichtes zwischen der individuellen Erwartung des Heilberuflers und den Anforderungen der modernen Medizin besteht. Seine moralische, ethische und zwischenmenschliche Vorstellung trifft auf einen harten, psychosozial einengenden Arbeitsalltag. Diese Diskrepanz führt bei einem überproportional hohen Anteil der Betroffenen zu Stress und Burn-out – eine Perspektive, die einen großen Anteil der Heilberufler nach einiger Berufserfahrung an der Entscheidung für den ursprünglich ersehnten Beruf zweifeln lässt.

Für eine interdisziplinäre Gesundheitsversorgung sehen wir folgend aus diesen Betrachtungen die Notwendigkeit, die Verteilung der Entscheidungs- und Steuerungskompetenzen im Gesundheitswesen zu überdenken und insbesondere die Pflege in ihrer organisatorischen Verantwortung zu

---

[28] Marine u.a.. 2006.

stärken. Denn wie in Zukunft eine qualitativ hochwertige und ökonomisch erfolgreiche Krankenbehandlung gestaltet werden kann, wird unserer Erfahrung nach im Team entschieden. In diesem Sinne treten wir für eine Dialogkultur zwischen den Heilberuflern ein, um unsere Arbeitsbedingungen zu thematisieren und zusammen zu verbessern.

Literatur

Aiken, L.H. u.a. (2001). Nurses' reports on hospital care in five countries. *Health Affairs*. 20 (3): 43–53.

Badura, B. u.a. (2010). Fehlzeiten-Report 2010: Vielfalt managen: Gesundheit fördern – Potenziale nutzen. Heidelberg: Springer.

Baumann, M.; Zell, U. (1992). Die Arbeitssituation in der stationären Krankenpflege, ausgewählte Ergebnisse einer Befragung in Krankenhäusern. In: prognos (Hrsg.). Auf dem Weg aus der Pflegekrise? Berlin: Ed. Sigma, S. 41–65.

Bögemann-Großheim, Ellen (2004). Zum Verhältnis von Akademisierung, Professionalisierung und Ausbildung im Kontext der Weiterentwicklung pflegerischer Berufskompetenz in Deutschland. *Pflege & Gesellschaft*. 9 (3): 100–107.

Büssing, A.; Barkhausen, M.; Glaser, J. (1998). Modernisierung der Pflege durch ganzheitliche Pflegesysteme? Ergebnisse einer formativen Evaluation. *Pflege*. 11 (4): 183–191.

Busse, R.; Zander, B.; Dobler, L. (2011). Psychische Erkrankungen kommen in der Pflegebranche überproportional häufig vor. *Pflegewissenschaft*. 64 (2): 98–101.

Dieckmann, S. u.a. (2010). Balance halten im Pflegealltag. Deutscher Berufsverband für Pflegeberufe e.V. (DBfK), http://www.dbfk.de/media/docs/download/Allgemein/Balance-halten-im-Pflegealltag_ueberarb2014-08-13.pdf, Zugriff am 18.10.2015.

Freidson, E. (2001). The Assault on Professionalism. In: Freidson, E. Professionalism, the Third Logic. On the Practice of Knowledge. Chicago: Chicago University Press, S. 179–196.

Freudenberger, H. (1974). Staff Burn-Out. *Journal of Social Issues*. 30 (1): 159–165.

Gebuhr, K. (2010). Die vertragsärztliche Tätigkeit im Lichte des Burn-out-Syndroms. Brendan-Schmittmann-Stiftung des NAV-Virchowbundes.

Geelhaar, C.W. u.a. (2010). Burnout in Nursing Staff in the Context of Burnout Research – Results of a Study Carried Out in a South German Hospital. *Pflegewissenschaften*. 12 (2): 87–99.

Golz, M. (2008). Modellstudie zum Thema „Mitarbeiter- und Patientenzufriedenheit in der stationären Versorgung". Hamburg: Diplomica.

Havig, A.K. u.a. (2011). Leadership, staffing and quality of care in nursing homes. *BMC*

Health Services Research. 11: 327.

Hibbeler, B. (2011). Ärzte und Pflegekräfte: Ein chronischer Konflikt. *Deutsches Ärzteblatt.* 108(41): A-2138 / B-1814 / C-1794.

Hobfoll, S.E.; Freedy, J. (1993). Conservation of Resources. A General Stress Theory Applied to Burnout. In: Schaufeli, W.B. u.a. (Hrsg.). Professional Burnout. Recent Developments in Theory and Research. Washington D.C.: Taylor and Francis, S. 115–129.

Institut für Qualitätsmessung und Evaluation (2013). MB-Monitor 2013 „Arbeitszeiten".

Karasek, R.A.; Theorell, T. (1990). Healthy Work: Stress, productivity and the restriction of working life. New York: Basic Books.

Knesebeck, O. u.a. (2010). Psychosoziale Arbeitsbelastungen bei chirurgisch tätigen Krankenhausärzten. *Deutsches Ärzteblatt.* 107(14): 248–253.

Leiter, M.P.; Maslach, C. (2004). Areas of worklife: A structured approach to organizational predictors of job burnout. In: Perrewe, P.L.; Ganster, D.C. (Hrsg.). Research in occupational stress and well being: Vol. 3. Emotional and physiological processes and positive intervention strategies. Oxford: JAI Press/Elsevier, S. 91–134.

Lichtenthaeler, C. (1984). Der Eid des Hippokrates. Köln: Deutscher Ärzte-Verlag.

Marine, A. u.a. (2006). Preventing occupational stress in healthcare workers. *Cochrane Database of Systematic Reviews.* Issue 4. Art.No.: CD002892.

Maslach, C.; Leiter, M.P. (1997). The truth about burnout. San Francisco: Jossey-Bass.

Robert Bosch Stiftung (Hrsg.) (2000). Pflege neu denken – Zur Zukunft der Pflegeausbildung. Stuttgart: Schattauer.

Schlüter, G. (1992). Berufliche Belastungen der Krankenpflege. Eine empirische Untersuchung. Melsungen: Bibliomed.

Wissenschaftsrat (2012). Empfehlungen zu hochschulischen Qualifikationen für das Gesundheitswesen.

Zwack, J. u.a. (2012). Pathogenetische und salutogenetische Aspekte der Ärztegesundheit – eine qualitative Katamnese betroffener Ärzte. *Psychiatrische Praxis* 39 (04): 181–188.

Ruth Kania

5. Vertrauen durch Interaktion

These:

Moderne Medizin ist Teamarbeit. Kommunikation ist der Schlüssel, den wir nutzen möchten, um gegenseitiges Verstehen und damit Vertrauen (wieder) möglich zu machen.

Wir haben Ihnen bisher die zentralen Akteure eines Krankenhauses und einige Besonderheiten und Probleme ihres Alltags vorgestellt. In der Literatur ist es das Beziehungsdreieck zwischen Patient, Pflegendem und Arzt, das als zentrale Einheit in der Patientenversorgung beschrieben wird.[1] Wir laden Sie nun ein, mit uns die Zusammenarbeit der Menschen zu betrachten, die diese Rollen einnehmen. Zwar sind noch viele weitere Personen und Berufsgruppen an der Patientenversorgung beteiligt – aber bevor wir uns der Ebene der Organisation zuwenden, wollen wir noch so nah wie möglich bei der unmittelbaren Interaktion mit und am Patienten bleiben. Die These lautet: „Moderne Medizin ist Teamarbeit." Viel zu oft beobachten wir aber Einzelkämpfertum, Rückzug auf den eigenen Verantwortungsbereich und professions- bzw. standespolitische Kämpfe. Daher ist Kommunikation der Schlüssel, den wir nutzen möchten, um die Zusammenarbeit im Krankenhaus konstruktiv zu gestalten.

---

[1] Nach Pape führen Schnabel und Wolters den Begriff des Beziehungsdreiecks in ihrem Buch „Einfluss von Medizintechnik auf das Verhältnis von Patient, Arzt und Pflegenden" an, hier wird vom klassischen Patient-Pflegende-Arzt Verhältnis gesprochen (Pape, 2005). Diese oder ähnliche Bezeichnungen der zentralen Beziehungskonstellation im Krankenhaus begegnen einem häufig in der Literatur, wenn auch ohne genauere Erklärungen über den Ursprung.

5.1. Arbeitsauftrag Blutentnahme

Wo viele Personen und andere Komponenten an einem Prozess beteiligt sind, in unserem Fall bei der Behandlung eines Patienten im Krankenhaus, kommt es zwangsläufig zur Bildung von Schnittstellen. Häufig kommt es aber genau an diesen Schnittstellen zu Brüchen und damit zu unerwünschten Abweichungen von den eigentlichen Zielen. Man bezeichnet das Phänomen auch als Schnittstellenproblematik. Zur Veranschaulichung stellen wir uns zunächst in die Schuhe eines Medizinstudenten im klinischen Abschnitt seiner Ausbildung und lassen uns auf seine Perspektive ein:[2]

„An meinem ersten Morgen im Praktikum fand ich mich nach einer kurzen Morgenbesprechung auf einer mir fremden Station wieder. Ich kannte das Haus und auch die Mitarbeiter nicht. Der Stationsarzt hatte sich kurz vorgestellt und mich mit den Worten in den Vormittag entlassen: ‚Dann sehen wir uns heute Nachmittag zum Unterricht, schau mal, ob da noch Blut abgenommen werden muss …'. Ohne etwas sagen zu können, sah ich nur noch seinen weißen Kittel hinter der nächsten Ecke verschwinden.

Es war ja nicht mein erster Tag in einem Krankenhaus, aber in dieser Klinik kannte ich mich absolut nicht aus. Also suchte ich mir zunächst jemanden, der für diese Station zuständig war. Das ist gar nicht so einfach, wenn man nicht weiß, wo man suchen muss. Man öffnet verschlossene Türen, stellt sich vor und fragt sich durch. Irgendwann fand ich einen Pfleger, der mir zeigte, wo die Materialien und die für die Patienten vorbereiteten Entnahmeröhrchen zu finden waren. Dieses Krankenhaus hatte keine 'Köfferchen', die mit Materialien wie Abwurfbehälter, Desinfektionsmittel und Pflaster ausgestattet sind. Also musste ich improvisieren. Ich versuchte eine Nierenschale aufzutreiben, das hieß, wieder suchen und durchfragen. Dabei stellte keiner meine Anwesenheit in Frage, warum auch, ich trug ja einen Kittel.

Als ich meine Sachen beisammen hatte, dasselbe Spiel: Patienten suchen, sich vorstellen und sagen, dass man Blut abnehmen soll. Wie man sich gut vorstellen kann, löste das in der Regel keine Begeisterungssprünge aus,

---

[2]   Dieser Textausschnitt resultiert aus Erfahrungsberichten und der Erarbeitung in unserer Seminararbeit. Es entspricht im Konsens den Erfahrungen der Autorinnen und Autoren und ist zur besseren Lesbarkeit in Berichtsform dargestellt.

besonders wenn ich mich als Student vorstellte. Ich achte das Recht eines Patienten, in diese Art der Körperverletzung nicht einzustimmen. Ich weiß aber auch, dass er da vermutlich durch muss und ich eine Abweisung nur schwer dem Arzt verkaufen könnte, der mir den Auftrag gegeben hatte. In der Regel muss aber schon viel passiert sein, bis ein Patient sich vollkommen verweigert. Nach Unmutsbekundungen folgt meistens die Frage nach dem ‚Warum eigentlich? Mir wurde doch schon gestern Blut abgenommen!' Was soll ich darauf antworten? Woher soll ich das wissen? Ich sagte natürlich das Übliche: ‚Vermutlich muss man einige Werte kontrollieren. Weswegen sind Sie denn hier?'

Als ich meine Runde beendet und so vielen Patienten wie möglich das Blut entnommen hatte, ging das Suchen wieder los. Wohin mit den zum Teil mühselig gewonnenen Proben? Auch das ist in den Kliniken unterschiedlich geregelt, meist arbeitsteilig. Irgendjemand bringt also irgendwann alle Proben ins Labor, aber nur wenn sie zum Zeitpunkt X an dem Ort bereit liegen, wo sie liegen sollen. Dann die Frage, wem man Bescheid sagen soll, wenn eine Entnahme nicht geklappt hat, sei es, weil ich es nicht geschafft habe, sei es, weil der Patient nicht wollte oder nicht aufzufinden war. Mit viel aktivem Einsatz und auf Basis einiger Erfahrung erschließt man sich meistens im Laufe eines Vormittags den Ablauf auf einer neuen Station."

Aus dem Bericht wird deutlich, dass sehr viel Eigenleistung nötig ist, um dem Arbeitsauftrag nachzukommen und die Blutentnahmen zu erledigen. Auch kann man sich leicht vorstellen, dass in einer solchen Situation das Fehlerpotenzial steigt. Selbst wenn die Aufgabe erfolgreich erledigt wird, bleibt für den Studenten unklar, ob sie auch im Sinne des Gesamtprozesses erfolgreich war. Es liegt dann an ihm, einen Umgang mit dieser Unsicherheit zu finden.

Blutentnahmen sind essenzieller Bestandteil nahezu jedes Behandlungsprozesses im Krankenhaus und damit fester Bestandteil der Arbeit in vielen medizinischen Bereichen. Die im Folgenden beschriebenen Phänomene an Schnittstellen finden sich ebenfalls in anderen Aspekten der Patientenversorgung wieder und dies verstärkt mit Zunahme der Komplexität einer Maßnahme, beispielsweise bei einer Operation. Die Blutentnahme eignet sich aber sehr gut als Beispiel und zur Veranschaulichung einiger Aspekte der sogenannten Schnittstellenproblematik.

5.2. Der Prozess einer Blutentnahme

Der Ablauf eines gesamten Prozesses kann schnell unübersichtlich werden, es ist nicht sicher, dass jedem Handelnden von vornherein und intuitiv klar ist, wie sich die einzelnen Tätigkeiten zum Gesamtprozess fügen. Die verschiedenen Handlungen sind in der Regel zeitlich, räumlich und personell voneinander getrennt, da sie in hohem Maße arbeitsteilig organisiert sind.[3] Bleiben wir beim Prozess der Blutentnahme: Der aufnehmende oder behandelnde Arzt ordnet sie zu diagnostischen Zwecken an, von Seiten der Pflege wird der Anordnung entsprechend ein Laborschein ausgefüllt und die Materialien vorbereitet. Es folgt die Durchführung der Entnahme, je nach Dringlichkeit, im normalen Stationsablauf in der Regel am Folgetag und wiederum von ärztlicher oder studentischer Seite. Der Transport ins Labor erfolgt meist durch Hilfskräfte des pflegerischen Teams, im Labor wird die Blutprobe untersucht und danach die Ergebnisse zurück an das Stationsteam übermittelt. Aus der Anordnung einer diagnostischen Maßnahme wird so eine Information für die behandelnden Ärzte. Diese wiederum ist Entscheidungsgrundlage für das weitere Vorgehen.

Je komplexer ein Prozess wird, desto mehr wird das Vertrauen erzwungen, dass vorherige Entscheidungen richtig waren. Also beispielsweise das Vertrauen, dass die Anordnung zur Blutentnahme einen guten Grund hat, auch wenn die ausführende Person ihn nicht kennt. Besonders bei den ärztlichen Tätigkeiten führt die hohe Arbeitsteilung zu Fragmentierungen und diese „können zu einer fehlenden Integration des Gesamtprozesses führen"[4]. Um den Prozess möglichst sinnvoll aufeinander abzustimmen, bedarf es also einer Prozessplanung und deren Transparenz für die am Prozess Beteiligten. Auch wenn diese gemeinhin als bekannt vorausgesetzt wird, zeigt obiges Beispiel, dass es allzu oft an Einzelnen liegt, sich Klarheit über die Abläufe und die örtlichen Besonderheiten zu verschaffen.

Dabei handelt es sich bei der Blutentnahme noch um einen überschaubaren Prozess, der im Vergleich zu den Therapiemöglichkeiten der modernen Medizin fast banal erscheint, für den Patienten aber alltägliche Relevanz

---

3 Vgl. Badura & Feuerstein, 1996, S. 9–14.
4 Vgl. Vogd, 2006, S. 144–145.

hat und immerhin zu den invasiven Maßnahmen in der Diagnostik gehört. Gerade Patienten mit längeren Krankenhausaufenthalten sind von nicht optimalen Behandlungsabläufen besonders betroffen. Die Bedingungen für die Blutentnahme sind dann meist auch zusätzlich erschwert, weil es sich in der Regel um ältere Personen handelt: ob trockene, spröde Haut, eine erhöhte Schmerzempfindlichkeit, verstärkte Blutungsneigungen und Hämatombildung oder ein ausgeprägter Orientierungsverlust und damit Unverständnis der Patienten. Diese Faktoren führen nicht selten zu einer durchaus nachvollziehbaren Abwehrreaktion seitens der Patienten. Sie entwickeln das Gefühl, dass man zu ihnen besonders gerne die Anfänger schickt und sie so ungefragt zum Versuchsobjekt werden. Die erschwerten Bedingungen führen zu häufigen Punktionen, zu „blauen Flecken" und damit einhergehenden Schmerzen. Nicht selten klagen die Patienten über diese unangenehmen Erfahrungen, die bisweilen als wahrhaft dramatisch erlebt und geschildert werden.

Die Organisation der Blutentnahme ist im Detail je nach Klinik sehr unterschiedlich geregelt. So kann es sein, dass Blutentnahmen von einem allgemeinen Blutentnahmedienst, von Pflegenden oder aber ausschließlich vom ärztlichen Personal und damit oft von Medizinstudenten durchgeführt werden. Dies mag an sich kein Problem darstellen, allerdings muss dafür gesorgt sein, dass alle Beteiligten wissen, was zu tun ist. Im Status quo ist aber leider allzu oft zu beobachten, dass durch ausbleibende oder ungenaue Kommunikation innerhalb des Ablaufs Bruchstellen in der Handlungskette auftreten. Wie sich diese ganz praktisch darstellen können, wird weiter unten im Text noch erläutert.

Obiges Beispiel macht deutlich, dass von dem „Neuen" unausgesprochen das Wissen über die Abläufe vorausgesetzt wird. Was aber über den prinzipiellen Ablauf der Blutentnahme und die Fähigkeit zur „handwerklichen" Durchführung vorausgesetzt werden kann, kann nicht automatisch auch für das spezielle Zusammenspiel innerhalb der jeweiligen Organisation, Station oder Abteilung angenommen werden. So gibt es grundsätzlich diverse Möglichkeiten, Schnittstellen zwischen den Arbeitsbereichen zu gestalten, außerdem technische Unterschiede sowie abweichende Zuständigkeiten, wie die folgende Grafik veranschaulichen soll:

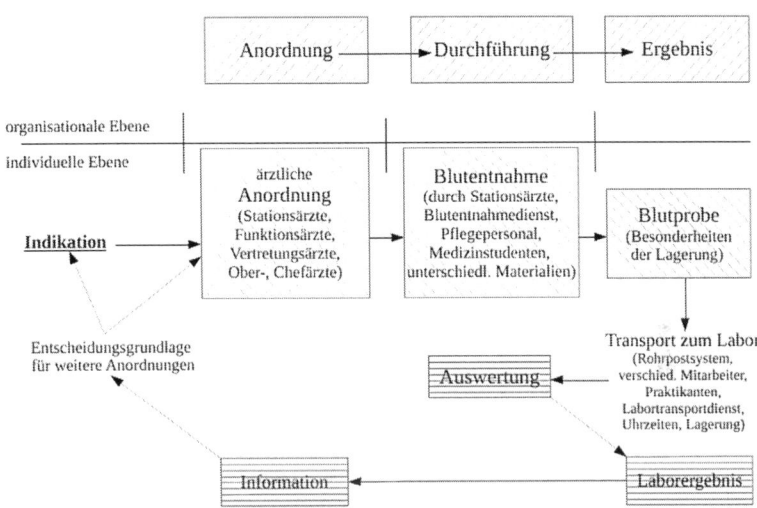

Abb. 1: Prozesskette einer Blutentnahme

Die Unterschiede im Detail der jeweiligen Abläufe sind für den Einzelnen nicht immer offensichtlich und auch das Ausmaß möglicher Handlungsfolgen nicht absehbar. Daraus lässt sich ableiten, dass das Fehler- und Unzufriedenheitspotenzial steigt, wenn unzureichend kommuniziert wird. Unausgesprochene Erwartungen sind noch unwahrscheinlicher zu erfüllen als ausgesprochene. Eine enorme Arbeitsverdichtung[5] hat zu einer massiven Druckerhöhung geführt, dem Einzelnen scheint es nicht möglich, den Zeitverlust in Kauf zu nehmen, den es bedeutet, Anfänger und „Neulinge" einzuarbeiten. Unsicherheit führt aber zu ausbleibender

---

[5] Hagedorn zeichnet anhand der statistischen Daten der Deutschen Krankenhaus Gesellschaft (DKG) eine Zunahme der Fallzahlen bei gleichzeitiger Abnahme der Liegedauer nach. Dies weise auf eine enorme Arbeitsverdichtung hin (Hagedorn, 2007, S. 15). Dieser Trend wird von vielen Autoren beschrieben und lässt sich auch 2014 anhand der Krankenhausstatistik für das Jahr 2013 nachzeichnen (Krankenhausstatistik 2014).

Rückmeldung bei Problemen und zu Überforderung, Unzufriedenheit macht sich breit, Schnittstellen werden zu Bruchstellen.

So kann es sein, dass die Blutproben an einer falschen Stelle abgelegt werden und nicht ins Labor gelangen. Am Folgetag fallen die fehlenden Werte auf, die Anordnung zur Blutentnahme wird wiederholt. Kann man dafür Verständnis vom Patienten verlangen? Kann man es ihm vorwerfen, wenn er beginnt, an einer kompetenten Versorgung zu zweifeln? Die Panne wird ihm gegenüber deshalb eher nicht thematisiert, selbst wenn er nachfragt und – das müssen wir eingestehen – zu Recht skeptisch wird. An wen soll er sich dann wenden?

Der heutige Krankenhausalltag ist von einer hohen Personalfluktuation gekennzeichnet, sodass nicht nur den Patienten die Ansprechpartner fehlen, sondern auch den „Neuen", die oben geschilderte Situation dürfte nicht die Ausnahme darstellen. So verwundert es auch nicht, wenn schlechte Erfahrungen in den Begegnungen zwischen Patient und Arzt oder Pflegekraft „mitschwingen" – wenn der Patient seinem Unmut Luft macht, dass er schon wieder jemanden antrifft, der nicht mit seinem Fall vertraut ist, der ihm keine Fragen beantworten kann. Selbst wenn man für einen Fehler nicht verantwortlich ist, trägt man aber als Teammitglied die vorausgegangenen Ereignisse mit.

Dem Patienten bleiben in seiner Rolle nicht viele Möglichkeiten mit der Situation umzugehen, so reichen die Reaktionen von absoluter Verweigerung bis zu völliger Passivität. Erstere wird problematisch für den sozialen Umgang und den diagnostisch-therapeutischen Prozess. Letztere bedeutet, dass sich der Patient seinem Schicksal ergibt. So kommt es nicht selten vor, dass ein Patient von den Füßen bis hin zum Hals „blau gestochen" ist, zumeist weil jemand seinen Ehrgeiz nicht zügeln und sein „Scheitern" nicht eingestehen konnte.

Patienten müssen bisweilen einen nicht gerade professionellen Umgang mit einer Routinetätigkeit hinnehmen. Die Indikation ist nicht immer angemessen, Entnahmen werden zu häufig durchgeführt, es wird fehlerhaft entnommen, sodass die Blutproben nicht verwertbar sind, manchmal wird die Entnahme aber auch vergessen oder der Patient verwechselt. Anforderungsscheine fehlen, Proben gehen verloren oder Ergebnisse finden nicht den Weg in die Patientenakte. An jeder Station in der oben dargestellten

Grafik gibt es das Potenzial für Fehler, Routine kann zum blinden Fleck werden, nur ein guter, organisierter Gesamtablauf kann vorbeugen.

5.3. Fehler können tödlich sein

Wir stellen hier die These auf, dass die beschriebenen Probleme aus einer suboptimalen Schnittstellenbewältigung resultieren, die schon durch die sorgfältige Einarbeitung eines Mitglieds in den Prozess verbessert werden könnte. Klare Kommunikation bezogen auf Erwartungen, Aufgaben, Zuständigkeiten und Grenzen, insbesondere berufsgruppenübergreifend, kann hier konstruktiv genutzt werden. Die bewusste Mitnahme und Einarbeitung aller am Prozess Beteiligten scheint in der Theorie selbstverständlich, in der Praxis ist sie es aber nicht. Dies scheint in erster Linie am Zeitmangel und an Bruchstellen in der Zusammenarbeit der verschiedenen Berufsgruppen liegen. Klar ist: Nicht nur das Verhalten Einzelner, sondern vielmehr der organisatorische Rahmen bestimmen über Erfolge und Misserfolge. Diesen Zusammenhang veranschaulicht folgendes Beispiel gleichermaßen eindrucksvoll und tragisch bezüglich der Konsequenzen, die letztlich immer zu menschlichen Schicksalen werden. Es ist ein Beispiel für individuelles und organisatorisches Fehlverhalten, das sich 2011 in einem Bielefelder Krankenhaus ereignete:

Das *Deutsche Ärzteblatt* berichtete[6], ein Medizinstudent im Praktischen Jahr[7], ein PJler, sei mit der Blutentnahme bei einem neuneinhalb Monate alten Säugling beschäftigt gewesen, als eine Pflegerin eine unbeschriftete Spritze in das Krankenzimmer gebracht habe. Der PJler sei von einem „Gesamtauftrag" zur Anfertigung eines „Tal-Berg-Spiegels" bezüglich des verabreichten Antibiotikums[8] ausgegangen. Er applizierte

---

6   Hibbeler, 2013.

7   Das Praktische Jahr bezeichnet das letzte Jahr des Medizinstudiums. Es ist in drei sog. Tertiale unterteilt, die in verschiedenen Fachbereichen im Krankenhaus oder anderen Gesundheitseinrichtungen abgeleistet werden. PJler befinden sich explizit in der Ausbildung, auch wenn sie im Rahmen ihrer Tätigkeit als nicht-ärztliches Personal in der Stationsarbeit und bei anderweitigen Tätigkeiten eingesetzt werden.

8   „Tal-Berg-Spiegel" meint die Bestimmung eines Medikamentenspiegels im Blut vor und nach Gabe des Medikaments.

das Medikament intravenös. Fatalerweise war das Medikament in der Spritze aber ausschließlich zur oralen Gabe vorgesehen, der Säugling verstarb an einem anaphylaktischen Schock[9]. Der Fall wurde strafrechtlich verfolgt und der PJler wegen fahrlässiger Tötung verurteilt.

2013 wurde vor einem Berufungsgericht erneut verhandelt, an der individuellen Schuld des PJlers wurde von Seiten des Gerichtes nicht gezweifelt, aber der Richter nahm auch die Begleitumstände unter die Lupe. Letztlich stand die Aussage des Medizinstudenten, er sei von einem „Gesamtauftrag" ausgegangen, gegen die Aussage der Pflegerin, er habe „lediglich den Auftrag zur Blutentnahme gehabt". Der Richter identifizierte aber auch eine „Organisationsproblematik", denn nach Aussage des Sachverständigen seien die Verwechslungsgefahr allgemein bekannt und daher „spezielle Spritzen für orale Medikamente in der Pädiatrie durchaus etabliert". In der Bielefelder Klinik sei die Kennzeichnung der Spritzen nach Angaben des Chefarztes wie folgt geregelt gewesen: „Orale Spritzen sind unbeschriftet und verschlossen mit einem roten Combi-Stopper. Auf intravenösen Spritzen steckt eine Nadel mit Schutzhülle ...". Dem Sachverständigen zufolge seien PJler „‚das kleinste Rädchen im Getriebe'. Derjenige, der eine Aufgabe delegiere, habe sich davon zu überzeugen, dass der Ausführende diese auch erledigen könne." Im konkreten Fall sei aber deutlich geworden: „Wer den PJler in Bielefeld in das Thema intravenöse Injektionen eingewiesen hat, konnte nicht ermittelt werden." Der Fall sei vielschichtig gewesen, so sei es um individuelle und organisatorische Schuld, sowie die Qualität der Ausbildung und um Fehlervermeidung gegangen. „Nach Ansicht von Dr. med. Joachim Boos, Oberarzt am Universitätsklinikum Münster und Pharmazeut, findet das Thema im Klinikalltag immer noch zu wenig Beachtung, ‚Es ist selten einer schuld, sondern es sind Fehlerketten und meist Probleme in der Kommunikation', erläutert Boos. Gefahrenquellen seien auch die vermeintlich profanen ‚very basics' ..."[10]

Einer der ethischen Leitsätze medizinischer Praxis lautet „primum non nocere"[11]. Dieser Grundsatz hat nicht nur für Ärzte Gültigkeit, sondern

---

[9] Ein anaphylaktischer Schock ist eine lebensbedrohliche allergische Reaktion.
[10] Zitate aus Hibbeler, 2013.
[11] Vgl. Schulz, 2006. „Primum non nocere" kann übersetzt werden mit „zuerst nicht schaden".

muss auch für alle Personen gelten, die mit, an und für Patienten arbeiten, also sollte er auch für die Organisation[12] Krankenhaus oberstes ethisches Prinzip sein. Daraus ließe sich ableiten, dass die Verantwortung gegenüber Mitarbeitern und Patienten in besonderer Weise in dieser Organisation verankert werden muss. Sie muss die Menschlichkeit und Bedürfnisse ihrer Mitarbeiter berücksichtigen. Dazu gehört auch, die Verantwortung für den Prozess der Krankenbehandlung zu übernehmen und zwar nicht nur unter wirtschaftlichen Aspekten. Es ist unseres Erachtens zu kurz gegriffen, diese Verantwortungen bei Einzelpersonen zu suchen. Die Organisation Krankenhaus muss lernen, ihre Praxis zu reflektieren und entsprechend zu reagieren, also auch lernen, wie Mitarbeiter dazu befähigt werden können, konstruktiv zur Schnittstellenidentifizierung und -gestaltung beizutragen – im besten Fall, bevor es zu derart dramatischen Ereignissen kommt wie dem vermeidbaren Tod eines Säuglings.

Der Einzelne muss nach prozessualem auch systemisches Denken lernen[13], damit die Organisation nicht dem Selbstzweck verfällt. Die Organisation Krankenhaus muss als ein Werkzeug gesehen werden, das den Menschen und ihren gesundheitlichen Belangen und nicht allein medizinischen, wirtschaftlichen oder politischen Zwecken dient. Dieses komplexe Thema und die dadurch aufgeworfenen Fragen können hier nicht erschöpfend behandelt werden, dies ist unter anderem Gegenstand aktueller sozialwissenschaftlicher Forschung. Dennoch wollen wir ein Beitrag leisten und erachten es als sinnvoll, sich mit dem Phänomen der Schnittstellen und der Schnittstellenproblematik intensiver zu befassen und die „Schnittstellen-

---

[12] Der Begriff Organisation wird hier in einem systemischen Verständnis verwendet. Gemeint ist also nicht die räumliche Repräsentation im Sinne von Gebäuden, Mitarbeitern oder einzelnen Akteuren, sondern das soziale System, das durch Kommunikation, Entscheidungen und die soziale Praxis entsteht, diese wiederum bestimmt und gemeinhin nur schwer greifbar und schon gar nicht adressierbar ist. Dennoch werden hier bewusst auch Organisationen angesprochen, wenn unseres Erachtens die Möglichkeiten der einzelnen Akteure überschritten werden, denn diese sind immer auch im Kontext der Organisation zu sehen. In Kapitel 6 werden wir diese Problematik vertiefen und einen Lösungsversuch aufzeigen.

[13] Vgl. Senge, 2011, S. 86–112. Peter M. Senge ist Vorsitzender der „Society of Organizational Learning", er forscht im Bereich Organisationsentwicklung und Systemforschung. Gemeint ist hier, dass der Einzelne nicht nur die Abläufe seiner Tätigkeit kennen und beherrschen muss, sondern auch eine Vorstellung über das gesamte Zusammenspiel von Bedeutung ist – dies umso mehr, je komplexer das jeweilige System ist.

problematik als soziales Gestaltungsfeld zu erschließen"[14]. Diese Intention liegt dem vorliegenden Kapitel zugrunde.

5.4. Schnittstellen im Krankenhaus

Bernhard Badura[15] und Günter Feuerstein[16] widmen sich dem Phänomen der Schnittstellen im Gesundheitswesen, im Besonderen innerhalb der Organisation Krankenhaus, bereits seit Anfang der 1990er Jahre. Unter anderem identifizieren sie eine „Transformation nicht-technischer Probleme und Strukturen in technische Lösungen"[17], was letztlich zulasten der Patientenorientierung und einer differenzierten Behandlungsgestaltung gehe. So ist die hohe Personalfluktuation ein eher soziales Problem, der technische Lösungsversuch besteht in einer hohen Standardisierung von Arbeitsabläufen. Allerdings ist eine Krankenhausstation ein so komplexes Zusammenspiel verschiedener Faktoren, dass es einen Unterschied macht, ob ein zuständiger Stationsarzt oder eine Pflegekraft über längere Zeit im selben Team arbeitet oder je nach Bedarf eingesetzt wird und die Station und die Patienten im Einzelnen gar nicht persönlich kennt. Mitarbeiter sind nicht austauschbar wie Ersatzteile bei einer Maschine.

Am Fall des PJlers in dem Bielefelder Krankenhaus wird das Zusammenspiel personaler, technischer und organisatorischer Komponenten aufgezeigt. Menschlich entsteht Unsicherheit, technisch scheint alles klar zu sein und organisatorisch die Einsicht zu fehlen, dass eine gute Einweisung in den Prozess Grundvoraussetzung ist, um Fehler zu vermeiden und den Ablauf patientenorientiert zu gestalten. In ein soziales System lässt sich die Information bzw. Regel „rote Kappe auf Spritze gleich orales Medikament" nicht wie in einem Computerprogramm verankern. Die Regeln

---

[14] Feuerstein, 1996, S. 211–253.

[15] Prof. Dr. rer. soc. Bernhard Badura ist Emeritus der Fakultät für Gesundheitswissenschaften der Universität Bielefeld, seine inhaltlichen Schwerpunkte sind Gesundheitssystemforschung und vergleichende Organisationsforschung.

[16] PD Dr. phil. habil. Günter Feuerstein ist Privatdozent an der Fakultät für Gesundheitswissenschaften der Universität Bielefeld, seine Arbeitsschwerpunkte sind u.a. Medizin- und Techniksoziologie sowie Gesundheitssystemanalyse.

[17] Feuerstein, 1996, S. 211–253.

müssen gepflegt, also immer wieder kommuniziert werden. Es reicht nicht aus, sie einmal zu beschließen und sich von da an darauf zu verlassen, dass sie greifen. Menschen sind im Gegensatz zu Computern Sinn generierende Wesen, die also auch zu Schlussfolgerungen kommen können, die in der Planung eines Prozesses nicht abzusehen waren oder nicht berücksichtigt wurden, wie eben der PJler, der in guter Absicht ein orales Medikament intravenös verabreichte.

Dass technische Lösungen möglich sind, verweise laut Feuerstein aber auch auf die „prinzipielle Offenheit des medizinischen Systems für Grenzverschiebungen zwischen technischen, organisationalen und personal basierten Handlungsabläufen, also auf die Möglichkeit einer Resozialisierung der System- und Schnittstellengestaltung"[18]. Für soziale Probleme müssen auch soziale Lösungen gefunden werden. In unserem Beispiel, der Blutentnahme, könnte dies so aussehen, dass sich jemand zuständig fühlt, dem „Neuen" den Ablauf zu erklären, ihn auf der Station und ins Team einzuführen. Ausgangspunkt der Schnittstellengestaltung müsse die „Analyse der Inkompatibilitäten und Brüche sein, die im medizinischen Handlungszusammenhang als Folge professioneller Spezialisierung, organisatorischer Fragmentierung und technologischer Shifts[19] entstanden sind." Schnittstellen mit „besonders hohem Bedarf an sozialer Gestaltung" seien „zwischenmenschliche Interaktionen, Mensch-Maschine-Beziehungen und Organisations-Konfigurationen".[20]

Im Folgenden soll schwerpunktmäßig auf die zwischenmenschliche Interaktion, auch „Mensch-Mensch-Schnittstellen" genannt, eingegangen werden. Darüber hinaus werden einige Überlegungen zu den Besonderheiten dieser Schnittstellen und daraus resultierenden Konsequenzen angestellt, in der Annahme, dass dies hilfreich für ein „systemischen Denken" ist und die Entwicklung hin zu einer menschenorientierten Organisation Krankenhaus. Denn für die moderne Arbeitswelt lässt sich eine enorme Zunahme von Schnittstellen beobachten. Eine Ursache für diese Entwicklung ist die Weiterentwicklung der technischen Möglichkeiten, die zu immer spezialisierteren

---

[18] Feuerstein, 1996, S. 211–253.
[19] Im Sinne von technologischem Wandel, technologischem Fortschritt.
[20] Feuerstein, 1996, S. 211–253.

Arbeitsbereichen führt.[21] Mit neuen technischen Methoden entstehen neue Funktionsabteilungen innerhalb der Kliniken, dies macht eine zunehmende Spezialisierung von Mitarbeitern notwendig, bis hin zur Entstehung neuer Berufsgruppen.[22] Unter dieser Dynamik verstärkt sich wiederum die Arbeitsteilung und damit erhöht sich die Anzahl von Schnittstellen, die es zu bewältigen gilt. Die Arbeitsteilung führt zu einer weiteren Fragmentierung der Versorgungskette, was wie oben bereits angedeutet wurde, zunehmend die Frage nach der Verantwortung für den Gesamtprozess aufwirft. „Wer soll sie tragen, wenn alle dem Stand der Kunst entsprechend das Richtige tun, das Ganze sich aber nicht zu einem der Situation des Patienten angemessenen Behandlungsablauf fügt?"[23] Die Antwort sollte doch eigentlich heißen: die Organisation Krankenhaus!

Schnittstellen sind Berührungspunkte, an denen Informationen „ausgetauscht" werden, an denen kommuniziert wird. Übergeordnet kann man diese in technische und soziale, da zwischen-menschliche, Schnittstellen unterteilen. In jedem Fall kommt es zu einer Form der Interaktion. In dem englischen Begriff für Schnittstelle, „interface", steckt die Bedeutung, dass hier mindestens zwei Perspektiven zu finden sind. Im Falle der sozialen Schnittstellen treffen sich zwei einzigartige Weisen, die Welt wahrzunehmen, ohne Zugang zu der jeweils anderen Sicht zu haben.[24] Niemand kann sicher wissen, was in dem anderen vorgeht, was er versteht oder vorgibt, Kommunikation ist der einzige Weg, einen Austausch und damit eine annähernd gemeinsame Wahrnehmung, ein gegenseitiges Verstehen herzustellen.

Soziale Schnittstellen entstehen im Krankenhaus beispielsweise zwischen Patienten, Pflegenden und Ärzten, zwischen und innerhalb der Pro-

---

[21] Vgl. Feuerstein, 1996, S. 211–253.

[22] Ein Beispiel hierfür ist der sog. Kodierer. Diese Berufsgruppe ist erst mit Einführung des DRG-Systems entstanden und nach inzwischen knapp zehn Jahren in den meisten Krankenhäusern nicht mehr wegzudenken.

[23] Zitat nach Badura & Feuerstein, 1996, S. 9–14.

[24] Es gibt zwei Oberflächen („-faces"), deren Außenseite sichtbar ist. Hinter der Oberfläche liegt für den Beobachter eine Art „Black-Box". Bei sozialen Schnittstellen treffen sich immer individuelle Perspektiven, ein inneres Erleben und die Beobachtung eines anderen, für den sich die Situation mutmaßlich ähnlich darstellt. Glanville beschreibt das Verhältnis mittels der Begriffe „Black-Box" und „White-Box"(Glanville, 1988) und setzt sich ausführlich mit der Beobachterproblematik auseinander. Die Interaktion zeichnet sich durch einen Informationsaustausch zwischen („inter-") den Schnittstellenbildnern aus, hier findet Kommunikation statt.

fessionen oder zwischen Funktionsabteilungen und den sogenannten Betten führenden Stationen.[25] Einen groben Eindruck über die Menge an Schnittstellen, die es zu bewältigen gilt, soll die folgende Grafik geben. Dabei ist die gewählte Perspektive die eines Stationsarztes, der von einem Patienten ausgehend mit nahezu der gesamten Organisation interagieren muss. Er bildet in der Regel mit anderen ärztlichen Kollegen ein Team, von diesem ausgehend sind mit Linien die Schnittstellen dargestellt, die im Laufe eines Behandlungsprozesses zu bewältigen sind.

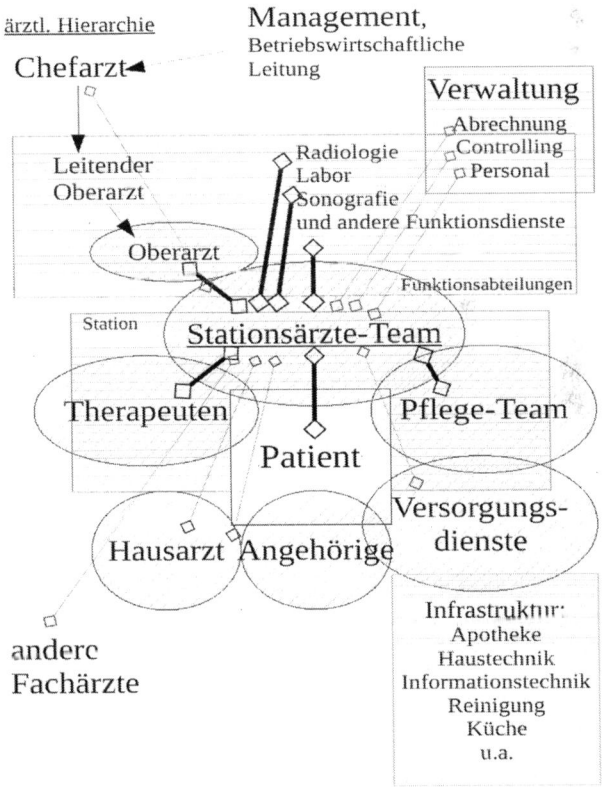

Abb. 2: Schnittstellen einer Krankenhausstation

---

[25]   Feuerstein, 1996, S. 211–253.

Im Bereich der Station finden sich im Wesentlichen die Schnittstellen zwischen Patient, Pflegenden und Ärzten. Sie sind noch relativ unmittelbar, viel kann über direkte Kommunikation von Angesicht zu Angesicht bewältigt werden. Aber auch hier sind bereits technische Hilfsmittel wie die Patientenakte nötig, um über Anordnungen und durchzuführende Maßnahmen zu kommunizieren. Viele Tätigkeiten werden alleine durchgeführt und meist zu einer anderen Zeit von einer anderen Person und bisweilen auch an einem anderen Ort weitergeführt. So ist die Entscheidung zur stationären Aufnahme meist bereits an anderer Stelle getroffen worden, zum Beispiel in der Notfallambulanz oder von einem niedergelassenen Kollegen. Der Stationsarzt muss nun die Aufnahme durchführen und den Behandlungsprozess einschließlich der Entlassung planen. In der Regel müssen dabei andere Abteilungen in Anspruch genommen werden, Untersuchungen müssen angeordnet, der Transport des Patienten organisiert und die Ergebnisse zur Planung des weiteren Prozesses nutzbar gemacht und dem Behandlungsteam zur Verfügung gestellt werden. Die Kommunikation wird dabei vielfältig gestaltet, häufig technisch vermittelt über Computer, Formulare, Telefone und Faxe. Dabei ändert sich mit dem genutzten Kommunikationsweg auch die Qualität der Informationen, sie wird zunehmend indirekt. Ein kurzer Akteneintrag kann immer nur eine Selektion von Informationen darstellen, der Arzt – aber auch alle anderen Beteiligten – müssen damit umgehen.

Der Stationsarzt managt nach den Regeln der Kunst und der Organisation die notwendigen Maßnahmen für jeden Patienten mit den verschiedenen Funktionsabteilungen wie unter anderem der Radiologie, dem Labor, anderen Fachärzten und Therapeuten. Fachlich steht der Stationsarzt im Austausch mit seinen Vorgesetzten, er ist in der Regel noch in der Ausbildung, es entstehen Schnittstellen zwischen den verschiedenen Hierarchieebenen. Vorgaben und Anweisungen vom Chefarzt über den Oberarzt von oben und Rückfragen und Meldung in umgekehrter Reihenfolge von unten sind das dominante Kommunikationsmuster.

Auf der Station spielen die Organisation des Alltags und die alltägliche Logistik eine wichtige Rolle für das Wohl der Patienten und der Mitarbeiter. Meist ist hier der Bereich der Pflege dafür zuständig, aber die Gestaltung betrifft alle Menschen, die sich auf der Station bewegen. Die Arbeitsbereiche müssen funktionstüchtig sein, das betrifft technische Gerätschaften ebenso wie die baulichen Gegebenheiten – hier gibt es also Schnittstellen mit der „Haustechnik". Patienten müssen versorgt werden, sie haben menschliche Bedürfnisse, beispielsweise vernünftig zu essen. Es mag banal klingen, aber ich habe selbst erlebt, wie schlecht die Schnittstelle zwischen einer Station und der „Küche" (wie auch immer diese organisiert ist) in einem Krankenhaus funktionieren kann. So war es etwa nicht möglich, über das vorgesehene Bestellsystem „passierte Kost" zu bekommen, die für einen kehlkopfamputierten Menschen leider das Einzige ist, was er zu sich nehmen kann. Ein Systemfehler schien dazu zu führen, dass man zwar „passierte Kost" bestellte, aber Toastbrot bekam. Man versicherte mir damals, bereits alles versucht zu haben, um den Fehler abzustellen, aber ohne Erfolg. Also hatte man sich arrangiert und versorgte betroffene Patienten stattdessen mit „Astronautennahrung", die kann man über die Apotheke bestellen. Diese Lösung war zwar praktikabel, kostete die Organisation Krankenhaus aber auch ungleich mehr – Kosten, die vermeidbar wären, vor allem da Krankenhäuser mehr denn je auf Wirtschaftlichkeit achten müssen.

Seit Einführung des DRG-Systems[26] ist der ökonomische Druck auf die Krankenhäuser enorm gestiegen. Diagnosen werden in diesem Abrechnungssystem in Zahlen umgewandelt und den Krankenkassen gegenüber geltend gemacht. Jedes Krankenhaus verfügt über eine Abteilung, die dafür zuständig ist, sie sorgt dafür, dass für sie die richtigen Informationen generiert und zur Verfügung gestellt werden. Der Arzt dokumentiert nicht nur für die medizinische Arbeit am Patienten oder die juristische Absicherung seines Handelns, er dokumentiert zunehmend für die wirtschaftlichen Belange der Organisation. Werner Vogd[27] zeigt in einer Studie, wie sich ärztliches Handeln in dem von ihm untersuchten Krankenhaus in Folge der Einführung der DRGs neu organisierte. Unter anderem zeigte sich, dass die

---

[26] Das DRG-System (Diagnosis Related Groups) wurde in Deutschland 2004 als G-DRG (German Diagnosis Related Groups) im Zuge der damaligen Gesundheitsreform mittels Krankenhausfinanzierungsgesetz (KHG) eingeführt. Es ist ein Kodierungssystem, Diagnosen werden in Zahlen „übersetzt" und diesen pauschale Entgelte zugeordnet. Gleichzeitig ist die Wirtschaftlichkeit der einzelnen Häuser zum maßgeblichen Überlebenskriterium, das Krankenhaus zum eigenständig wirtschaftlich handelnden Betrieb geworden. In Kapitel 7 werden diese Zusammenhänge ausführlicher beleuchtet.

[27] Univ.-Prof. Dr. Werner Vogd, Inhaber des Lehrstuhls für Soziologie der Universität Witten/Herdecke, habilitierte mit dem Thema „Ärztliche Entscheidungsprozesse des Krankenhauses im Spannungsfeld von System- und Zweckrationalität."

Arbeitsintensität stieg, dass sich dies und die verschiedenen Anforderungen in der Dokumentationspraxis niederschlugen, die Handlungen fragmentierter wurden und sich der Behandlungsprozess verdichtete, mit dem Ergebnis: „nicht weniger, sondern schnellere Medizin". Die Rhythmen, in denen Entscheidungskommunikationen im Team und mit Vorgesetzten stattfinden, hatten sich verändert. „Auch bei komplexen Fallproblematiken liegt die Entscheidungsverantwortung nun mehr[28] bei den Stationsärzten."[29]

Die hier vorgestellte Übersicht erfasst sicher nicht alle Schnittstellen, die man im Einzelnen identifizieren könnte, aber sie verschafft einen Eindruck von der Menge, die bearbeitet werden muss, zumal die beschriebenen Schnittstellen für jeden Patienten anfallen. Für die anderen Berufsgruppen ließen sich ähnliche Übersichten anfertigen, ebenso für den Patienten.

5.5. Die Bedeutung der Kommunikation für Organisationen

Eine Einführung in die Systemtheorie würde an dieser Stelle den Rahmen sprengen, dennoch soll zum besseren Verständnis der Versuch unternommen werden, einige Grundüberlegungen dazu zu erläutern. Nach Niklas Luhmann[30] reproduzieren sich soziale Systeme durch Kommunikation, sie ist basales Element dieser Form von Systemen, beispielsweise einer Organisation. Organisationen reproduzieren sich genauer betrachtet durch Entscheidungskommunikationen[31], nur diese werden als Teil des Systems betrachtet[32]. Auch ist eine Organisation mehr als die Summe zwischenmenschlicher Interaktionen, denn vergangene Entscheidungen laufen mit, Anforderungen von außen erfordern immer wieder Anpassungen und die Organisation will sich auch in Zukunft noch am Leben erhalten.

---

[28]   im Sinne von häufiger

[29]   Vogd, 2006.

[30]   Niklas Luhman, Verfasser der „Theorie sozialer Systeme", hat maßgeblich zur Entwicklung der modernen Systemtheorie beigetragen.

[31]   Vgl. Luhmann, 1992.

[32]   Beispielsweise wäre die Aussage eines Mitarbeiters, „Ich gehe jetzt Mittagspause machen!", eine Entscheidungskommunikation mit Relevanz für das soziale System (er ist für eine bestimmte Zeit abwesend), wenn auch mit niedriger Relevanz, wohingegen seine kurze Erzählung über das Essen mit Freunden am Abend zuvor nicht als Teil des sozialen Systems Organisation zu werten wäre, da sie keine Konsequenzen hat.

Kommunikation ist nach dieser Theorie das kleinste Element sozialer Systeme, also die Basis sozialer Interaktion und damit auch von Organisationen und letztlich der Gesellschaft. Dabei müsse Luhmann zufolge erfolgreiche Kommunikation „als zunächst äußerst unwahrscheinlich gelten", viel wahrscheinlicher sei es, dass es zu einem „Missverstehen" komme.[33] Die Menschheit habe im Laufe ihrer Evolution gelernt damit umzugehen, in erster Linie über Sprache. Ein wesentlicher Bestandteil sei daher „die Konfirmation des Kommunizierten"[34], also die Rückversicherung, ob das, was verstanden wurde, auch gemeint war. So können sich Gesprächspartner einem gemeinsamen Verständnis über einen Sachverhalt annähern. Von Kommunikation kann also nur im Zusammenhang mit Verstehen gesprochen werden, ohne Verstehen handelt es sich nur um das Bereitstellen von Information. Diese Überlegungen berücksichtigen die Vorstellung, dass sich Menschen als „Black-Boxes" (siehe weiter oben) gegenüberstehen und nur das, was kommuniziert auch real wird. Dabei ist das „richtige" Verstehen durch den anderen eben nicht selbstverständlich, sondern an sich erst einmal unwahrscheinlich. Erwartungen der an der Kommunikation Beteiligten beeinflussen maßgeblich den Erfolg, immer auch durch den Umstand erschwert, dass auch diese Erwartungen erwartet werden. So haben Faktoren wie eine gemeinsame Kultur, die Verständigung auf gemeinsame Institutionen oder die Sozialisation Einfluss auf die erfolgreiche, also annähernd gleich verstandene Kommunikation[35].

Das sind die theoretischen Beschreibungen zu den in diesem Kapitel beschriebenen Phänomenen, die den Studenten aus unserem Beispiel zwingen, sich mühselig einen Prozess der Blutentnahme zu erarbeiten, und den unglückseligen PJler seinen tragischen Fehler machen lassen. Im Status quo der Organisation Krankenhaus werden diese Erkenntnisse zu wenig berücksichtigt. Es scheint implizit die Annahme zu herrschen, dass zwischenmenschliche Kommunikation wie technische Kommunikation funktioniere, dass es nur eine eindeutig richtige Verstehensweise gebe und damit auch unter Zeitmangel ausreichend Sicherheit herrschen könne. Es ist aber anzunehmen, dass die zwei Beispiele keine Einzelfälle darstellen.

---

[33] Luhmann, 2012, S. 191–240.
[34] Ebd.
[35] Ebd.

Aus Luhmanns Kommunikationsmodell lässt sich schließen, dass die Gesetzmäßigkeiten der Organisation keinen linear kausalen Logiken folgen[36] und dass unter fehlender Berücksichtigung der Bedeutung von Kommunikation die Erfolgsaussichten sinken, also das Fehlerpotenzial steigt. Ganz alltagsnah lässt sich dies am „Stille Post"-Prinzip illustrieren: Je mehr Stationen beteiligt sind, desto stärker ist das Ausmaß der Verwandlung der Ursprungsinformation. Die technische Reaktionsweise bei „Nicht-Verstehen" wäre konsequenterweise eine Fehlermeldung, da Computer nicht interpretieren können, die Kommunikation käme nicht zustande. Dies ist bei Menschen bekanntermaßen anders, man erinnere sich nur an die Regel der „roten Kappe". Spart man sich eine Rückversicherung etwa aufgrund von Zeitmangel, bleibt es ungewiss, ob das Gesagte so gemeint war, wie es verstanden wurde. Und dennoch geht es irgendwie weiter. Dieser Umstand kommt nicht nur innerhalb der Organisation, also zwischen ihren Abteilungen und Mitarbeitern zum Tragen, sondern ganz besonders in der Interaktion zum Patienten. Welcher Medizinstudent, welche Schwester, welcher Pfleger kennt nicht die Situation, nach der Visite von einem Patienten gefragt zu werden, was das denn jetzt hieße? Die Rückversicherung darüber, was beim Patienten „angekommen" ist, ist leider meist nicht Teil der Gespräche zwischen Arzt und Patient.

Dieser Patient hat nun nicht nur mit einem Repräsentanten des Krankenhauses zu tun, sondern mit vielen, die die Schnittstelle zwischen Patient und Organisation bilden. Während er also alleine vielen gegenübersteht, „schaut" die Organisation durch viele auf ihn, auf den einen. Zwei „Black-Boxes" stehen sich gegenüber, in der einen sitzt ein Mensch, in der anderen sind es Hunderte. Man kann nie sicher sein, dass zwischen diesen vielen alles Wichtige auch weitergegeben wird, dass Informationen nicht verloren gehen. Dieser Umstand ist besonders durch die hohe Technisierung bedingt sowie die Arbeitsteilung und die damit einhergehende ausgeprägte Fragmentierung des Behandlungsprozesses. Günter Feuerstein diagnostiziert daher die „Auflösung des Dreiecksverhältnisses: Patient-Arzt-Pflegepersonal zugunsten der für alle Betroffenen ungünstigen Dyaden Arzt-Pa-

---

[36] Dieser Aussage liegt ein „Kontingenzbegriff" zugrunde, hiernach sind in sozialen Systemen Kommunikation und Handlung immer auch anders möglich (kontingent), insofern sie anschlussfähig sind.

tient, Pflegepersonal-Patient und Arzt-Pflegepersonal" und sieht darin ein „Systemdefizit", das zur „Ausdünnung psychosozialer Dimensionen an der Schnittstelle zum Patienten" führt.[37]

Wir gehen an dieser Stelle noch einen Schritt weiter und sprechen von einem neuen „Organisations-Patienten-Verhältnis". Denn die Verhältnisse zwischen Arzt und Patient, Pflegekraft und Patient usw. sind alles andere als konstant: Der „Stationsarzt" ist vielmehr ein Team aus Ärzten und das „Pflegepersonal" im Zuge organisatorischer Flexibilisierung längst nicht mehr auf einer Station „heimisch" zu nennen. Begegnungen mit der Verwaltung, etwa bei der Aufnahme, sind nun ebenfalls für den Patienten vorgesehen und hauswirtschaftliche Tätigkeiten wie Austeilung des Essens oft komplett an externes Personal ausgelagert. Die einzelnen Begegnungen werden flüchtiger, für die direkte zwischenmenschliche Interaktion stehen immer weniger Raum und Zeit zur Verfügung.[38] Dies macht es dem Patienten schwer, Herr seiner Lage zu bleiben, mündliche Absprachen und Zusagen verlieren an Wert, sofern es versäumt wird, sie adäquat in das Organisationssystem einzuspeisen.

Vor dem Auge des Patienten „flimmert" die Schnittstelle zur Organisation. Im Status quo schaffen wir es nicht, dem Aspekt der Fragmentierung gerecht zu werden. In der Regel gibt es keine konstanten Behandlungsteams, die die Schnittstelle zum Patienten „psychologisch kompatibel" gestalten würden, sie also durch eine verlässliche Beziehung „greifbar" und beeinflussbar machen würden. Es kommt zu Erwartungsverzerrungen auf beiden Seiten. Auf der einen Seite steht die Organisation, in deren Namen auf Basis einer Art Generalvollmacht gegenüber dem Patient ein Gesamtplan verfolgt und abgearbeitet wird. Auf der anderen Seite befindet sich der Patient, der sich häufig übergangen fühlt, da nicht mit, sondern über ihn gesprochen wird.

---

[37] Zitat nach Feuerstein, 1996, S. 211–253.

[38] Zur Berechnung des Personalbedarfs werden für einen Patienten auf einer Normalstation laut eines Artikels aus der Zeitschrift *Arzt und Krankenhaus* 15 Minuten ärztliche Arbeitszeit pro Tag für Stationsarbeit eingeplant. Weitere 45 Minuten werden für die Aufnahme dieses Patienten gerechnet, außerdem 30 Minuten für die Entlassung (Herrmann u.a., 2012). Dabei sticht ins Auge, dass das Ziel eine „leistungsadäquate" Personalbemessung ist, also maximale Rentabilität. Wie viel dieser Arbeitszeit für die unmittelbare Interaktion mit dem Patienten zur Verfügung steht, bleibt unberücksichtigt. Dies ist nur ein Beispiel dafür, in welchem Ausmaß Zeit für das Krankenhauspersonal rationiert wird.

Im Krankenhaus „geht es nur noch um Befunde, nicht mehr um das Befinden".[39] So werden Aufklärungsgespräche häufig nicht von der Person durchgeführt, die tatsächlich den Eingriff oder die apparative Untersuchung vornimmt. Das hoffentlich im Erstgespräch aufgebaute Vertrauen und die daraus resultierende Zustimmung des Patienten sind aber nicht ohne Weiteres auf alle folgenden Situationen übertragbar. In der Organisation Krankenhaus scheint es angelegt zu sein, einen enormen Vertrauensvorschuss in Anspruch zu nehmen. Die mündlichen Vereinbarungen der ersten „ärztlichen" Begegnung sind in der zweiten allerdings nicht mehr vorhanden, wenn der Patient sich einer neuen Person gegenübersieht. Vertrauen kann nicht einfach übernommen und übertragen werden. Und es ist unbestreitbar: Es hat etwas mit Vertrauen zu tun, sich und seine Gesundheit in die Hände einer Organisation wie der eines Krankenhaus zu begeben. Heutzutage wird eine hohe Patientenautonomie gefordert, aber darf das in einer Abwälzung der Verantwortung auf den Patienten münden? Darf man ihn menschlich damit alleine lassen, dass ihn ein Leid ins Krankenhaus geführt hat und er dort auf Hilfe angewiesen ist? Darf man von ihm fordern, dass er die Verantwortung für seine Behandlung trägt, unabhängig davon, dass er es letztlich muss? Darf man ihn zum Erwerber einer Leistung und damit zum Kunden machen?

Es scheint nur menschlich und eher gesund, wenn der Patient das Vertrauen verliert und widerständig wird. Aus Sicht der Organisation ist dies jedoch einfach „Non-Compliance"[40], in der Regel wird nicht nach den Ursachen geforscht. Nicht selten kommt es dann zu durchaus menschlichen Reaktionen auf beiden Seiten. Es entwickelt sich eine vertrauensgestörte Dynamik im Verhältnis zwischen Patient und Organisation, ausgetragen wird dieser Konflikt in den zwischenmenschlichen Begegnungen, in der direkten Interaktion. Das Personal kann diesen Vertrauensverlust unter dem organisatorischen Druck der Leistungserbringung und Planerfüllung unmöglich kompensieren.

---

[39] Zitat nach Zimmermann, 2014.

[40] „Non-Compliance" ist das Gegenteil von „Compliance", welche medizinisch als „Bereitschaft ärztliche Ratschläge, insbesondere Anordnungen zur medikamentösen Therapie zu befolgen" (Siegrist, 1995, S. 250) definiert wird. Sozialpsychologisch wird mit dem Begriff eine Form der sozialen Anpassung beschrieben, die „von dem Wunsch motiviert ist, eine Belohnung zu bekommen oder Strafe zu vermeiden. In der Regel überdauert das Verhalten nur so lange, wie Belohnung oder Strafe in Aussicht gestellt werden." Compliance beschreibt damit im Gegensatz zu Identifikation und Internalisierung die am kürzesten wirksame Form der sozialen Verhaltensanpassung (Aronson, 1994, S. 53 f.).

5.6. Kommunikation verbessern!

Zusammenfassend lässt sich festhalten: Die Patientenbehandlung im organisatorischen Kontext ist hoch komplex. Extreme Spezialisierung und Arbeitsteilung führen zu einer Unzahl von Schnittstellen und einer Fragmentierung des Behandlungsprozesses. Wir haben uns in diesem Kapitel auf die Schnittstellenproblematik im Bereich der direkten Interaktion zwischen Patient, Ärzten und Pflegenden konzentriert und sind zu dem Schluss gekommen, dass die Schnittstellengestaltung defizitär ist. Dies haben wir am Beispiel der Blutentnahme aus Sicht eines Medizinstudenten erläutert und gezeigt: Schnittstellen werden zu Bruchstellen.

Es entwickelt sich eine vertrauensgestörte Beziehung zwischen Individuen und Organisation, wobei besonders die Patienten in einer vergleichsweise schutzlosen Situation sind. Auch sind sie es, die letztlich die Konsequenzen zu tragen haben. Aus einer mechanistisch-technischen Betrachtungsweise sozialer Systeme resultiert auch ein technisches Verständnis von Kommunikation. In der Organisation Krankenhaus wird zu wenig berücksichtigt, dass sie im Allgemeinen eher unsicher ist und nur durch Rückversicherung sicherer werden kann. Kommunikation und Interaktion bedürfen der Ressource Zeit, diese wird aber zunehmend zugunsten anderer Aufgaben verplant, mit der Folge, dass uns immer weniger Zeit zur Pflege zwischenmenschlicher Kontakte zur Verfügung steht. Diese dürfen wir nicht einem ökonomischen Verständnis von Effizienz opfern.

Einzeltätigkeiten in wechselndem Umfeld und unter akutem Zeitdruck machen Beziehungsgestaltung schwierig. Nur was sich messen lässt und dokumentiert ist, kann abgerechnet werden. Zuwendung fällt hier durchs Raster. Für das Abrechnungssystem sind nur Zahlen anschlussfähig. Dabei werden technisch aufwendige Prozeduren in der Regel deutlich höher vergütet als eine „einfache" Leistung, ein einfühlsames Gespräch in den meisten Fällen gar nicht. Alle Beteiligten haben weniger Zeit und müssen in dieser mehr leisten. Dabei wird übersehen, dass sich menschliche und soziale Aspekte nicht wegrationieren lassen. Es entstehen Spannungsfelder, die zunehmend zu inneren Konflikten der Akteure[41] führen, die sich zwischen

---

[41] Vgl. Kapitel 4.

eigenem moralischen Anspruch und dem Funktionieren für die Organisation positionieren müssen.

Es wird nicht nur die Beziehungsgestaltung zum Patienten vernachlässigt, sondern auch ignoriert, dass eine gute Kommunikation Voraussetzung für eine erfolgreiche Teamarbeit ist. Mit Badura und Feuerstein steht seit mindestens den 1990er Jahren die Forderung im Raum, dass die Schnittstellengestaltung unter Berücksichtigung der technischen, menschlichen und organisatorischen Grenzen resozialisiert werden müsse.[42] Diese Aussage hat unseres Erachtens nichts an Aktualität verloren, unsere These lautet: Moderne Medizin ist Teamarbeit! Und Kommunikation ist der Schlüssel, den wir nutzen möchten, um gegenseitiges Verstehen und damit Vertrauen möglich zu machen.

Ein starkes Team „auf Station" könnte Bruchstellen identifizieren und zu Schnittstellen werden lassen, es könnte für den Patienten der Anker im Meer der Organisation sein. In solch einem Team könnten das Fachwissen der verschiedenen Berufsgruppen und die unterschiedlichen Fähigkeiten der Teammitglieder im Umgang mit den organisatorischen Herausforderungen vereint werden. Welche Berufsgruppen und Rollen jeweils idealerweise vertreten sein sollten, hängt von der Station bzw. dem Organisationskontext ab. Für Patienten der Inneren Medizin sind andere Aspekte wichtig als für die in der Chirurgie, ältere Patienten wiederum haben andere Bedürfnisse als junge. Für jedes Team aber gilt, dass es von Vorteil ist, Kompetenzen in der Organisation der eigenen Prozesse zu erwerben. Sich selbst und andere zu hinterfragen, den eigenen Standort zu ermitteln und diesen auch in den größeren Kontext der Organisation Krankenhaus einzuordnen. Im folgenden Kapitel 6 wird gezeigt werden, was die einzelnen Akteure konkret tun können.

Wir wollen Ihnen, liebe Leserinnen und Leser, und uns Mut machen, denn wir produzieren die Systeme, die uns knechten oder uns frei machen. Menschen gibt es nur durch andere Menschen, so auch die uns beschäftigende gesellschaftliche Realität. Auch wenn das Innenleben von Menschen in der Betrachtung von Systemen ebenso wenig sichtbar ist, wie wir durch anatomische Studien des Körpers eine Seele nachweisen vermögen, so können wir

---

[42] Vgl. Badura & Feuerstein, 1996.

doch in beiden Fällen von deren Existenz ausgehen. Bei allen technischen und ökonomischen Entwicklungen, bei allem Glauben und Streben nach Fortschritt und trotz der begrenzten Möglichkeiten des Einzelnen dürfen wir die menschlichen und sozialen Dimensionen nicht ignorieren. Wir müssen den Umstand ernst nehmen, dass Kommunikation Realität schafft und dabei alles andere als eindeutig ist. Am besten können wir uns in der unmittelbaren Interaktion verständigen und über unser Wirken vergewissern. Erst durch die Gestaltung der direkten Interaktion kann Vertrauen in die Organisation Krankenhaus wieder möglich werden.

Literatur

Aronson, Elliot (1994). Sozialpsychologie. Menschliches Verhalten und gesellschaftlicher Einfluss. Heidelberg: Spektrum Akademischer Verlag.

Badura, B.; Feuerstein, G. (Hrsg.) (1996). Systemgestaltung im Gesundheitswesen – zur Versorgungskrise der hochtechnisierten Medizin und den Möglichkeiten ihrer Bewältigung. Weinheim: Juventa.

Glanville, Ranulph (1988). Objekte. Berlin: Merve.

Hagedorn, Karin (2007). Das Krankenhaus im Spannungsfeld von Professionalität, Humanität und Wirtschaftlichkeit. In: Hagedorn, K. Zukunftsfähiges Management in der Organisation Krankenhaus. Hannover: Expressum, S. 15 ff.

Herrmann u.a. (2012). Leistungsadäquate ärztliche Besetzung in verschiedenen Arbeitsbereichen: Orientierungswerte und Hinweise zur Ermittlung des Personalbedarfs. *Arzt und Krankenhaus*.

Hibbeler, Birgit (2013). Fahrlässige Tötung: Urteil gegen PJler bestätigt. *Deutsches Ärzteblatt*. 110 (35-36): A-1604 / B-1414 / C-1398.

Krankenhausstatistik 2014 der Deutschen Krankenhausgesellschaft (2014). http://www.dkgev. de/dkg.php/cat/215/aid/4222/title/Eckdaten_Krankenhausstatistik. Zugriff am 23.10.2015.

Luhmann, Niklas (1992). Organisation. In: Küpper, W.; Ortmann, G. (Hrsg.). Mikropolitik: Rationalität, Macht und Spiele in Organisationen. Opladen: Westdeutscher Verlag, S. 165–185.

Luhmann, Niklas (2012). Soziale Systeme – Grundriss einer allgemeinen Theorie. Frankfurt am Main. Suhrkamp.

Pape, Rudolf (2005). Das Beziehungsdreieck Patient-Pflegender-Arzt im Krankenhaus – eine qualitative Studie zur Interaktion. Charité Berlin.

Schulz S. u.a. (2006). Moral, Ethik, Medizinethik. In: Schulz, S.; Steigleder, K.; Fangerau, H. (Hrsg.). Geschichte, Theorie und Ethik in der Medizin. Frankfurt am Main: Suhrkamp.

Senge, Peter M. (2011). Die fünfte Disziplin – Kunst und Praxis der lernenden Organisation. Stuttgart: Schäffer-Poeschel.

Siegrist, J. (1995). Medizinische Soziologie. München: Urban & Schwarzenberg.

Vogd, Werner (2006). Die Organisation Krankenhaus im Wandel – eine dokumentarische Evaluation aus Sicht der ärztlichen Akteure. Bern: Hans Huber.

Zimmermann, Peter (2014). Wenn ich Patient wäre ... In: 1. Wittener Krankenhausforum 2014.

Johanna Werner, Julian Grah, Matthias Thamm

6. Vom Kranken- zum Gesundheitshaus – ist so etwas möglich?

These:
Ein Krankheitsprozess verläuft nicht in organisatorischen Grenzen, daher müssen die verschiedenen Professionen und Disziplinen in vertrauensvoller Kooperation agieren, um der Gesunderhaltung des Menschen zu dienen.

Erinnern Sie sich noch an den ersten Tag in Ihrem Berufsleben? Vielleicht waren Sie aufgeregt und motiviert von großen Idealen und Zielen. Vielleicht konnten Sie es kaum erwarten, das in die Gesellschaft einzubringen, was Sie für wichtig hielten und während Ihrer Ausbildung gelernt haben. Als Mediziner möchten wir unseren Patienten helfen, sie in ihrem Heilungsprozess unterstützen und für sie da sein. Aber der Klinikalltag sieht aufgrund organisatorischer und zeitlicher Rahmenbedingungen nicht selten ganz anders aus, wie eine unserer ehemaligen Kommilitoninnen Julia berichtet.

6.1. Die Organisation Krankenhaus im Umbruch

„Ich hatte gerade mein Staatsexamen absolviert und war voller Vorfreude auf die Arbeit in der Klinik. Am Anfang brauchte ich ein wenig Zeit, mich einzuarbeiten, und hatte dadurch kaum Zeit für meine Patienten. Ich dachte, zu Beginn ist das normal, doch nach einigen Monaten hatte sich nichts daran geändert." Als wir Julia nach dem Arbeitsklima und ihrem Verhältnis zu ihren Vorgesetzten fragen, berichtet sie: „Auch mein Oberarzt war zeitlich sehr eingespannt und seine Aufmerksamkeit bekam ich besonders dann, wenn etwas schief gegangen war. So kam es, dass ich meine Aufgaben immer mehr mit den anderen Assistenzärzten und Pflegenden besprach. Dabei dachte ich mir, das ist eigentlich nicht Sinn und Zweck einer Facharztausbildung."

Julia erzählt, dass unter anderem durch diese zwischenmenschlichen Problematiken auch der organisatorische Ablauf beeinträchtigt wurde. Es kam zum Beispiel immer wieder vor, dass den Patienten häufiger Blut entnommen wurde, als eigentlich nötig war. Dieser Umstand trug weder zum Wohle der Patienten noch zu einem verringerten Zeitaufwand oder weniger Kosten bei. „Ich stellte nach einem halben Jahr fest, dass ich die Sache selbst in die Hand nehmen muss, um etwas zu ändern", sagt Julia. In einer Mittagspause berichtete sie dem Chef der Abteilung von der Problematik. „Ich habe ihm vorgeschlagen, gemeinsam als Team der Station, also mit den Pflegenden und dem Blutentnahmedienst zusammen, zu besprechen, wie man das verändern könnte."

Dem Chef war die Situation bekannt und er reagierte resigniert, mit der Mitteilung, dass leider weder Zeit noch Geld vorhanden wären, um das Problem in Angriff zu nehmen. „Ich habe dann noch mit einigen anderen Verantwortlichen gesprochen, aber erntete nur wenig Wohlwollen. Also konzentriere ich mich jetzt auf meine Patienten und versuche, mir soviel Zeit wie möglich für sie zu nehmen. Aber so stehen lassen möchte ich das eigentlich nicht und ich werde weiter versuchen, Lösungen für bestimmte Problematiken bei uns auf Station wenigstens anzusprechen, denn manchmal beschleicht mich das Gefühl, dem Patienten mehr zu schaden als zu nützen, und dafür habe ich nicht sechs Jahre Medizin studiert."

An den Erfahrungen, die Julia machte, wird deutlich, wie wichtig die Frage ist, wie eine Arbeitsgemeinschaft organisiert ist: Gibt es Raum und Möglichkeiten für Veränderungen? Für neue Ideen? Und findet ein produktiver und regelmäßiger Austausch zwischen den Beteiligten statt, um Prozesse zu optimieren und ein angenehmes, heilsames Klima für die Patienten zu schaffen?

In den vorangegangenen Kapiteln wurde deutlich, dass die Realität in den Krankenhäusern geprägt ist von erhöhtem Stress, knappen Zeitfenstern für professionell empathische Gespräche mit Patienten, von ökonomischem Kostendruck und einer Komplexität, die nur wenige im Ganzen durchschauen. Deshalb ist es wichtig, sich jetzt und heute über das organisatorische Miteinander Gedanken zu machen und dieses an die gesellschaftlichen Veränderungen flexibel anzupassen.

In den vergangenen Jahrzehnten beobachten wir einen rasanten demografischen Wandel in unserer Gesellschaft, vom Babyboom hin zu einer immer stärker alternden Gesellschaft, mit mehr Frauen als Ärztinnen, dem Wunsch nach flexibleren Arbeitszeiten und einem Mangel an Pflegekräften und Fachärzten.[1] Dies zeigt, dass Veränderungen der Arbeitsbedingungen und somit der Organisationsstruktur nicht nur erwünscht, sondern unbedingt notwendig und zu erwarten sind. Wir denken es ist wichtig, dass wir uns angesichts dieser zu erwartenden Veränderungen Gedanken darüber machen, wie wir „das Gesundheitshaus der Zukunft" gestalten wollen.

Mit dem Wandel in der Organisation möchten wir uns in diesem Kapitel auseinandersetzen und am Ende als Beispiel die Klinik Havelhöhe beschreiben, die einen solchen Wandel auf den Weg gebracht hat. Denn die Umsetzung neuer Organisationsstrukturen ist häufig geprägt von diversen Umsetzungsschwierigkeiten.

Die Gründe für die organisatorischen und zwischenmenschlichen Problematiken im Krankenhaus sind sehr unterschiedlichen Ursprungs. Julia berichtet: „Vieles hat sich verändert, nicht nur das Gesundheitssystem, sondern auch die Patienten sowie die Ansprüche, Erwartungen und Vorstellungen der jungen Ärztinnen und Ärzte." Wir denken, ein großes Problem ist die mangelnde Fähigkeit unserer heutigen Organisationen, insbesondere der Kliniken, auf die neuen Anforderungen – bedingt durch den demografischen Wandel und die Bewusstseinsveränderungen, mit einem erhöhten Wunsch nach Freizeit, Familienleben sowie Selbstverwirklichung, bedingt auch durch die gut informierten Patienten – adäquat zu reagieren und sie zu berücksichtigen. „Ich habe wenig Freiraum für meine Ideen und beobachte an mir selbst, dass es oft um die Wünsche und Regeln meines Chefs geht und nicht um den Patienten", so Julia. Daran wird deutlich, dass auch der Führungsstil sowie die gelebte formale Hierarchie bei der geringen Flexibilität in der Struktur eine Rolle spielen.

Doch aus welchen Grundaspekten setzt sich eine Organisation eigentlich zusammen? Nach Rudolf Mann ist eine Organisation von einer materiellen, äußeren Seite und einer geistigen, inneren Seite geprägt.[2] Die äußere Seite beinhaltet Regeln, formale Abläufe und Hierarchien. Bei der inneren Seite geht es um gemeinsame Werte, Zukunftsbilder und Visionen. Eine Organi-

---

[1] Vgl. Schmidt u.a., 2013.
[2] Mann, 1988, S. 114 f.

sation, wo die materielle, durch Regeln und Hierarchien geprägte äußere Seite stark überwiegt und die geistige, kreative und initiative Seite an den Rand gedrängt wird, neigt dazu, hart und unflexibel zu werden. Das scheint heute in vielen Kliniken der Fall zu sein. So kann Julia ihre Idee, die zu einer Verbesserung der Situation der Patienten beitragen würde, was das Ziel und damit die innere Seite einer Klinik sein sollte, nicht umsetzen; unter anderem da der Vorgesetzte innerhalb der organisatorischen Rahmenbedingungen eine solche Veränderung nicht zulassen kann oder will. Außerdem wird Julia nur wenig eigene Kompetenz zugetraut, die Dinge selbst in die Hand zu nehmen. Sie meint: „Ich hätte mir auch gut vorstellen können, ein Treffen mit dem Team und alles weitere selbst zu organisieren, aber das war nicht möglich."

Das unternehmerische Mitwirken eines jeden Mitarbeiters, im Sinne von Eigeninitiative und Eigengestaltung, ist in der heutigen Zeit erforderlich, damit hoch komplexe Organisationen flexibel und förderlich für alle Beteiligten bleiben und jeder Einzelne „intelligent im Sinne des Ganzen handeln"[3] kann. Wir fragen Julia, was sich konkret ändern müsste und was die Hauptproblematiken aus ihrer Sicht sind. „Zuerst einmal müssten sich die Beteiligten gegenseitig konstruktiv die Schwierigkeiten klar machen, die im Organisatorischen täglich auf sie zukommen, in etwa so wie es in den Verantwortungskreisen in dem noch folgenden Beispiel der Klinik Havelhöhe gelebt wird. Dann kann man versuchen, sich anders zu verhalten, anders das Ganze im Alltag zu gestalten und zu organisieren. Allein dadurch würde sich einiges, besonders im Kleinen ändern. Und damit größere Veränderungen möglich sind, ist es wichtig, dass die Vorgesetzten Veränderungen wünschen, mit uns auf Augenhöhe kommunizieren und unsere Beobachtungen ernst nehmen. Außerdem sollten sie deutlich zeigen, dass sie Interesse an Veränderungen haben. Ich denke, die Kommunikationsbarrieren zwischen den Vorgesetzten und den Mitarbeitern sind nicht selten der Grund für die Unzufriedenheit der Mitarbeiter und die schlechten Arbeitsergebnisse."

Wir denken, dass einer der relevanten Ursachen für die Probleme in den Kliniken oft das von Dominanz geprägte Verhältnis zwischen den Vorgesetzten und ihren Mitarbeitern ist. Wie man so schön sagt: „Die Treppe wird

---

[3]   Glasl & Lievegoed, 1993, S. 70.

von oben gefegt." Wir möchten an dieser Stelle einen genaueren Blick auf Hierarchien werfen und schauen dafür ein Stück in die Geschichte zurück. Seit Urzeiten findet man in Formen des Zusammenlebens und Arbeitens von Menschen Hierarchien. Aus alten Mythen geht hervor, dass es zu Beginn die Götter waren, welche die Menschen führten. Später wurden einzelne Menschen in einer Gemeinschaft zu Vermittlern zwischen dem Volk und den Göttern. Im alten Ägypten war es der Pharao mit der Pyramide als Symbol der Hierarchie, was es bis heute geblieben ist. Der an der Spitze der Pyramide Stehende hat dabei mehr Kompetenzen, Fähigkeiten und Macht als die in der Pyramide unter ihm Stehenden. An der Pyramide werden zwei unterschiedliche Aspekte und Arten von Hierarchie deutlich. Der Pharao hatte zum einen formal mehr Macht und Einfluss, was wir als „formale Hierarchie" bezeichnen möchten. Zum anderen hatte nur er die Fähigkeit, zwischen dem Volk und den Göttern zu vermitteln. Dies möchten wir „Fähigkeiten-Hierarchie" nennen.

Wenn man in der Geschichte weitergeht, so stellt man fest, dass der europäische Raum bis zum heutigen Tag einen Wandel im gesellschaftlichen Miteinander vollzogen hat. Angefangen bei den Griechen und Römern bis zu den heutigen Demokratien zeigt sich in Europa ein Lösen von der Führungspersönlichkeit, hin zu mehr Eigenständigkeit und Verantwortlichkeit des Einzelnen im organisatorischen Miteinander. Die Form der strengen, pyramidenähnlichen, formal geprägten Hierarchie ist zwar immer noch da und stellenweise auch notwendig – besonders wenn die einzelnen Individuen in einer Gesellschaft sehr konform agieren wollen und wenig Eigeninitiative und Selbstständigkeit gefordert ist – aber auch für klare Entscheidungen in Notsituationen. Aber in einer Gesellschaft wie der unsrigen, wo das Individuum als eigenständig Handelnder im Mittelpunkt steht und als solches gefördert wird, ist eine Form der Organisation mit einer vornehmlich formalen und starken Hierarchie wohl nicht mehr zeitgemäß.

Wir können also beobachten, dass im Laufe der Geschichte ein Bewusstseinswandel von der Abhängigkeit von Führungspersönlichkeiten hin zu mehr eigenständig handelnden Individuen stattgefunden hat. Beispielsweise drückt die Entwicklung der direkten Demokratie diesen Bewusstseinswandel aus, anknüpfend an die Zeit der Aufklärung, die mit Immanuel Kant gefordert hat, sich des eigenen Verstandes zu bedienen. Auch Julia berichtet:

„Meine älteren Kollegen erzählen, dass das, was der Chef sagte, früher nicht infrage gestellt wurde. Es wurde stillschweigend akzeptiert. Heute kommt ein ‚Infragestellen' häufiger vor. Wir jungen Ärzte wünschen uns eine Kommunikation auf Augenhöhe. Aber nicht nur wir, sondern auch die Patienten sind besser informiert und sagen nicht mehr zu allem ‚Ja' und ‚Amen', was ihnen der Arzt empfiehlt."

Nicht nur im Krankenhaus, auch in den Familien ist eine solche Entwicklung zu beobachten. Kinder und Jugendliche treten in ein kommunikatives Miteinander mit ihren Eltern, wählen ihren eigenen Beruf und verlassen teilweise schon sehr früh ihr Elternhaus. Wenn wir uns diese Veränderungen vor Augen führen, stellt sich die Frage, in welcher organisatorischen Form die Zusammenarbeit in den Kliniken heute angebracht ist und wie sie sich verändern müsste, damit wir die Fähigkeiten, Möglichkeiten und die Zufriedenheit jedes einzelnen Mitarbeiters und die der Patienten fördern.

Wir denken, dass Hierarchien, welche auf Fähigkeiten beruhen, gerade im Krankenhaus essenziell wichtig sind und dass Kriterien wie Praxiserfahrung und Kommunikationskompetenz bei der Auswahl von Führungspersönlichkeiten noch stärker berücksichtigt werden sollten. Es scheint offensichtlich, dass das Fehlen einer klar geregelten Hierarchie zum Beispiel in der Notfallambulanz nicht nur fatal, sondern im schlimmsten Fall letal wäre. Stellen Sie sich vor, ein Patient mit akutem Herzinfarkt kommt in die Notaufnahme und keiner fühlt sich hauptverantwortlich dafür, Anweisungen zu geben. Die Folgen wären mit großer Wahrscheinlichkeit tödlich!

Julia sagt: „Ich bin absolut froh, in brenzligen Situationen zu wissen, dass der Oberarzt weiß, was zu tun ist, er hat mehr Erfahrung. Aber dieses mehr zu wissen sollte nicht ausgenutzt werden, um in Situationen, wo es nicht um Wissen geht, Druck auszuüben." Das heißt eine formale Hierarchie, in der klar ist, wer der Chefarzt, Oberarzt und Assistenzarzt ist, wird im klinischen Zusammenhang benötigt, aber wir denken, es bedarf einer charakterlichen Veränderung innerhalb dieser Hierarchie, sodass die Vorgesetzten sie im Sinne ihrer Fähigkeiten nutzen und nicht, um Druck auszuüben. So wäre ein formaler Rahmen im Sinne der formalen Hierarchie gegeben, der aber im Sinne der Fähigkeiten-Hierarchie gelebt würde. Dies würde auch bedeuten, dass die Positionen in der formalen Hierarchie nach den Fähigkeiten einer Person besetzt würden und nicht nach der Anzahl von wissenschaftlichen Veröffentlichungen oder Ähnlichem, das für die Position nicht relevant wäre. Diese Aspekte der Fähigkeiten-Hierarchie betrachten wir als absolut notwendig und zeitgemäß. Zum Beispiel ist Julia in Bezug auf das Blutabnehmen kompetenter als ihr Chef. Sie nimmt häufiger Blut ab, wohingegen er in der Regel nur die Ergebnisse zu sehen bekommt. Dennoch fällt er diesbezüglich die Entscheidung und das nicht zum Wohle des Ganzen. Er könnte an dieser Stelle Julia die Möglichkeit geben, die Sache selbst in die Hand zu nehmen.

Eine weitere negative Auswirkung formaler Hierarchien, wenn sie streng in diesem Sinne gelebt werden, schildert Julia wie folgt: „Ich beobachte an mir selbst, dass es vor lauter Angst davor, Fehler zu machen, oft um die Wünsche und Regeln meines Chefs geht und nicht um den Patienten." Sie beginnt mit dieser inneren Haltung die Patientenversorgung, also ihre eigentliche Aufgabe, aus den Augen zu verlieren und orientiert sich an ihrem Vorgesetzten. Anstatt ihre Fähigkeiten spontan und selbstorganisiert im Arbeitsprozess voll zu entfalten, ist sie gebunden an die Anweisungen von oben. Das führt zu einer vertikalen Ausrichtung im Miteinander von oben nach unten und die Ärzte schauen mehr auf ihren Chef nach oben als auf die vor ihnen liegende Aufgabe: die Patientenversorgung. In einer Fähigkeiten-Hierarchie wären alle auf die Aufgabe ausgerichtet und hätten das Anliegen, ihre Fähigkeiten zum Wohle des Patienten optimal einzusetzen. Da könnte man den Vorgesetzten ohne Angst alles fragen, wenn es zur Verbesserung der Situation des Patienten und des Arbeitsklimas beiträgt. Anregungen und ein produktives Miteinander würden den Vorgesetzten freuen, der seine formal hierarchische Position nicht zum Druckausüben nutzt.

Die Form der hierarchischen Organisationsstruktur in Krankenhäusern, wie wir sie heute noch häufig vorfinden, wirft schnell die Frage nach der Natur des Antriebs, der intrinsischen Motivation der Beteiligten in dieser Organisation auf. Ist ein Krankenhaus ein Ort, an dem Patienten bei der Heilung ihrer Leiden unterstützt und begleitet werden? Was ist die professionelle Ethik der Mitarbeiter? Das heißt mit welcher Absicht arbeiten Menschen im deutschen Gesundheitssystem? Im Idealfall geht es ihnen wie Julia, um den Patienten!

Uns scheint es wichtig, heute in den Kliniken den Wandel von einer mehr vertikal ausgerichteten formalen Hierarchie hin zu einer am Patienten und am Prozess der Krankenbehandlung orientierten, horizontal ausgerichteten Fähigkeiten-Hierarchie zu vollziehen. Dadurch würden die Fähigkeiten und der Wert der Arbeit jedes Einzelnen unabdingbar wichtig für den gesamten Prozess, mit dem Ziel, den Patienten möglichst gut zu versorgen und in seiner Gesundwerdung zu unterstützen. Der Vorgesetzte wäre in seinen Fähigkeiten gefragt, so wie jeder andere am Prozess Beteiligte. Dadurch wäre der Patient, für den die Leistung erbracht wird, im Vordergrund und es entstünde ein gemeinsames Interesse am optimalen Arbeitsfluss in der Versorgung sowie an einem Miteinander auf Augenhöhe.

Julia stimmt uns in diesem Punkt zu, doch gibt sie zu bedenken: „Man müsste die gemeinsamen Werte und Ziele immer wieder neu entwickeln und pflegen, damit eine gemeinsame Orientierung am Patienten auch wirklich möglich wird." Ein Abbau der materiellen, äußeren Seite einer Organisation muss mit dem Aufbau gemeinsamer Ziele und Werte einhergehen,[4] damit die Organisation flexibel und somit bestmöglich auf die Bedürfnisse des Patienten reagieren kann.[5]

Die Eigeninitiative und Kreativität der Mitarbeiter muss von den Führungspersönlichkeiten gewünscht und aktiv gefordert werden. Sie benötigen dafür eine innere Haltung, die sich ein aktives Miteinander der Beteiligten, welches sich am Wohl des Patienten orientiert, wünscht und dieses fördert. Das gemeinsame Ziel, die Heilung des Patienten, hat oberste Priorität, alles andere ist eine Dienstleistung an diesem Ziel und Wert. Die Führungskräfte sind dafür da, das volle Potenzial der Mitarbeiter dadurch zu fördern, dass sie ihnen zutrauen, eine selbstorganisierte Patientenversorgung innerhalb ihres Kompetenzbereiches sicherzustellen. Ihnen dies zuzutrauen, bedeutet dabei nicht blindes Vertrauen, sondern ein sich Hineinversetzen in die Fähigkeiten und Aufgabenbereiche des anderen.[6] „Vorausschauen und Mitdenken bei Erneuerungen müssen selbstverständliche Eigenschaften des gesamten sozialen Systems sein. Die Organisation wird selbst zur

---

[4] Mann, 1988, S. 77 ff.
[5] Glasl & Lievegoed, 1993, S. 74 und 161.
[6] Werner, 2006, S. 14.

dienenden Funktion, die sich nach Bedarf verändern lässt."[7] Dadurch ist jeder Einzelne nicht überfordert, sondern gefordert und seine Fähigkeiten werden wertgeschätzt.

Der Vorgesetzte wäre dann dazu da, um mit den Mitarbeitern gemeinsame Ziele zu entwickeln, ihnen dann Freiraum zu lassen für die eigenständige Umsetzung und um nach einiger Zeit wiederum selbst die Umsetzungsqualität zu überprüfen. Es geht um Transparenz zwischen den Vorgesetzten und den Mitarbeitern, damit alle ein gemeinsames Zukunftsbild erkennen und sich darauf ausrichten können. Aber: „Heute geht es doch meist darum, nicht auf irgendwelchen Kosten sitzen zu bleiben, die Liegezeiten der Patienten möglichst kurz zu halten und so wenige Mitarbeiter wie möglich zu beschäftigen. Ich würde mich freuen, wenn wir uns auf Station mit unseren Vorgesetzten überlegen würden, weshalb wir eigentlich hier sind und was der Sinn unserer Tätigkeit ist", sagt Julia.

Besonders im Krankenhaus, wo stark interdisziplinär zusammengearbeitet wird, führt eine solche Suche aller Beteiligten nach einem gemeinsamen Zukunftsbild der Gesundheitsberufler zu einer konstruktiven Zusammenarbeit, zum Wohle des Patienten, und zu einem Miteinander, in dem jeder Einzelne unabdingbar zum Gelingen des gemeinsamen Zieles beiträgt. Wie können solche Veränderungen herbeigeführt werden? Wie kann ein solcher Veränderungsprozess ablaufen? Zunächst einmal müsste ein Rahmen für Kommunikation und Austausch geschaffen werden, um alte Vorstellungen aufzubrechen und die Werte und Ziele neu und klar zu definieren.

Gemeinsame Ziele und Werte sind essenziell wichtig, damit jeder sinnvoll in seinem Bereich handeln kann.[8] Den Wandel als eine Möglichkeit zu begreifen, um für ein neues Miteinander und eine neue Organisation zu arbeiten, bringt uns dem Ziel einer am Menschen und Patienten orientierten Medizin ein Stück näher. Um es positiv zu formulieren: Wie können wir die Kraft, mit der wir derzeit im menschlichen und organisatorischen Miteinander Resultate produzieren, die keiner will, in eine Zusammenarbeit investieren, die wir eigentlich leben wollen, die uns zufrieden und glücklich macht?

---

[7]   Glasl & Lievegoed, 1993, S. 71 f.

[8]   Werner, 2006, S. 17.

6.2. Modernisierung als schöpferischer Akt der Beteiligten

Der Wunsch nach Veränderung der Arbeitsbedingungen wird von vielen geäußert. Wir alle wollen eine bessere Kommunikation, mehr Zufriedenheit in der Zusammenarbeit und weniger Stress. „Gutes empfangen wollen alle, aber Gutes zu tun, hütet man sich, weil es nichts einbringt", wusste schon Aristoteles.[9] Julia meint, die Schwierigkeit ist, das zu klären, was gemeinsam gewollt und gedacht wird: „Die Regeln und Strukturen, die mich vermeintlich daran hindern meine Ideen einzubringen, sind menschengemacht und werden von mir und meinen Kollegen täglich neu hervorgebracht. Dies gilt es gemeinsam zu hinterfragen und gegebenenfalls neue Verhältnisse der Zusammenarbeit unter uns Kollegen zu erproben und zu entwickeln, an denen wir uns in Zukunft orientieren wollen." Julia ist davon überzeugt, dass es zur Kernaufgabe der Beschäftigten in einem Krankenhaus gehört, in gewissen Zeitabständen gemeinsam zu prüfen, ob dem Wunschdenken von einer besseren Kommunikation und Zusammenarbeit in der gelebten Realität auch Taten gefolgt sind. Es gilt dann, die verschiedenen Perspektiven auf die Probleme zu verstehen und handhaben zu lernen.

Trotz ihrer bisher ernüchternden Erfahrungen ist Julia überzeugt, dass dies einen Schritt zur Selbstverpflichtung bedeutet. Bei aller Skepsis gelingt ein sinnvoller Wandel im Krankenhaus nur, wenn Betroffene zu Beteiligten werden und bereit sind, sich selbst zu verändern: „Wir sind es doch, die das Krankenhaus täglich neu gestalten! Die Probleme sind nicht vom Himmel gefallen, sondern werden von Menschen gemacht," betont sie. „Wenn wir in der Zukunft Gesundheitsprozesse bei unseren Patienten fördern wollen, macht es Sinn, wenn wir an der Wurzel der Probleme ansetzen: Bei uns selbst! Es reicht nicht, Symptome zu behandeln und die Organisation nur in ihren Abläufen und Funktionsbereichen neu zu ordnen. Wir müssen klären, was es heißt, hier als Menschen zu arbeiten. Regeln und Strukturen haben eine dienende Funktion, damit wir eine vernünftige Krankenversorgung praktizieren können. Ich will die Strukturen verstehen und bei Bedarf selbst weiterentwickeln und sie nicht nur vorgegeben bekommen.

---

[9]   Aristoteles, 1985, Buch VIII, 16, 1163 b.

Nur so kann ich sie handhaben und vor mir selbst verantworten. Ich will einen Sinn in ihnen sehen."[10]

Derzeit wird Julia von ihrem Chef, dem Oberarzt, kontrolliert und bei Fehlern zurechtgewiesen. Er hat die Macht. Er kann entscheiden, ob er Geld für einen Workshop mit allen Beteiligten zum Thema Blutabnehmen ausgeben will – oder nicht. Und es ist seine Abteilung, die er leitet und die er verändern kann – oder auch nicht. Veränderung kann in der hierarchischen Struktur nur von oben geschehen. Doch was heißt es, sich als Führungskraft in der Hierarchie zu verändern, damit die Veränderung auch tatsächlich erfolgreich gelingt? Was sind wichtige Aufgaben, Kompetenzen, Verantwortungen? Nach welchem Motto, welcher Handlungsleitlinie arbeitet eine Führungskraft vernünftigerweise im Krankenhaus?

Angenommen Julia qualifiziert sich weiter und ist irgendwann selbst Oberärztin, was würde sie tun? „Als erstes würde ich mich auf die Krankenbehandlung konzentrieren", sagt sie. Das sei doch der Kernprozess, der Sinn und Zweck, weshalb Menschen in einem Krankenhaus zusammenarbeiten. „Es ist doch wichtig, als Führungskraft den Behandlungsprozess zu verstehen, also wie die Zusammenarbeit mit anderen Stationen, mit Funktionsdiensten sowie auch anderen Institutionen in der Gesellschaft verläuft. Das heißt ich würde als erstes den Kontakt zu den am Prozess Beteiligten aufnehmen und mit ihnen in einen persönlichen Dialog treten. Wie seht ihr unsere Arbeit? Was wollt ihr leisten und wie können wir besser miteinander kooperieren?[11] Ich will auch mit Menschen reden, die noch nicht mit uns zusammenarbeiten, mit denen es sich in Zukunft aber lohnen würde zusammenzuarbeiten. Wie wird zum Beispiel das Projekt ‚Gesundes Kinzigtal‘ koordiniert? Oder wie machen es die Schweden, die Niederländer oder die Schweizer? Ich denke, da können wir in Europa noch viel von einander lernen!" Dabei will Julia auch die PolitikerInnen und Ökonomen verstehen lernen. Das sei eben Teil dieser persönlichen Führungsverantwortung, unterstreicht sie.

Julia will als zukünftige Führungskraft auch über den eigenen Tellerrand des Fachwissens hinaus schauen. Das könne natürlich keiner in der

---

[10] Vgl. auch Antonovsky, 1997.
[11] Vgl. Scharmer, 2009, S. 292.

Arbeitszeit tun, aber es gäbe doch so viele Fortbildungsmöglichkeiten, wo auf Kongressen, Tagungen und in Forschungsprojekten immer wieder neues Wissen besprochen wird. „Das Wissen ist kein Problem, das liegt rum wie Sand am Meer und vermehrt sich permanent, aber ob wir das auch prüfen wollen, damit klar wird, was wir davon auch gebrauchen können und was wir an altem Wissen wieder vergessen können, ist die eigentliche Herausforderung." Sie habe sich zum Beispiel schon früh für Philosophie interessiert und sich neben dem Studium mit den Sokratischen Dialogen auseinandergesetzt. „Sokrates geht es um einen Erkenntnisprozess, der sich im Denken vollzieht. Das wesentliche Moment in diesem Denkprozess ist das Prüfen von vermeintlichem Wissen. Genauso rede ich auch mit meinen Kollegen. Wie wäre es, wenn wir uns im Krankenhaus immer wieder gegenseitig fragen, was wir von Gesundheit, Krankheit oder Heilung wissen. Das geht zwar nur, wenn wir wie Sokrates wissen, dass wir nichts wissen, aber das ist doch bei diesen Begriffen sowieso der Fall."[12]

Wie ließe sich dieses Erkenntnismoment mit der Organisation verbinden? Julia: „Eine Persönlichkeit, die aus Erkenntnis handelt, verbindet sich mit der Organisation, die sie selbst gestalten kann." Also zum Beispiel wird mit dem US-amerikanischen Modell der Clinical Microsystems[13] die Selbstverpflichtung und Verantwortungsübernahme auf der kleinsten Ebene angesprochen. Das bedeutet, dass sich die kleinste organisatorische Einheit um den Patienten herum regelmäßig trifft, um gemeinsam Verbesserungen und Ziele zu erarbeiten – das heißt Teamarbeit, wo je nach Problemstellung die Kenntnisse jedes Einzelnen gefragt sind. Dazu kann ein Coach in der jeweiligen Microsystem-Einheit ausgebildet werden und die Treffen moderieren. „Es ist aber eben ein Modell, welches erst dann gelingt, wenn es Persönlichkeiten gestalten, die integrativ denken können", sagt Julia, „eben ein Ansatz, um Veränderungen vom Kleinen ins Große zu ermöglichen."

Ein weiteres Model ist das Ideenmanagement.[14] Die Beteiligten schlagen einem eigens dafür eingerichteten Management jederzeit Verbesserungsvorschläge vor. Diese werden dann geprüft und, wenn sie gut und sinnvoll sind, umgesetzt und von dem Ideengeber vergütet. Solch ein Werkzeug kann ein

---

12   Vgl. auch Walger, 2001, S. 21 f.
13   Nelson u.a., 2011.
14   Söffing, 2010.

Umdenken ermöglichen, aber nur, wenn nicht nur wirtschaftliche Interessen dabei im Vordergrund stehen, sondern die Erleichterung der Arbeit jedes Einzelnen. Es geht also nicht nur um Kostenreduktion durch Prozessoptimierung, sondern primär um die Entfaltung jedes einzelnen Mitarbeiters und dadurch um eine höhere Identifikation mit dem Krankenhaus.

Worum geht es eigentlich in einem Krankenhaus? Ist das Krankenhaus der Ort, an dem die Menschen lernen, wie sie sich anschließend in der Gesellschaft als gesundheitsbewusste Bürger verhalten? Julia dreht die Frage um und antwortet: „Das Krankenhaus ist die Gesellschaft – was wir jetzt im Krankenhaus tun, das tun wir in der Gesellschaft – jetzt und hier." Worum geht es denn? „Es geht darum, Selbstentwicklungspotenziale zu fördern und im Sinne von gemeinsamer Entscheidungsfindung zwischen Arzt und Patient die geeigneten therapeutischen Maßnahmen zu identifizieren. Es geht um Führung als Selbstführung im Sinne von Selbstgestaltung, Selbstverwaltung und Verantwortungsfähigkeit. Das ist die gemeinsame Lernaufgabe von Gesundheitsberufen, Patienten und Angehörigen, sonst bringen wir die Probleme täglich neu hervor. Aber durch mehr des Alten wird eben nichts besser, sondern alles schlechter."

Was ist denn der Unterschied zwischen einem Krankenhaus und einer Fabrik, wo Produkte produziert werden? „In einer Produkt-Organisation werden materielle Produkte produziert und von den Erzeugern, zum Beispiel Herstellern von Medizintechnik zu den Patienten gebracht. Das Produkt hat nichts mit dem Menschen zu tun, der es produziert hat. In Dienstleistungs-Organisationen geht es um einen Prozess, der am Patienten selbst stattfindet und in Zusammenarbeit mit dem Patienten vollzogen wird. Der Patient muss einwilligen in eine Operation und hat ein Recht, darüber aufgeklärt zu werden!"

Nun gibt es viele Dienstleistungs-Organisationen. Was ist beispielsweise der Unterschied zwischen einem herkömmlichen Dienstleister und einem Krankenhaus? „Der Unterschied ist, dass das Krankenhaus eine professionelle Dienstleistungs-Organisation ist. Hier arbeiten hochqualifizierte Experten zusammen, die einen professionellen Anspruch haben und sich in verschiedenen Fachgesellschaften organisieren. Das Krankenhaus ist also eine Experten-Organisation. Die Frage ist nur, wie diese zusammenarbeiten wollen. Denn wer schon Experte ist, will eher nichts mehr lernen. Andersherum betrachtet, hat jeder Experte eine enorme Motivation, sein Expertenwissen zu erweitern und fragt neugierig: Könnte nicht auch alles anders sein? Wie gelingt es uns eigentlich, erfolgreich zusammenzuarbeiten?"

Diese Fragen gewinnen besonders an Relevanz, wenn wir uns klar machen, dass der Gesundungsprozess nicht nur am Kunden verläuft, wie bei herkömmlichen Dienstleistungen, sondern sich häufig vor allem im Kunden vollzieht.[15] Wie prägt sich aber dieser Unterschied im Alltag aus? „Es ist häufig eine immaterielle Leistung gefordert. Wenn ich mit einem Patienten spreche, kommt es darauf an, ob ich die Einzigartigkeit seiner Situation erfassen kann. Dazu muss ich lernen, meine Arbeit relativ offen und persönlich zu gestalten. Und da sich der Kernprozess wesentlich im Patienten vollzieht, ist eine Berufsethik wichtig. Es kommt auf meine Ideenfähigkeit an, die wertgebunden und kreativ ist. Indem wir uns mit einem Berufscode identifizieren, müssen wir lernen, uns im Prozess selbst zu kontrollieren und nicht nur im Nachhinein in den Spiegel zu schauen und zu sagen: ja, mit dieser Leistung bin ich zufrieden."

Die Modernisierung des Krankenhauses bedarf also des schöpferischen Aktes der Akteure, die sich intelligent an der gemeinsamen Zukunft orientieren und so ein vernünftiges und damit menschengemäßes Krankenhaus gestalten.

6.3. Ein menschengemäßes Krankenhaus – das Beispiel Klinik Havelhöhe in Berlin

Nach unserem Gespräch mit Julia haben wir uns auch mit dem Oberarzt unterhalten. Nachdem wir ihm geschildert hatten, wie Julia über ihre Arbeit im Krankenhaus denkt, meinte er: „Ja, das klingt ja theoretisch gut, ist aber praktisch nicht umsetzbar!" Praktisch nicht umsetzbar? „Nein, keiner kann das!" Keiner kann was nicht? „Keiner will sich mit der Organisationsstruktur auseinandersetzen." Und was wäre, wenn doch?

Das „Geht nicht!" wollten wir so nicht im Raum stehen lassen. Schließlich geht es für uns um große Fragen: Warum ist das Gesundheitssystem so

---

[15] Glasl, 2013.

strukturiert, wie wir es wahrnehmen? Warum produzieren wir Resultate in der Krankenversorgung, wie zum Beispiel Stress und Burn-out auf Seiten der Gesundheitsberufler und eine unbefriedigende Versorgungsqualität (vgl. Kapitel 4 und 9) auf Seiten der Patienten, die eigentlich keiner will? Wie können wir als neue Akteure das Gesundheitssystem so begreifen, dass in ihm die Gesundheit der Menschen das entscheidende Moment ist? Die verschiedenen Blickwinkel, die unsere Arbeitsgruppe durch die unterschied-lichen Studiengänge und Kompetenzen (Studiengänge: Medizin, Wirtschaft, Philosophie, Politik sowie Ausbildungen: Krankenpflege, Sanitäter, Ret-tungsassistent) vereinte, ermöglichte es uns, die Problematik differenziert zu durchdenken und nach den „best practices" – also nach existierenden vorbildlichen Beispielen – zu suchen, die der Aussage „Geht nicht!" das Gegenteil beweisen würden.

Wir sind der festen Meinung, dass besonders der „Wirtschaftsbetrieb Krankenhaus" – so die Antwort eines Initiativträgers des Gemeinschafts-krankenhauses Havelhöhe auf die Frage, was Krankenhäuser heute verkör-pern – seine Existenzgrundlage aus dem Bedürfnis heraus beziehen muss, Patientinnen und Patienten nachhaltige Gesundheit im Rahmen der exis-tierenden Kenntnisse zu ermöglichen. Organisationen wie Krankenhäuser sind ebenso wie das Gesundheitssystem von Menschen geschaffen und ent-stammen in ihrer Grundidee den Leitgedanken des antiken griechischen Mediziners Hippokrates.

Durch großes Interesse an Organisationsentwicklung und der Prozess-orientierten Unternehmensführung fanden wir schließlich ein Berliner Kran-kenhaus, welches in sogenannten Verantwortungskreisen arbeitet. Auf diese Weise wird kontinuierlich die Organisationsstruktur hinterfragt, woraus krankenhausinterne Veränderungsprozesse angestoßen werden können. Wir haben uns gefragt, wie in starren und hierarchischen Strukturen, wie sie im Gesundheitssystem allerorts anzutreffen sind, Veränderungsprozesse in der Unternehmenskultur von einfachen Mitarbeitern angestoßen werden können. Nach unserem ersten Eindruck war das Gemeinschaftskranken-haus Havelhöhe am Berliner Stadtrand alsbald als Musterbeispiel für ein „menschengemachtes und menschengemäßes Krankenhaus" ausgemacht.

Um die Geschichte der Klinik, deren systematische Knotenpunkte sowie die Motivation der Initiativträger genauer kennenzulernen, fuhren einige von uns nach Havelhöhe. Die dort gesammelten Eindrücke haben uns ermutigt, Julias Oberarzt nochmals zu treffen, um ihm von der Initiativkraft, dem Gestaltungswillen und der Erfolgsgeschichte dieses Krankenhauses zu berichten. An dieser Stelle möchten wir von eben diesen Eindrücken erzählen und zeigen, wo die Hindernisse lagen und welche Prinzipien für ähnliche Prozesse in anderen Häusern handlungsleitend sein könnten. Das Gemeinschaftskrankenhaus Havelhöhe befindet sich in einem andauernden Wandlungsprozess, welcher durch die sogenannte Prozessorientierte Unternehmensführung beschrieben werden kann. Für Patienten und Mitarbeiter wird das Krankenhaus so zum Gesundheitshaus.

Der Wandel im Krankenhaus Havelhöhe mit 600 Mitarbeitern, an der süd-westlichen Stadtgrenze Berlins gelegen, ist seit 19 Jahren bahnbrechend und rüttelt an den Grundfesten der Krankenhausführung, wie sie in Deutschland als selbstverständlich angesehen wird. Havelhöhe zeigt, wie anders Krankenhausführung und Organisationstheorie gedacht werden können. Entscheidend dafür war von Anfang an die Prioritätensetzung der Initiativkräfte, den wirtschaftlichen Profit zum Wohle einer integrativen Medizin und ganzheitlichen Genesung der Patienten ein zu setzen. Aus dem Profit wird also der zusätzliche Aufwand des einzelnen Mitarbeiters für den zusätzlichen Patientennutzen finanziert und so das Wohle der Gesamtheit der Organisation, also des Gemeinschaftskrankenhauses Havelhöhe ermöglicht. Die ganzheitliche Behandlung des individuellen Menschen wird hier mit integrativen Methoden aus Schulmedizin, anthroposophischer Medizin und Kunsttherapie gestaltet, angepasst an die individuellen Bedürfnisse des einzelnen Patienten. Um diesem hohen Anspruch, einer in der heutigen Welt sehr reinen Form der medizinisch-professionellen Ethik, gerecht werden zu können, wurde der Entwicklungsprozess von Beginn an von einer Unternehmensberatung begleitet.

Das Haus wurde 1995 von einem gemeinnützigen Verein aus 800 Interessenvertretern von einem städtischen Krankenhaus übernommen. Alsbald wurde begonnen, die klassische Organisationsstruktur aufzuheben. Die pyramidenförmig aufgebaute Führungsstruktur, wie sie in vielen Unternehmen und Organisationen genutzt wird, wurde von Anfang an infrage gestellt. Man begann zweimal im Monat, im Rahmen einer internen Krankenhauskonferenz mit allen motivierten Mitarbeitern an dem Entwicklungsprozess des Hauses und damit an strukturellen Grundsatzentscheidungen zu arbeiten. Etwa 50 der 600 Mitarbeiter nahmen von Anfang an daran teil. Die Gemeinschaft begann sich langsam zu bilden. Das *Andere*, der Kernaspekt des Umdenkens, nahm also in der Kommunikationskultur seinen Anfang. So gab es in Havelhöhe von Beginn an keine Chefarztpositionen, sondern lediglich die Positionen der Leitenden Ärzte, die medizinisch die entsprechende Expertise vorweisen konnten und hier auch weisungsbefugt waren. In der Krankenhauskonferenz besaßen sie aber in wirtschaftlichen und strukturellen Fragen die gleiche Entscheidungskraft wie jeder andere engagierte Mitarbeiter. Die Konferenz hatte anfänglich keine Rechte und Pflichten. Die Mitglieder gaben sich aber dennoch eine eigene Satzung, welche den Rahmen für eine neue Form der organisationsinternen Kommunikation schaffte. So wurden zunächst alltägliche Angelegenheiten wie zum Beispiel die Parkplatzsituation auf dem Gelände besprochen.

In den folgenden Jahren stellte man in Havelhöhe fest, dass die interne Krankenhauskonferenz nicht zu Genüge das Gesamtinteresse des Hauses zu vertreten vermochte, weil sie die Krankenhausleitung nicht differenziert genug beraten konnte. Prozessorientiert, wie man sich bereits Ende der 1990er Jahre gab, begann man den nächsten Schritt des Prozesses zu initiieren und bildete neben einer internen auch noch eine externe Krankenhauskonferenz. So wurde es möglich, der Geschäftsführung zu den entsprechenden außenwirksamen und hausinternen Fragen durch die neu gesetzten Schwerpunkte hinreichend zur Hand zu gehen, da zeitlich und fachlich begrenzte Ressourcen nun effizienter genutzt werden konnten.

Mit diesem Organ des Zusammentreffens wurde ein Raum für Kommunikation geschaffen, in dem ein interdisziplinärer Dialog über die Individualinteressen der einzelnen Fachabteilungen möglich war. Dabei war die Regelmäßigkeit der Treffen für die Weiterentwicklung der gemeinsamen Ideen von substanzieller Wichtigkeit sowie für die gegenseitige Wahrnehmung der Teilnehmern des Initiativkreises. Sie ermöglichte eine gemeinsame Willensbildung in wirtschaftlichen und strukturellen Fragen. In dieser selbstorganisierten Institution entstand ein Ort des Lernens.

Allerdings gab es in Havelhöhe nach der Implementierung der beiden Organe dennoch den Eindruck, dass dies so noch nicht richtig wäre. Denn Rechte, Pflichten und Entscheidungskompetenzen lagen nach wie vor bei dem fünfköpfigen Gremium der Krankenhausleitung. Über die Art der Behandlung der Patienten, die Gesundheit der zu Gesundenden und die Gesundheit der Ganzheit der Organisation wurde nach wie vor in diesem Gremium entschieden und die Entscheidungen dort auch verantwortet. Die Beteiligten waren aber zufrieden, dass der angestrebte Wandel des Hauses begonnen hatte und damit ein grundlegender Wandel im Denken gelebt wurde.

Der nächste Schritt auf dem Weg zur Prozessorientierten Patientenbehandlung kristallisierte sich durch den Konsens in folgenden Punkten heraus:

- Die *Entscheidungsverantwortung* soll dezentral so nah wie möglich am Patienten verortet werden; dabei spielen die therapeutischen Teams stations-, funktions- und professionsübergreifend für die Patientenversorgung eine entscheidende Rolle.
- *Patientenorientierung* geschieht somit durch dezentrale Verantwortung und flache Hierarchien, Wertschätzung der Arbeit der anderen und einer gemeinsamen Entscheidungsfindung.
- *Transdisziplinäre Führungsstrukturen* bestehen aus Ärzten, Pflegenden und Therapeuten. Der Bedarf der einzelnen Abteilungen ist hier das wesentliche Orientierungsmoment.
- Ärzte müssen organisatorisch *teamorientierter entscheiden* lernen und medizinisch haben sie „top down" die Diagnostik- und Therapiehoheit.

Um diese Wandlungsschritte umsetzen zu können, war abermals ein Wandel in der Organisationsstruktur, insbesondere in der Kultur des „co-working" vonnöten. Dabei stellte sich die Entscheidungsverantwortung so nah wie möglich am Patienten, also dezentral zu verankern, als Schlüsselaspekt im Wandlungsprozess heraus. Hierdurch wurde die Initiativkraft der Ideenträger herausgefordert. Sie mussten eine professionelle Ethik Wirklichkeit werden lassen. Der Unterschied zur bisherigen Praxis bestand darin, dass sie von der Gesamtheit der Organisation ihre Entscheidungsverantwortung in größtmöglicher Freiheit und mit dem Patienten trugen. Dies wirkte sich direkt auf den Gesundungsprozess der Patienten aus. Aus dem Bestreben heraus, eine ganzheitliche Behandlung des individuellen Menschen umzusetzen und diesen auf dem Weg der nachhaltigen Gesundung zu unterstützen, entstand das Format von zehn sogenannten Verantwortungskreisen.

Diese zehn interprofessionell – von Ärzten, Therapeuten und Pflegenden – zusammengesetzten Arbeitskreise einer Fachabteilung mit organisatorischer Entscheidungskompetenz wurden als Organe gedacht, in denen organisatorische Entscheidungen gefällt werden, die dem Gesamtinteresse des Krankenhauses zugutekommen. So trugen die Verantwortungskreise zur Transformation des ganzen Hauses bei. Aus den Einzelinteressen der Fachabteilungen wurden Entscheidungen, die dort getroffen wurden, wo sie benötigt wurden, also möglichst nah am Patienten. Mitarbeiter, die direkt mit dem Patienten zusammenarbeiteten, konnten so dessen besonderen und individuellen Gesundungsprozess angemessen begleiten.

An diesem Punkt in der Entwicklung des Krankenhauses fand ein weiteres Mal eine entscheidende Wende in der Evolution der Struktur statt. Die Verantwortungskreise waren bis dahin interprofessionell gedacht gewesen. Dies führte dazu, dass die Einzelinteressen der verschiedenen Fachabteilungen (z.B. Kardiologie, Chirurgie, Innere etc.) in den Entscheidungsorganen der Verantwortungskreise deutlich zum Vorschein kamen und auch umgesetzt werden sollten. Während der interprofessionelle Dialog also stattfand, konnte der interdisziplinäre Dialog nicht erfüllt werden. So war etwa der Kauf eines neuen Röntgengerätes für die Radiologie zwar von entscheidender Bedeutung für deren Entwicklung, aber nicht zwingend Teil der Lösung für ein schwerer wiegendes Problem in einer anderen Fachabteilung des Hauses.

Um den nötigen interdisziplinären Dialog der Abteilungen zu gewährleisten, wurde die Entscheidungsstruktur dahingehend abermals weiterentwickelt, als dass die Verantwortungskreise von 10 auf 7 reduziert wurden, welche wiederum interdisziplinär (also Kardiologie, Chirurgie, allgemeine Innere etc.) und interprofessionell (also Ärzte, Therapeuten und Pflegende) neu zusammengesetzt und vermischt wurden. Mit der Fähigkeit der interprofessionellen Organisation lernte die Organisation nun auch interdisziplinär zu organisieren.

Mit diesem Entwicklungsschritt konstituierte man eine weitere, reflektierende und beratende Ebene der Entscheidungsfindung: die drei Meso-Verantwortungskreise. Deren Aufgaben bestanden in der Vernetzung von Krankenhausleitung und Verantwortungskreisen sowie in der Reflexion von Entscheidungen im Sinne der Havelhöher Gesamtphilosophie.

Die Kernpunkte des Wandels zeichnen sich aus durch

- interdisziplinäres und interprofessionelles Arbeiten (Pflegende, Ärzte sowie Therapeuten aus verschiedenen Abteilungen);
- das Dasein als Lerngemeinschaften;
- aktive Akteure, die in Managementfortbildungen der Unternehmensberatung geschult wurden;
- eine nachvollziehbare Umsetzung der Entscheidungen, sodass für diese ein Verständnis und eine Identifikation entwickelt werden konnte;
- eine Auswahl der Mitarbeiter für diese Verantwortungskreis-Tätigkeit im Sinne der *Fähigkeiten*; in einem gemeinsamen Urteilsfindungsprozess werden die Kompetenzen der Einzelnen untereinander bewertet;
- ein Gespräch pro Jahr mit jedem Mitarbeiter, sodass die persönliche Entwicklung reflektiert werden kann;
- eine Mitarbeiterzeitung, welche die verbale Kommunikation von Mund zu Mund durch eine schriftliche Kommunikation der wichtigen Ergebnisse unterstützt und für alle Mitarbeiter erhältlich ist;
- einen Betriebsrat, der aus Eigenmotivation an der Organisation mitarbeitet und nicht a n Machtpolitik interessiert ist; er betrachtet Mitarbeiter nicht als Instrumente, welche in einem *Kampf* gegen die Krankenhausleitung eingesetzt werden sollen.

Weil der Begriff der prozessorientierten Unternehmensführung neben der Absicht, die organisationstheoretische Entscheidungsfindung möglichst nah am Patienten zu fällen, eben auch die sich fortlaufend entwickelnde Organisation beinhaltet, befindet sich das Gemeinschaftskrankenhaus Havelhöhe heute zwar an dem zuletzt genannten Punkt der Entwicklung, kann aber schon große, empirisch messbare Erfolge der Prozessorientierung verzeichnen.

So ist unter anderem die Fluktuation unter den Mitarbeitern eher gering, da ihre Zufriedenheit durch die Möglichkeit zur Selbstverwirklichung im *großen* Kontext gestiegen ist. Der Rückzug der Geschäftsführung aus den Entscheidungen auf Station ist erkennbar durch eine höhere Selbstverpflichtung und Verantwortung bei den Mitarbeitern. Außerdem ist der ökonomische Nutzen gesteigert worden, da problemorientierte Ressourcenverteilung möglich wurde.

Der Erfolg der gemeinsamen Arbeit im Gemeinschaftskrankenhaus Havelhöhe wurde durch Auszeichnungen bestätigt. So wurde das Haus in einer Patientenzufriedenheitsumfrage der Techniker Krankenkasse 2008 zum besten Krankenhaus gewählt und 2011 mit dem KTQ-Preis für Transparenz und Qualität im Gesundheitswesen ausgezeichnet.

Literatur

Antonovsky, Aaron (1997). Salutogenese. Zur Entmystifizierung der Gesundheit. Tübingen: dgvt.

Aristoteles (1985). Nikomachische Ethik, Buch VIII, Hamburg: Felix Meiner.

Glasl, Friedrich ; Lievegoed, Bernard (1993). Dynamische Unternehmensentwicklung. Stuttgart: Freies Geistesleben.

Glasl, Friedrich (2013). Change Management in Bildungsorganisationen. http://www.phooe.at/gesamtueberblick/timer/news-detail/article/von-den-besten-lernen-change-management.html, Zugriff am 30.10.2015.

Mann, Rudolf (1988). Das ganzheitliche Unternehmen. Bern/München: Scherz.

Nelson, Eugene C.; Batalden, Paul B.; Godfrey, Marjorie M. u.a. (2011). Value by Design: Developing Clinical Microsystems to Achieve Organizational Excellence. San Francisco: Jossey-Bass.

Scharmer, Claus Otto (2013). Theorie U – Von der Zukunft her führen. Heidelberg: Carl-Auer.

Schmidt, Christian; Möller, Johannes; Windeck, Peter (2013). Arbeitsplatz Krankenhaus: Vier Generationen unter einem Dach. *Deutsches Ärzteblatt*. 110 (19): A-928 / B-808 / C-804.

Söffing, Renate (2010). Kiss your ideas! Ideen erfolgreich managen. Offenbach: Gabal.

Walger, Gerd; Schencking, Franz (2001). Wissensmanagement, das Wissen schafft. In: Schreyögg, Georg (Hrsg.). Wissen in Unternehmen. Konzepte, Maßnahmen, Methoden, Berlin: Erich Schmidt.

Werner, Götz. W. (2006). Führung für Mündige. Karlsruhe: Universitätsverlag.

Moritz Völker

7. Streifzug durch das Gesundheitssystem

These:
Unsere Gesellschaft wie auch unser Gesundheitssystem beruhen auf gegenseitiger Unterstützung. Wir treten daher für ein soziales und solidarisches Gesundheitssystem und auch für eine solche Gesellschaft ein. Es gilt, gemeinsam zukünftige Herausforderungen zu bewältigen.

In der Regel weiß man als Patient nicht so genau, wie viel eine Behandlung im Krankenhaus oder beim Hausarzt kostet. Oder haben Sie schon einmal eine Rechnung erhalten? Vielleicht für ein Privatrezept oder eine IGeL-Leistung, aber sonst? Normalerweise legen Sie wahrscheinlich einfach Ihre Gesundheitskarte vor und damit ist das Finanzielle für Sie geregelt. Mit der eigentlichen Abrechnung haben Sie nichts mehr zu tun. Dieses Verfahren wird auch als Sachleistungsprinzip bezeichnet.

In Deutschland sind 86 Prozent der Erwerbstätigen bei den gesetzlichen Krankenkassen versichert.[1] Das bedeutet, dass nur eine oder einer von zehn Bürgern nach einem Arztbesuch auch eine Rechnung erhält. Auf dieser ist einzusehen, wie viel die jeweilige medizinische Behandlung gekostet hat. Das soll nicht als Vorwurf an gesetzlich Versicherte verstanden werden. Unser Gesundheitssystem basiert glücklicherweise auf dem Solidarprinzip. Das bedeutet, dass jeder nach seiner Leistungsfähigkeit zahlt, die Leistungen jedoch nach seiner Bedürftigkeit erhält. Der folgende Satz ist sicherlich nicht allumfassend korrekt, aber im Prinzip gilt: Die Gemeinschaft kommt für die Kosten des Einzelnen auf. Das ist auch gut so, denn eine kleine Operation nach einem Radsturz oder die Therapie bei einer chronischen Erkrankung wie der Zuckerkrankheit Diabetes wären sonst wohl kaum von einem einzelnen

---

[1]   Vgl. Statistisches Bundesamt, Mikrozensus, 2011.

Patienten zu schultern. Aber es bedeutet auch, dass der Großteil der Bevölkerung keine Vorstellung hat, wie viel einzelne Leistungen eigentlich kosten. Dieses fehlende Bewusstsein ist an mancher Stelle durchaus bedenklich. Das Sachleistungsprinzip ist daher des Öfteren Gegenstand von Diskussionen. Sieht man keine Rechnung, resultiert daraus ein fehlendes Kostengefühl und leider auch ein manchmal überzogenes Inanspruchnahmeverhalten der Patienten. In unserer Gesellschaft sind Leistungen, die offensichtlich nichts kosten, vom Gefühl her für viele auch weniger wert und somit automatisch selbstverständlich. Wenn auch nicht selbstverständlich, so sollte das Gut Gesundheit auch für jeden zugänglich sein. Trotzdem führt gerade diese Einstellung nicht selten zu Konfliktsituationen zwischen Arzt bzw. den im Gesundheitssystem Tätigen und Patient.

Damit es hier zu keinen Missverständnissen kommt: Gesundheit soll und muss für alle zugänglich sein und niemand sollte sich über die Kosten von Behandlungen Sorgen machen müssen. Das steht für uns nicht zur Debatte. Trotzdem ist es so, dass in keiner anderen Branche beim Verbraucher ein so unausgeprägtes Kostengefühl vorhanden ist wie in der Medizinbranche. Da geht es Ihnen vermutlich nicht anders als uns. Bei einem Kleidungsstück oder einem Kilo Äpfel hat man in der Regel zumindest eine vage Vorstellung davon, wie viel einen das Produkt kosten wird. Bei der Dienstleistung eines Handwerkers oder Mechanikers wird das Kostengefühl bereits ein wenig schwammiger, aber zumindest bekommt man nach Abschluss der Arbeit eine detaillierte Aufschlüsselung über den Aufwand und jeweilig entstandene Kosten. In der Medizin fehlt diese Art des „Feedbacks" fast vollständig. Oder haben Sie eine Vorstellung von den Kosten einer Hüftprothesenoperation?

Resultat dieser Intransparenz und der häufig ebenso intransparenten Debatten ist eine wachsende Skepsis der Bevölkerung im Hinblick auf die zukünftige Leistungsfähigkeit des Gesundheitssystems und damit einhergehend eine Distanzierung vom Gesundheitssystem selbst. So konnten im Jahr 2002 in einer Umfrage des Wissenschaftlichen Instituts der AOK (WIdO) 18 Prozent der Aussage „voll und ganz" zustimmen: „Das deutsche Gesundheitswesen bietet eine hochwertige Versorgung."[2] Im Jahr 1999 waren es bei

2 Zok, 2003.

einer fast gleich lautenden Umfrage noch 33 Prozent gewesen.[3] Man kann die Ergebnisse als Stimmungsbilder hinnehmen oder sogar mit steigenden Erwartungen an das Gesundheitswesen begründen. Sicherlich waren auch die Studiendesigns sowie Befragte und Fragebögen nicht identisch. Dennoch sollten die Zahlen zumindest aufhorchen lassen. In der kurzen Zeit von drei Jahren ist das Gesamtsystem sicherlich nicht schlechter geworden, sondern vermutlich mindestens gleichbleibend gut geblieben. Aber die Stimmung innerhalb der Bevölkerung hat sich verschlechtert. Woran kann das liegen?

Wir glauben, dass Unwissenheit oftmals zu Unverständnis und schließlich auch zu Unzufriedenheit führen kann. Aber woher kommt diese Intransparenz und wie kann man sie bekämpfen, also Licht ins Dunkel bringen? In wohl keinem anderen Gesellschaftskonstrukt treffen so viele verschiedene Berufe mit je eigenen Interessen, so viele Institutionen mit unterschiedlichen Aufgaben, wirtschaftlichen und ethischen Ansprüchen, rechtlichen Vorgaben und vielem mehr aufeinander wie im Gesundheitswesen. Dass an dieser Stelle, an der sich selbst Experten die Zähne ausbeißen, viele Bürger den Anschluss verloren haben, ist nicht verwunderlich. Jedoch ist Wissen gerade über diesen zentralen Sektor in unserer Gesellschaft essenziell, um der politischen Debatte folgen und auch darin enthaltene populistische Ideen aufdecken zu können.

Daher wollen wir auf den folgenden Seiten versuchen, das Gesundheitswesen für Sie zu beleuchten und Ihnen ein Gefühl für das System und – damit Hand in Hand gehend – auch den Geldfluss und die verschiedenen Anreizsysteme mit ihren weitreichenden Folgen in diesem System zu vermitteln. Zum besseren Verständnis unserer Darstellung wird es manches Mal notwendig sein, die Realität ein wenig zu vereinfachen und Sachverhalte überspitzt darzustellen. Und auch wenn in diesem Kapitel die ökonomische Betrachtung in den Vordergrund rückt, sind uns die Patienten und das medizinische Personal selbstverständlich nicht weniger wichtig als in den vorangegangenen Kapiteln.

Unser Fokus und unsere Perspektive sollen hier aber andere sein, nämlich der große wirtschaftliche Aspekt hinter dem weißen Kittel und der Rettungswagenfahrt. Unser Ziel wird es sein, die Funktionsweise des Ge-

---

[3] Wasem, 1999.

sundheitswesens an sich zu beleuchten und das vorhandene System sowohl auf mögliche Schwächen als auch auf seine nicht infrage stehenden Stärken hin zu untersuchen. Unser Leitmotiv dabei: Was können wir aus den vorhandenen Strukturen lernen und wie könnte ein mögliches Zukunftskonzept des Gesundheitssystems, wie wir es uns heute vorstellen können, aussehen? Eine Antwort auf diese Fragen ist nicht ganz einfach. In einem solch komplexen Konstrukt wie unserem Gesundheitssystem gibt es viele Stellschrauben, an denen gedreht werden kann und an denen auch permanent gedreht wird. Wer hier vorgibt, die Ideallösung gefunden zu haben, lebt entweder an der Realität vorbei oder betreibt schlichte Meinungsmache. Wenn viele gegensätzliche Positionen aufeinander treffen, ist der Kompromiss oft die Ideallösung. Machen wir uns also nun Gedanken, ob es bessere gibt!

Im Übrigen: Eine mögliche Lösung für unsere oben aufgeführten Probleme als Resultat des Sachleistungsprinzips könnte die Umstellung Ihres Status bei der Gesetzlichen Krankenversicherung (GKV) auf die Kostenerstattung sein. Als GKV-Versicherte oder GKV-Versicherter haben Sie seit 2004 die Möglichkeit, auf dieses Konstrukt umzusteigen und nach einem Arztbesuch eine Patientenquittung zu erhalten. Aber Vorsicht: Der Arzt wird Sie dann wie einen Privatpatienten behandeln und Ihnen für seine Leistungen eine Rechnung zukommen lassen, die er nach der allgemeinen Gebührenordnung für Ärzte (GOÄ) erstellt. Sie müssen für diese dann in Vorleistung treten und erhalten die Kosten der Behandlung von Ihrer Krankenkasse erstattet. Vermutlich werden Sie aber nicht den kompletten Betrag zurückerlangen. Denn die GOÄ wird anders berechnet als die sonstigen Leistungen für GKV-Patienten, die sich nach dem sogenannten Einheitlichen Bewertungsmaßstab richten (EBM). Dazu später mehr.

Von der Beschaffung und Verteilung des Geldes

Wir fragen uns schon heute, woher das Geld für das System und damit schließlich für unser aller Gesundheit kommen soll. Diese Frage wird in naher Zukunft mit absoluter Sicherheit immer häufiger gestellt werden und weiter an Bedeutung gewinnen. Daher muss sie uns heute dringendst beschäftigen. Es gilt, ein böses Erwachen mit leeren Kassen und den für dieses System daraus resultierenden Folgen zu vermeiden. Damit sprechen wir kein

Geheimnis aus, das Problem ist bereits vielen bewusst und in der täglichen politischen Debatte auch kaum zu umgehen.

Wir müssen uns als Gesellschaft auf eine offene Diskussion einlassen und uns fragen, wie viel uns ein gutes Gesundheitssystem eigentlich wert ist. Dabei darf aber keine nackte Zahl das Ziel unserer Überlegungen sein, da – wie wir schon festgehalten haben – ja kaum eine Möglichkeit besteht, alle Kosten real einzuschätzen, sondern es sollten am Ende eine Idee und eine Vorstellung herauskommen, wie weit die Solidarität gehen kann und vor allem ob unsere Ressourcen auch bestmöglich verwendet werden. Jeder muss sich dabei selbst überlegen, wie viel er bereit ist, für seine Gesundheit zu zahlen. An dieser Stelle: Vorsicht! Bitte nicht vorschnell antworten, denn soviel ist sicher. Unsere Antwort wird in Krankheit anders ausfallen als in Gesundheit, und auch im Alter wird sicherlich jeder diese Frage anders bewerten als in seiner Jugend.

In der politischen Debatte wird häufig nach neuen Einnahmequellen gesucht bzw. wird versucht, Ausgaben durch Selbstbeteiligung der Patienten zu reduzieren. Aufgrund der Bevölkerungsentwicklung, wie sie stattfindet, und der Ausgabenentwicklung, wie wir sie gleich aufzeigen werden, glauben wir jedoch, dass zur Finanzierung unseres Gesundheitssystems in Zukunft die Frage der Mittelallokation, also der Verteilung des Geldes innerhalb des Systems, neben der Frage der Mittelakquirierung, also der Beschaffung neuen Geldes, an Bedeutung gewinnen wird und auch muss. Die Frage darf nicht lauten: „Woher bekommt das System neues Geld?", sondern vielmehr: „Wie können wir die vorhandenen Ressourcen besser nutzen?" – zum Beispiel durch eine effizientere und intelligentere Verteilung der Ressourcen im System.

Solidarität – eine Frage der Perspektive

Jeder, den man fragt, hat eigene, vielleicht sogar ganz konkrete Ideen, wo genau das Geld eingespart werden müsste. Denn jeder hat schon Erfahrungen im Gesundheitssystem gemacht. Es fallen dann Stichworte wie: „zu viele unnötige Operationen", „zu viele unnötige Röntgenaufnahmen oder Computertomografien" oder gleich „zu viele Arztbesuche insgesamt" – natürlich mit Ausnahme der Abklärung der eigenen Knieschmerzen im vergangenen

Jahr mithilfe einer Magnetresonanztomografie und anschließender Physiotherapie. Die waren definitiv notwendig.

Wir wollen uns keinesfalls lustig machen über die Inanspruchnahme von Gesundheitsleistungen, sondern vielmehr die Subjektivität des eigenen Standpunktes verdeutlichen. Wer noch nie Medikamente gebraucht hat, wird deren Finanzierung durch die Gemeinschaft hinterfragen wollen. Wer noch nie Physiotherapie in Anspruch nehmen musste, wird sich denken, dass man die „Übungen" doch auch gut allein in den eigenen vier Wänden durchführen kann. Wer nicht raucht, wird sich an den gesundheitlichen Folgekosten des Rauchens kaum beteiligen wollen, und wer nicht übergewichtig ist, wird auch bei daraus resultierenden Kreislauferkrankungen eher eine Eigenverantwortung einfordern. Wenn man jedoch selbst beim Fußball umknickt, beim Klettern ins Leere greift oder vom Fahrrad stürzt, dann soll sich die Gemeinschaft selbstverständlich an den Kosten für die notwendigen Behandlungen beteiligen. So funktioniert Solidarität sicherlich nicht. Wir könnten außerdem auch gegenteilige Beispiele ins Feld führen und sogar behaupten, dass vielleicht zu wenig Leistungen in Anspruch genommen werden. Sind Sie jetzt schockiert?

Die Frage ist, welche Leistungen wann notwendig sind und mit welcher Intention sie durchgeführt werden. Oftmals ist die frühe Entdeckung einer Krankheit für Patient und System besser als eine späte Diagnose. Aber wir wollen jetzt nicht im Einzelnen die Frage klären, was wann sinnvoll ist, denn dafür gibt es Profis, vom Beruf her Ärzte, die Ihnen dann kompetent zur Seite stehen. Wir wollen lediglich zum Ausdruck bringen, dass sich die Frage nach dem Einsparpotenzial im Gesundheitssystem wohl weit komplexer gestaltet, als vielen bewusst ist.

Daher wollen wir dieses Kapitel mit dem wohl für die Gemüter – zumindest derer, welche die Dienstleistungen des Gesundheitssystems nicht bewusst in Anspruch nehmen – aufreibendsten Thema beginnen, nämlich mit den Aspekten der Finanzierung. Daran wollen wir mit Ihnen gemeinsam erkunden, warum das System so funktioniert, wie es funktioniert. Auch wenn Finanzen einen oftmals eher faden Beigeschmack haben mögen, es wäre schwierig, das System zu erklären und dabei die Finanzierung auszuklammern, denn darum geht es schließlich in diesem enormen Wirtschaftsapparat Gesundheitswesen. Es wäre so, als wollte man jemandem das Fußballspielen verständlich machen, ohne den Ball zu erwähnen. Eine schwierige Aufgabe, mit dem Ergebnis, dass das Gegenüber vermutlich nicht verstehen würde, worum es tatsächlich geht.

Denn genau um diesen einen zentralen Punkt dreht es sich auch in unserem Gesundheitssystem immer häufiger. Das Geld tritt vermehrt in den Vordergrund und gefährdet gar die grundlegenden Eckpfeiler unseres Gesundheitssystems. Aspekte wie Menschlichkeit, Qualität und Fürsorge könnten durch voranschreitenden Effizienzwahn ins Hintertreffen geraten. Trotzdem werden wir diesen Aspekt nun bewusst ins Zentrum unserer Betrachtungen stellen.

7.1. Die Gesetzliche Krankenversicherung

Wie stehen Sie eigentlich zum letzten großen GKV-Modernisierungsgesetz? Sind Sie eher ein Verfechter von Kopfprämien oder bevorzugen Sie die Bürgerversicherung? Alles große Unbekannte für Sie? Dann geht es Ihnen ähnlich wie vielen anderen Bürgern in Deutschland. Vieles im Gesundheitssystem wurde und wird einfach hingenommen, da der Aufwand des Hinterfragens den Nutzen nicht wert erscheint. Doch glücklicherweise ändert sich zunehmend etwas und die Menschen fangen an, zu hinterfragen und zu vergleichen. Wir wollen Ihnen nun die Grundlagen der GKV erklären, die immerhin 70 Millionen Menschen[4] mit Gesundheitsleistungen versorgt und jährlich Ausgaben von etwa 200 Milliarden Euro[5] hat. Damit deckt die GKV den Löwenanteil der gesundheitlichen Gesamtausgaben in Deutschland ab. Insgesamt belaufen sich diese mittlerweile auf über 300 Milliarden Euro jährlich, sie haben sich in gut 20 Jahren fast verdoppelt[6]. Der Anteil der Gesundheitsausgaben am Bruttoinlandsprodukt ist in der gleichen Zeit von 9,6 auf 11,3 Prozent gestiegen und die Ausgaben je Einwohner von 1.970 auf 3.590 Euro im Jahr[7].

[4] Vgl. dbb beamtenbund, Statistisches Bundesamt, tarifunion und Zahlenbericht der PKV 2012, Amtliche Statistik KM 1, 2012.
[5] Vgl. Bundesministerium für Gesundheit, Pressemitteilung Nr. 75, 2013.
[6] Vgl. Gesundheitsberichterstattung des Bundes, Gesundheitsausgaben in Deutschland (in Millionen €), 2014.
[7] Vgl. Gesundheitsberichterstattung des Bundes, Gesundheitsausgaben in Deutschland als Anteil am BIP und in Mio. €, 2014.

Sofern auch Sie Mitglied der GKV sind und monatlich für Ihre Krankenversicherung ein gewisser Geldbetrag von Ihrem Konto oder direkt vom Gehalt abgeht, handelt es sich dabei auch um Ihr Geld. Im Schnitt geben Sie als GKV-Versicherte oder Versicherter also ca. 3.600 Euro jährlich für Gesundheit aus[8]. Trifft das auf Sie zu? Da die Gesundheitsausgaben so rasant steigen, ist seither auch eine stetige Steigerung der Krankenkassenbeiträge die logische Konsequenz. Von 1998 bis 2014 stiegen sie von 13,6 auf 15,5 Prozent des Bruttolohnes an[9].

Natürlich muss Geld, das ausgegeben wird, auch irgendwo wieder eingenommen werden, das wird schon den Kindern in der Schule vermittelt. Fast turnusmäßige Erhöhungen der Krankenkassenbeiträge im Zuge neuer großer Gesundheitsreformen sind deshalb gelebte Normalität geworden. Wir wollen Ihnen kurz darlegen, was hinter den Beiträgen und deren Berechnung steckt.

Das Solidarprinzip – konsequent umgesetzt?

Während wir bei der Renten- oder Arbeitslosenversicherung vom Äquivalenzprinzip sprechen, bei dem Ihre späteren Leistungen im Wesentlichen von Ihren eingezahlten Beiträgen abhängen, gilt dies bei der Krankenversicherung nicht. Hier greift das Solidarprinzip. Das bedeutet, dass Ihr Beitrag auf Grundlage Ihrer wirtschaftlichen Leistungsfähigkeit – also Ihres Einkommens – berechnet wird. Wer mehr verdient, dem wird auch ein höherer Anteil an der Finanzierung des Systems zugemutet.

Mit Ihrem Beitrag erwerben Sie quasi das Recht, Leistungen in Anspruch zu nehmen, der Leistungskatalog der GKV steht Ihnen nahezu uneingeschränkt zur Verfügung. Wichtig an dieser Stelle: Die Inanspruchnahme von Leistungen wird Ihnen zur Zeit noch an keiner Stelle negativ, im Sinne von höheren Beiträgen, berechnet. Das steht im Gegensatz zu unserem sonstigen Verständnis von Versicherungen, wo eine Inanspruchnahme häufig eine höhere Einstufung zur Folge hat. Als Beispiel könnte man die Kfz-Versicherung nennen. Nehmen Sie diese in Anspruch, weil Sie beim Einparken ein anderes

---

[8]   Vgl. Bundesministerium für Gesundheit, Daten des Gesundheitswesens, 2013, S. 157.
[9]   Vgl. Amtliche Statistik KM 1, 2014.

Auto touchiert haben, wird die Versicherung darauf womöglich mit einer Heraufstufung und somit höheren Beiträgen reagieren. Eine „Erziehungsmethode", die unter Umständen sogar ihre Berechtigung hat, jedoch kaum für unser Gesundheitssystem anwendbar ist.

. Ihre Beiträge zur Krankenversicherung setzen sich aus einem Arbeitgeber- und einem Arbeitnehmeranteil zusammen. Diese unterliegen einer häufigen Anpassung und lagen bis 2015 bei 15,5 Prozent des Bruttolohnes, wovon 7,3 Prozent vom Arbeitgeber und 8,2 Prozent vom Arbeitnehmer gezahlt wurden[10] Seit 1. Januar 2015 ist der allgemeine Beitragssatz der gesetzlichen Krankenkassen bei 14,6 Prozent festgeschrieben, woran sich Arbeitgeber und Arbeitnehmer je zur Hälfte beteiligen. Zukünftige Finanzierungslücken sollen – Stand heute – allein vom Arbeitnehmer in Form von Zusatzbeiträgen getragen werden.

Auch die Solidarität im System der GKV ist „gedeckelt", da es eine sogenannte Beitragsbemessungsgrenze gibt. Seit 1. Januar 2015 liegt sie bei 4.125 Euro (49.500 Euro im Jahr). Verdienen Sie also mindestens 4.125 Euro brutto im Monat, wird der Krankenkassenbeitrag bei 602,25 Euro festgeschrieben. Das heißt, auch wer 7.000 Euro brutto im Monat verdient, bezahlt „nur" diese 602,25 Euro. Dieses Konstrukt mag man kritisieren, weil es die Solidarität untergräbt, jedoch ist auch dieser Sachverhalt nicht so einfach, wie er scheint. Denn unser Kassensystem ist zweigegliedert.

Neben den gesetzlichen Krankenkassen gibt es auch die private Krankenversicherung (PKV) – eine historische Entwicklung. In die PKV darf man als Arbeitnehmer erst ab einem bestimmten Bruttoeinkommen (Versicherungspflichtgrenze) eintreten, das im Jahr 2015 bei 54.900 Euro, also leicht über der Beitragsbemessungsgrenze lag.[11] Alternativ kann man als selbstständig Tätiger freiwillig in die PKV eintreten. Würde man die Beitragsbemessungsgrenze nun abschaffen, würden vermutlich viele bisher noch gesetzlich Versicherte in die PKV wechseln und dem System der GKV damit viele Beitragszahler verloren gehen. Viele Bürger entscheiden sich trotz der Möglichkeit ganz bewusst gegen die PKV und bleiben als sogenannte freiwillig Versicherte in der GKV. Gründe hierfür können rein ökonomischer Natur

---

[10] Vgl. Techniker Krankenkasse, 01.02.2011.
[11] Vgl. Bundesregierung, Neue Bemessungsgrenzen für 2015, 28.11.2014.

sein, weil man bei der Begleichung von Arztrechnungen nicht in Vorkasse treten will bzw. Sorge hat, nicht alle Kosten erstattet zu bekommen, oder weil in der GKV eine kostenfreie Mitversicherung von Kindern möglich ist. Vor allem wird es jedoch über 55 Jahren richtig schwierig – nur unter ganz bestimmten Bedingungen – wieder in die GKV zurückzukehren, ist man einmal in der PKV und entzieht sich somit dem Solidarprinzip. Dem Missbrauch soll somit nicht Tür und Tor geöffnet werden, indem man in jungen, gesunden Jahren bei gutem Gehalt sich der Solidargemeinschaft entzieht, um in späteren Jahren bei eventueller Krankheit und somit hohen Kosten in der PKV in die Solidargemeinschaft zurückzukehren.

Bleiben wir aber bei der GKV. Da bei der Versicherung das Solidarprinzip greift, kann sie nur funktionieren, wenn es genügend Nettozahler gibt, das heißt Zahler, die mehr einzahlen, als sie in Anspruch nehmen. Insofern sollte niemand auf die Idee kommen, tatsächlich ausrechnen zu wollen, wie viel sie oder er jährlich einzahlt, um dann zu versuchen, mindestens diesen Betrag auszuschöpfen. Das System der GKV braucht mehr Einzahler als Verbraucher, da es nach dem Umlageverfahren funktioniert. Es zahlen also solidarisch Gesunde für Kranke, Junge für Alte und alle für Kinder. Nur so kann dieses System funktionieren.

Spätestens die demografische Entwicklung bringt dieses Konstrukt aber an seine Kapazitätsgrenzen. Szenarien sagen für das Jahr 2060 Gesundheitsausgaben von 468 Milliarden Euro bei nur noch 40 Millionen Beitragszahlern voraus. Im Vergleich dazu gibt es heute ca. 51 Millionen Beitragszahler, die zusammen ca. 200 Milliarden Euro aufbringen müssen.[12] Nach dem für 2060 berechneten Szenario müssten also rund 20 Prozent weniger Menschen mehr als die doppelten Ausgaben stemmen.

So unsicher Vorhersagen auch sein mögen, so offensichtlich wäre das Resultat: Für die heute Jüngeren würde es sehr, sehr schwierig werden, die zunehmend alternde Bevölkerung mit zu finanzieren. Ebenso schwierig wäre es, ihnen, diesen späteren Beitragszahlern, zu vermitteln, dass diese Solidarität gerecht ist, und ihnen zu versichern, dass sie auch ihnen selbst garantiert widerfahren wird. Sprüche äußern wie Norbert Blüm noch 1986: „Denn eins ist sicher: die Rente.", wird bereits heute kein Politiker mehr,

---

[12] Beske, 2012.

der noch eine mittelfristige Karriere in dieser Branche plant. Zu ungewiss ist die Zukunft. Alternativen zu einem solidarischen Gesundheitssystem sind jedoch düster und könnten in einer privaten Finanzierung liegen, in welcher der Solidargedanke begraben werden muss.

Die federführende Politik von heute muss sich darüber im Klaren sein, dass das gegenwärtige Finanzierungsmodell nur funktionsfähig ist unter der Prämisse, dass die meisten der Beitragszahler kaum Ausgaben beanspruchen. Fast die Hälfte der Kosten wird von den über 65-Jährigen verursacht,[13] die zurzeit ca. 20 Prozent der Gesamtbevölkerung stellen. Wir sehen nicht, dass von diesem Modell, das höchstens mittelfristig gedacht ist, heute abgerückt wird. Aber eine private Finanzierung wird in der Gesellschaft niemals alle versichern können. Lediglich die Gutverdiener würden wohl in der Lage sein, diese in Anspruch zu nehmen. Wir dürfen uns also auf keinen Fall vom Solidargedanken verabschieden. Das ist eine unserer zentralen Forderungen. Aber wir müssen uns zwingend über andere, notwendige Veränderungen Gedanken machen.

Zunächst jedoch noch einmal zurück zu Ihren Beiträgen: Nachdem diese bei Ihnen vom Bruttolohn abgezogen worden sind, fließen sie zunächst in den sogenannten Gesundheitsfonds, werden sodann an die Krankenkassen verteilt und von diesen verwaltet. Wichtig zu wissen ist, dass es sich bei diesen um keine staatlichen Organisationen handelt. Das ist essenziell. Die gesetzlichen Krankenkassen werden kaum durch staatliche Zuschüsse gestützt, im Jahr 2014 erhielten sie lediglich rund 11,5 Milliarden Euro, das entspricht ca. sechs Prozent der Gesamtausgaben.[14] Diese geringen staatlichen Zuschüsse sind insofern gerechtfertigt, als sie vor allem die Versorgung der Kinder sicherstellen sollen (Schutzimpfungen, vorgeschriebene Untersuchungen etc.).

Bei den Krankenkassen handelt es sich also um keine staatlichen Organisationen und auch nicht um Wohlfahrtsorganisationen. Sie finanzieren sich vor allem aus den Beiträgen ihrer Mitglieder und wickeln die spätere Finanzierung von Leistungen für sie ab: angefangen beim Arztbesuch, über den Kauf von Medikamenten in der Apotheke bis zur Krankengymnastik

---

[13]   Nöthen, 2011.
[14]   Vgl. Bundesministerium für Gesundheit, Finanzierungsgrundlagen, 2014.

im Anschluss an eine Krankenhausbehandlung oder den Kauf eines Rollators oder auch von Unterarmgehstützen. Mit dem Geld, das heute von den Beitragszahlern eingezahlt wird, werden die Rechnungen von Mitgliedern beglichen. Mit seinem Beitrag erwirbt man aber nicht automatisch ein „Anrecht" auf eine spätere Gleichbehandlung wie die heutigen Mitglieder. Im Alter muss man auf die Solidarität der Jüngeren hoffen, und es kann nur bezahlt werden, was auch finanzierbar ist. Dies ist auch nicht in allen Ländern gleich. Bei manchen unserer europäischen Nachbarn werden die Gesundheitssysteme ausschließlich durch Steuern finanziert, was aber andere, ganz eigene Probleme mit sich bringt.

In Deutschland besteht außerdem eine Pflicht zur Krankenversicherung. Nur wer über der Versicherungspflichtgrenze liegt oder selbstständig tätig ist, kann zwischen GKV und PKV wählen. Die Pflicht ist damit gerechtfertigt, dass bestimmte Bevölkerungsgruppen des Schutzes der Gemeinschaft bedürfen, um sie vor dem existenziellen Risiko der „Krankheit" zu schützen. Krankheit kann zwar auch die GKV nicht verhindern, wohl aber den ökonomischen Ruin durch Folgen aus dieser abmildern – durch die Zahlung des Rettungsdienstes, der Krankenhausbehandlung, der Rehabilitation, der Medikamente sowie des Krankengeldes etc.

Der Gesundheitsfonds – Solidarität als Grundpfeiler des Systems

Die Solidarität, welche die Mitglieder untereinander aufbringen, gibt es im deutschen Gesundheitssystem sogar zwischen den eigentlich in Konkurrenz zueinander stehenden Krankenkassen. Um zu verhindern, dass sich einzelne Kassen die „Rosinen" unter den Bürgern herauspicken, das heißt nur junge, gesunde und im Idealfall gut verdienende Mitglieder aufnehmen, wurde der sogenannte Kontrahierungszwang eingeführt. Er verpflichtet alle gesetzlichen Kassen, jeden zu versichern, unabhängig von seinen Krankheiten, seinem Alter oder anderen Faktoren.

Auch dieser Aspekt steht im Widerspruch zu unserem sonstigen Verständnis von Versicherungen. Will man beispielsweise eine Berufsunfähigkeitsversicherung abschließen, erhöhen sich die Versicherungsbeiträge mit steigendem Alter. Hat man außerdem noch bekannte Krankheiten, dann drohen richtig hohe Beiträge oder daraus eventuell resultierende Schäden werden nicht versichert. In der GKV können wir als Beitragszahler hingegen unsere Kasse frei wählen in dem Wissen, dass sie uns auch aufnehmen wird. Die freie Kassenwahl gibt es erst seit 1996. Bis dahin wurde man aufgrund seines Berufes oder Wohnortes einer bestimmten Kasse zugeteilt bzw. hatte nur eingeschränkte Wahlmöglichkeiten.

Um im Zuge der Liberalisierung den Kollaps von einzelnen Kassen mit eventuell ungünstiger Versichertenstruktur – also mit vielen alten und kranken Menschen, mit vielen Familien und mit Geringverdienern – zu verhindern, wurde der Risikostrukturausgleich (RSA) als ein grundlegendes Regulierungsinstrument der Kassen eingeführt. Aufgrund der Komplexität und Abstraktheit dieses Konstrukts haben zwar viele Patienten und wohl auch Ärzte von dem Begriff schon einmal gehört, wissen aber nur begrenzt, was sich dahinter verbirgt. Wir wollen eine einfache Erklärung versuchen.

Um zu gewährleisten, dass sich die Kassen in ihrem Wettbewerb untereinander nicht nur um wettbewerbsrelevante Aktionen wie Werbung und Mitgliedergewinnung kümmern, die zwar kurzfristig für die einzelne Kasse sinnvoll sein mögen, aber langfristig für das Gesamtsystem schädlich sind, dient der RSA. Kassen mit ungünstiger Versichertenstruktur bekommen diesen Nachteil finanziell von anderen Kassen mit besserer Struktur ausgeglichen.[15] Dabei werden die Mitglieder nach ihren Eigenschaften wie Alter, Geschlecht, vorhandene Krankheiten etc. aufgeschlüsselt (sogenannter Morbi-RSA). Einige Kassen bekommen aus dem Gesundheitsfonds, in welchem jedes Jahr ca. 14 Milliarden Euro von Kassen mit „guter Versichertenstruktur" zu Kassen mit „schlechter Versichertenstruktur" bewegt werden, einen entsprechenden finanziellen Gegenwert.[16] Der RSA funktioniert also ähnlich dem Länderfinanzausgleich, bei dem es Nettozahler gibt, die als solidarischen Akt die wirtschaftlich schlechter gestellten Nachbarn unterstützen. Damit wird der elementare Eckpfeiler unseres Sozialsystems, nämlich die Solidarität, auf die gesetzlichen Krankenkassen ausgeweitet.

Wie auch der Länderfinanzausgleich wird solch ein System nur kurz ohne Kritik zu üben auch von den Nettozahlern des Systems geduldet. Wie so oft wird Solidarität nur da begrüßt, wo man selbst davon profitiert. Auf

---

[15] Vgl. Bundesministerium für Gesundheit, Finanzierung, Risikostrukturausgleich, 2014.

[16] Institut für Gesundheits- und Sozialforschung u.a., 2004, S. 8.

diese Art und Weise funktioniert Solidarität jedoch nicht. An dieser Stelle sei dennoch allen Kritikern versichert, dass selbst wenn sich die traditionelle Aufteilung der Mitglieder in bestimmte Kassen durch die gewonnene Wahlfreiheit angleichen sollte, dies lediglich dazu führen würde, dass aufgrund des RSA kein zusätzliches Geld an bestimmte Krankenkassen mehr fließt, da die Risiken so gleichmäßig auf alle verteilt wären.

Trotzdem stellt der RSA keine Freikarte für Kassen dar, unwirtschaftlich zu arbeiten, da lediglich eine hypothetische Summe (standardisierte Leistungsausgaben) für eventuell anfallende Kosten bei bestimmtem Alter, Krankheit etc. erstattet wird. Seit 2009 gilt eine einheitliche Grundpauschale, die die Kassen je Versicherten zugewiesen bekommen. Zu- und Abschläge werden nach Alter, Geschlecht und Morbidität ergänzt. Dabei werden laut gesetzlicher Vorschrift bis zu achtzig schwerwiegende und kostenintensive chronische Erkrankungen berücksichtigt, bei denen die durchschnittlichen Leistungsausgaben je Versicherten die GKV-weiten durchschnittlichen Leistungsausgaben je Versicherten um mindestens 50 Prozent übersteigen. Unwirtschaftlichkeit hingegen wird nicht honoriert. Wie der Name schon sagt, handelt es sich um einen Ausgleich der Risikostruktur der Mitglieder. Eine Kasse kann sich so bei guter Wirtschaftlichkeit trotz in der Regel unverschuldeter schlechter Risikostruktur ihrer Mitglieder (aus welchen Gründen auch immer) im Wettbewerb mit den anderen Kassen behaupten.

Mit dem Gesetz zur Stärkung des Wettbewerbs in der gesetzlichen Krankenversicherung (GKV-WSG) hat die Politik das Ziel erreicht, dass Kassen den „Verlust" ausgeglichen bekommen, der ihnen durch die Versorgung von kränkeren Versicherten entsteht. Gleichzeitig gibt es eine Entschädigung für bestimmte, besonders häufig vorkommende und kostenintensive Erkrankungen. Zusätzlich gibt es das sogenannte DMP (Disease-Management-Programm), an dem Patienten freiwillig teilnehmen können. Die Krankenkassen selbst haben daran ein Interesse, da die Teilnahme mit 134,04 Euro je eingeschriebenem Versicherten aus dem Gesundheitsfonds vergütet wird.[17] Der positive Nebeneffekt ist der, dass chronische Erkrankungen wie Zucker- oder Herzkrankheiten nach strukturierten Leitlinien beobachtet

---

[17]   Bundesversicherungsamt, 2015.

und kontrolliert werden, also eine gewisse Vereinheitlichung nach neuesten wissenschaftlichen Erkenntnissen zugunsten der Pateinten erfolgt. Die Patienten selbst sollen somit von dieser strukturierten Begleitung profitieren. Wir glauben, dass es sich dabei um einen guten Weg handelt, Leitlinien in die Praxis umzusetzen. In der jetzigen Form sind die DMP jedoch leider noch keine für sich alleinstehend lebensverlängernde Maßnahme.[18]

Wettbewerb mit Hindernissen – Profilierungschancen auf dem Krankenkassenmarkt

Der RSA ist ein aus unserer Sicht wirklich gelungenes Konstrukt, das zu einem fairen und zielgerichteten Wettbewerb unter den Kassen führt und gleichzeitig die Versorgung auf gleichbleibend hohem Niveau sicherstellt. Außerdem können Kassen, die durch ihre Mitglieder de facto „schlechter" gestellt sind, durch den RSA ihren Sicherstellungsauftrag auch für kränkere Patienten übernehmen, ohne dabei große wirtschaftliche Nachteile fürchten zu müssen. Auch das geschieht im Sinne der Gesamtbevölkerung. Sie müssen dabei nicht fürchten, dem Wettbewerb um die gesündesten Mitglieder zum Opfer zu fallen.

Um sich zu profilieren und neue Mitglieder zu werben, können Kassen nur durch die Steigerung von Qualität, durch bessere Effizienz und Wirtschaftlichkeit, aber vor allem auch durch innovative und auf die Bedürfnisse der Versicherten angepasste Versorgungsangebote punkten, wie beispielsweise durch die Übernahme von bestimmten Leistungen wie etwa Osteopathie, homöopathischen Mitteln oder Präventionsangeboten. Somit kann die eigene Marktposition im Sinne des Versicherten verbessert werden. Eine dem Gesamtsystem nicht nützliche Patientenselektion, die lediglich auf der Siebung „guter Risiken" beruht, wird somit vermieden.[19] Trotz dieser insgesamt guten Ausrichtung müssen wir feststellen, dass das Portfolio der Krankenkassen zu einem Großteil identisch ist. Was auf der einen Seite nach großer Versorgungsgleichheit klingt, hat gleichzeitig einen wenig innovationsträchtigen Beigeschmack.

---

[18] Linder, 2011.
[19] Institut für Gesundheits- und Sozialforschung u.a., 2004, S. 7.

Wirtschaftet eine Kasse schlechter, beispielsweise durch einen unökonomischen Verwaltungsapparat etc., kann sie z.b. Zusatzbeiträge erheben, um ihre Finanzierungslücken zu schließen. Der Grundstein für diese Option wurde im Zuge des GKV-Modernisierungsgesetzes bei der Gesundheitsreform 2007 gelegt. Den Kassen wurde die Möglichkeit gegeben, zusätzliche Beiträge von ihren Mitgliedern zu verlangen.[20] Eine größere marktwirtschaftliche Konkurrenz zwischen den Krankenkassen in Deutschland und damit einhergehend eine gewisse „Marktbereinigung" waren die Folge. Der Krankenkassenmarkt ist bereits seit Jahren im Wandel. Das zeigt die Tatsache, dass sich die Anzahl der Kassen von 267 im Jahr 2005 auf heute ca. 131 durch Schließungen und Fusionen halbiert hat.[21]

Seit 1. Januar 2015 gilt bei den gesetzlichen Krankenkassen der allgemeine Beitragssatz von 14,6 Prozent statt wie bisher 15,5 Prozent. Den bisher vorgeschriebenen Sonderbeitrag von 0,9 Prozent, den die Arbeitnehmer zahlen mussten, gibt es nicht mehr. Die Kassen können zusätzliche Beiträge allein von den Arbeitnehmern erheben, kassenindividuell, je nach Notwendigkeit und einkommensabhängig. Die Lohnnebenkosten sollen nicht mehr weiter durch GKV-Beiträge steigen, die Konkurrenz und der ökonomische Druck auf die Kassen sollen weiter erhöht werden.[22] Zukünftige Ausgabensteigerungen werden über eine Erhöhung der Zusatzbeiträge finanziert. Der Arbeitgeberanteil bleibt fest bei 7,3 Prozent, während der der Arbeitnehmer variabel gestaltet werden kann. An dieser Stelle bietet sich ein kleiner Exkurs in mögliche zukünftige Konzepte der Politik an.

7.2. Was ist schon Solidarität? Kopfpauschale versus Bürgerversicherung

Ein komplexes System wie unser Gesundheitssystem lässt sich nicht in kurzer Zeit auf den Kopf stellen. Tatsächlich finden hier ständig Anpassungen statt, die wir als Bürger kaum registrieren. Trotzdem gibt es grundlegende

---

[20] Vgl. Bundesministerium für Gesundheit, 2007.

[21] GKV-Spitzenverband, 2014.

[22] Vgl. Bundesministerium für Gesundheit, Gesetz zur Weiterentwicklung der Finanzstruktur, 2014.

Vorstellungen der politisch Agierenden, die je nach Regierung auch behutsam an Gestalt gewinnen. So kann man die gesetzlichen Änderungen seit Anfang 2015 als eine Anpassung dieser Art in Richtung der sogenannten Kopfpauschale betrachten. Sie wird auch als Gesundheitsprämie bezeichnet und vornehmlich von der CDU und der FDP verfolgt. Auf der anderen Seite findet sich die Bürgerversicherung, die Anhänger vor allem unter der SPD, den Grünen und der Linken findet.

Bevor wir genauer auf die beiden Finanzierungsmöglichkeiten eingehen, gilt es noch, kurz die Grundlagen der Beitragsprinzipien bzw. Steuererhebungen zu klären. Dabei gibt es drei Möglichkeiten, wie sich diese auswirken können. Man spricht von proportionalen, regressiven und progressiven Steuern. Diese wollen wir kurz anhand von Beispielen[23] erklären:

Eine proportionale Steuer bedeutet, dass jeder den gleichen Steuerbetrag zahlen muss, daher wird diese Steuer auch gern als Kopfsteuer bezeichnet. Dazu gehören zum Beispiel die Umsatz- bzw. Mehrwertsteuer. Jeder, der in Deutschland Einkäufe tätigt, zahlt unabhängig von seinem Einkommen den gleichen Prozentsatz auf die Waren, die er kauft. Das heißt unabhängig ob sie über 1.000 Euro an Einkommen verfügen oder über 2.000 Euro, beide Bürger werden bei einem identischen Einkauf von 50 Euro die gleiche Mehrwertsteuer von 19 Prozent, das sind 9,50 Euro, zahlen. Während dieser Betrag bei dem Einkommen von 1.000 Euro fast ein Prozent ausmacht, entspricht er bei dem doppelt so hohen Einkommen von 2.000 Euro nur noch 0,5 Prozent.[24] Der Steuersatz ist im Verhältnis zum Einkommen also abfallend und kleinere Einkommen werden überproportional stark belastet.

Spricht man von einer regressiven Steuer, bedeutet dies, dass bei steigendem Einkommen ein geringerer Steuersatz fällig wird, wobei die zu zahlende Steuer trotzdem steigt. Beispielsweise zahlt Bürger A auf seine 1.000 Euro 250 Euro Steuern, also 25 Prozent. Bürgerin B verdient 10.000 Euro, muss darauf jedoch nur zehn Prozent Steuern zahlen. Das entspricht trotzdem noch dem Vierfachen, nämlich 1.000 Euro, von dem, was A zahlt, jedoch bei zehnfachem Einkommen.[25]

---

[23] Die Zahlen und Beispiele wurden bewusst zur Vereinfachung geändert und entsprechen nicht der Realität.
[24] Vgl. Gabler Wirtschaftslexikon, Stichwort: Steuerproportionalität.
[25] Vgl. Gabler Wirtschaftslexikon, Stichwort: Steuerregression.

Im Gegensatz dazu gibt es noch die progressive Steuer. Hier steigt der Steuerbetrag mit dem Einkommen bzw. der Leistungsfähigkeit des Steuerzahlers. Dies ist in Deutschland beispielsweise bei der Einkommensteuer der Fall, allerdings eingeschränkt, da der Grenz-/Spitzensteuersatz einen eher regressiven Charakter aufweist. Wenn wir etwa davon ausgehen, dass Erwin 2.000 Euro im Monat verdient, dann muss er bei zehn Prozent Einkommensteuer 200 Euro an den Fiskus abführen. Sein Freund Hendrik hingegen verdient 4.000 Euro im Monat und muss dafür auch einen höheren Steuersatz von 20 Prozent aufbringen, was 800 Euro entspricht. Hendrik zahlt also bei doppeltem Einkommen das Vierfache der Steuer.[26]

Warum dieser kurze Exkurs? Zum einen wird daran deutlich, dass aus unterschiedlichen Blickwinkeln auch unterschiedliche Bedürfnisse an Steuer- und/oder Beitragssysteme entstehen und die Perspektive essenziell für eine Meinungsbildung ist. Dabei gilt es mehr zu bedenken als nur das reine Einkommen. Diese kurze Erläuterung soll Ihnen helfen, im Folgenden die verschiedenen Finanzierungsmodelle besser einordnen zu können und auch den möglichen Hintergrund für ihre Einführung zu verstehen.

Die Kopfpauschale möchte die GKV auf gehaltsunabhängige Beiträge umstellen. Es könnte sich dabei um eine Art Erweiterung der Zusatzbeiträge handeln, also eine Art proportionale Steuer, bei der jeder neben einem gewissen Prozentsatz seines Einkommens zusätzlich einen Fixbetrag an die Krankenkasse zahlen muss. Dieses Modell ist bereits teilweise umgesetzt, beispielsweise durch die Zusatzbeiträge, welche die Kassen erheben können, durch die Festschreibung des Arbeitgeberanteils zur Krankenversicherung, aber auch schon durch die Zuzahlungen bei verordneten Arzneimitteln.

Diese Maßnahmen verlagern die Ausgabenlast zunehmend auf die Schultern der Inanspruchnehmenden von Gesundheitsleistungen. Erkrankte, die oftmals einen geringeren sozialen Status aufweisen und/oder älter sind, müssen so mehr aus eigener Tasche für ihre Krankheit bezahlen. Die Konsequenz ist, dass Patienten gesundheitliche Leistungen weniger in Anspruch nehmen, um zu sparen[27] – an der Gesundheit! Die Kritik an der Kopfpauschale bezieht sich daher besonders auf eine vermeintliche soziale

---

26   Vgl. Gabler Wirtschaftslexikon, Stichwort: Steuerprogression.
27   Robert Koch-Institut, 2005, S. 31 ff.

Ungerechtigkeit durch die Ungleichverteilung der Beiträge. Vermutlich wäre nach Einführung der Kopfpauschale eine staatliche Stützung unbedingt erforderlich. Die Kopfpauschale ist daher in der aktuellen Planung der CDU mit Sicherungsmodellen und einer persönlich gedeckelten Gesundheitsprämie für Einkommensschwächere versehen.[28]

Die Bürgerversicherung würde die Trennung zwischen GKV und PKV aufheben und alle Versicherten in eine einheitliche, gesetzliche Versicherung bringen. Auch in diesem Modell gäbe es eine Beitragsbemessungsgrenze, ab welcher Gutverdiener eine progressive Steuer zahlen würden. So solidarisch diese Variante klingt, so überzeugt sind viele, dass sie Gegenteiliges bewirken könnte. Als „Turbolader für Zwei-Klassen-Medizin" wurde die Idee bereits bezeichnet, da für Besserverdienende schnell Zusatzversicherungen angeboten würden. Auch muss man sich fragen, was mit den bisher geleisteten Zahlungen von Privatversicherten passiert, die teilweise schon seit Jahren für die eigene Altersversorgung Beiträge gezahlt haben.

Es ist insgesamt sehr schwer einzuschätzen, wie sich das System tatsächlich entwickeln würde. Unter anderem sind zwei Szenarien möglich: Es könnte sein, dass nach Einführung der Bürgerversicherung die Einnahmen der GKV insgesamt steigen würden, da nun auch die bisherigen PKV-Versicherten in das Solidarsystem einzahlen müssten. Damit stünde mehr Geld für die Versorgung aller zur Verfügung. Oder aber die Bürgerversicherung könnte dazu führen, dass der Leistungskatalog der GKV geschmälert würde und nicht mehr alle Leistungen allen zugänglich wären.[29] Gerade niedergelassene Ärzte weisen darauf hin, dass sich Praxen oft nur durch den Umsatz mit Privatpatienten halten ließen. Elf Prozent PKV-Versicherte bringen laut einigen Erhebungen den Ärzten mehr als ein Viertel des Umsatzes.[30] Somit könnte man von einer Art „Querfinanzierung" des Systems durch die PKV-Versicherten sprechen.

Man muss festhalten, dass sich die Forschung an dieser Stelle nicht einig ist, welche konkrete Entwicklung – Kopfpauschale oder Bürgerversicherung – besser ist und auch die vorgelegten Zahlen sind nur schwer nachprüfbar. Das Ideal liegt wahrscheinlich irgendwo in der Mitte. Fest

---

[28] Vgl. CDU-Parteitag, 2004.
[29] Wissenschaftliches Institut der PKV u.a., 2013, S. 51 ff.
[30] Vgl. NAV-Virchow Bund, 2013.

steht, dass Deutschland bisher an dem dualen System der gesetzlichen und der privaten Krankenversicherung festhält. Wie es weitergeht, ist ungewiss und wahrscheinlich stark von der jeweils aktuellen Regierungszusammensetzung abhängig.

Insgesamt haben beide Modelle individuelle Vorteile, aber leider auch beide entscheidende Schwächen. Was der eine als ungerecht empfindet, sieht der andere als Grundlage der Solidarität. So verschieden diese beiden Varianten nach der ersten kurzen und zugegebenermaßen unvollständigen Betrachtung auch scheinen, so ähnlich sind sie sich gleichzeitig. Beide Varianten könnten am Ende in einer Besserstellung der Wohlhabenden münden – durch individuelle Zusatzleistungen oder durch nur für diese erschwingliche Beiträge. Tatsächlich wird des Öfteren über eine Mischform diskutiert und diese auch bereits teilweise praktiziert, beispielsweise durch Zusatzbeiträge, Zuzahlungen bei Arzneimitteln oder der einst erhobenen Praxisgebühr.

Bei allen Diskussionen über das eine oder das andere Modell sollten wir immer im Hinterkopf behalten, was das eigentliche Ziel ist: Wie solidarisch wollen wir unser System gestalten? Es ist in den vergangenen Jahren weder wesentlich solidarischer noch entschieden unsolidarischer geworden, auch wenn beides gern behauptet wird. Tatsächlich unterliegt das Gesundheitssystem, unter anderem durch Änderungen im Sozialgesetzbuch (SGB) V, ständigen Anpassungen. Das SGB V gilt als gesetzliche Grundlage für nahezu alle Belange der medizinischen Leistungserbringung bis hin zur Organisation und Finanzierung. In unserem bisher praktizierten System ist an einigen Stellen wahrscheinlich mehr Raum für mehr Solidarität, an anderen könnte es auch womöglich wesentlich unsolidarischer sein. Entscheidend ist hier die Perspektive.

Die zukünftigen Entwicklungen sind zurzeit noch offen und können nur im gesellschaftlichen Diskurs, zu welchem unter anderem dieses Buch beitragen soll, gelöst werden. Feststellbar ist unseres Erachtens jedoch eine streckenweise Entsolidarisierung. Debatten um Raucher, welche selbst für die Folgekosten ihrer Sucht aufkommen sollen, werden häufiger geführt ebenso die über unnötige Diagnostik und Therapien. Leider entbehren solche Diskussionen oftmals jeglicher wissenschaftlicher Grundlage und neigen dazu, von Emotionen sowie persönlich erlebten Ereignissen gesteuert zu sein. Dazu wollen wir ein kurzes Beispiel geben. Prostatakrebs ist die häufigste Krebserkrankung von Männern in Deutschland und nach Lungen- und

Darmkrebs auch die tödlichste. Jährlich werden über 60.000 Neuerkrankungen diagnostiziert. Daher haben Männer ab dem 45. Lebensjahr jährlich die Möglichkeit, sich mittels Blutprobe und ggf. Biopsie testen zu lassen. Das erscheint bei der Anzahl an Neudiagnosen auch sinnvoll. In großen Studien hat sich jedoch kein Unterschied zwischen gescreenten und nicht gescreenten Gruppen ergeben. Die Sterblichkeit ist quasi identisch. Jedoch wurden in der Screening Gruppe wesentlich mehr Karzinome festgestellt und auch behandelt.[31] Das Prostatakrebs bei nahezu allen Männern jenseits des 80. Lebensjahres feststellbar ist, gilt im übrigen als sicher.

Warum bringen wir dieses Beispiel? Es soll keinesfalls Angst schüren oder die praktizierte Medizin ad absurdum führen. Und keinesfalls sollte es jemanden davon abbringen, eine solche Vorsorgeuntersuchung aufgrund dieser paar Zeilen nicht zuzulassen. Bei bestimmten Personengruppen handelt es sich um eine äußerst sinnvolle diagnostische Maßnahme. Wir plädieren lediglich für eine manchmal nüchternere und fundiertere Debatte. Sinnvolle Maßnahmen sollen durchgeführt werden, über andere sollte man diskutieren. Oft entsteht der Eindruck, dass bestimmte Entscheidungen äußerst schnell getroffen werden, ohne dass ein Mehrwert belegt wäre, und andere gleichzeitig immer wieder aufs Neue debattiert werden, ohne dass man dabei einer Lösung näher käme.

So wie eine Demokratie nicht ohne gemeinsam entwickelte und gelebte demokratische Werte funktioniert, wird auch ein solidarisches Gesundheitssystem nicht ohne ein gemeinsames Solidaritätsverständnis funktionieren und in der Bevölkerung auf Dauer keine breite Unterstützung finden. Ein gesellschaftlicher Konsens an dieser Stelle ist essenziell.

Und noch eines möchten wir hier zu bedenken geben: Während unser Gesundheitssystem für die einen das Paradebeispiel für Solidarität ist, sehen andere darin den Untergang von Solidarität. Allein dieser Umstand verdeutlicht bereits die verschiedenen Blickwinkel und Standpunkte. Sie merken sicher, dass man die Debatte fast endlos bezüglich all unserer sozialen Absicherungssysteme führen kann, denn Interessen, Interpretationen und Blickwinkel unterliegen vielen Varianzen – angefangen bei der Arbeitslosenversicherung über die Haftpflichtversicherung bis hin zur Rentenversi-

---

[31]   Dubben, 2014.

cherung. Außerdem gilt es festzuhalten, dass die Solidarität in unserem Gesundheitssystem nirgends als rechtlich bindendes Element festgeschrieben ist. So heißt es im kurzen, dazu Stellung nehmenden Paragraf 1 des SGB V lediglich, dass es sich bei der Krankenversicherung um eine Solidargemeinschaft handelt. Viel Raum also für Interpretation und Ausgestaltung! Daher müssen wir heute tätig werden, um das System von morgen mitzugestalten. Die heute selbstverständliche Solidarität ist als eine Art gesellschaftlicher Konsens erwachsen. Entfernt man sich an der einen oder anderen Stelle vom solidarischen Grundgedanken, kann dies durchaus gerechtfertigt sein, zum Beispiel wenn dadurch andere Ziele erreicht werden, die im SGB V explizit festgehalten sind und somit tatsächlich bindend sind; so beispielsweise das Wirtschaftlichkeitsgebot in § 12. Ist etwas nicht ausreichend, zweckmäßig und wirtschaftlich und überschreitet das Maß des Notwendigen, dürfte die Leistung laut § 12 nicht durchgeführt werden. Wir müssen uns bei der Diskussion dann fragen, wie, wo und in welchem Maß wir Solidarität mit unserer Ethik, aber auch mit unserem Geldbeutel vereinbaren können und wollen und wo sie vernachlässigt werden darf oder sogar sollte.

Auch müssen wir in der Debatte klar unterscheiden zwischen Solidarität und Gerechtigkeit. So moralisch nah die beiden Worte auch scheinen, so unterschiedlich können sie ausgelegt werden. Wir stehen klar für die Stärkung der Solidarität in unserem System. Als eine starke Gemeinschaft wird unser System für die Zukunft gewappnet sein – mit allen möglichen Entwicklungen. Es ist uns jedoch wichtig, dass diese Solidarität von einem gesellschaftlichen Konsens getragen wird. In unseren Augen bedeutet das, dass die „Starken" die „Schwachen" unterstützen. Eine konkrete und allumfassende Lösung haben wir zwar auch nicht, aber die Gewissheit, dass diese nur im gesellschaftlichen Konsens erreicht werden kann. Jeder muss auf diesem Weg mitgenommen werden.

7.3. Der stationäre Sektor

Grundlagen
Wenn wir über das Gesundheitssystem in Deutschland sprechen, unterscheiden wir oftmals zwischen zwei getrennten Sektoren: dem ambu-

lanten Sektor, der im Prinzip alle niedergelassenen Haus- und Fachärzte umfasst (an dieser Stelle ist es uns ein Bedürfnis darauf hinzuweisen, dass es sich auch bei Hausärzten um Fachärzte mit einer ebenso langen Weiterbildung handelt), und dem stationären Sektor, der die Krankenhäuser einschließt.

Auf Vor- und Nachteile dieser Einteilung werden wir im weiteren Verlauf noch einmal eingehen, nachdem wir über die Vergütung in beiden Systemen gesprochen haben. Auch dazu benötigen wir wieder einige grundlegende Begriffe als Werkzeug, um dieses durchaus sehr komplexe Konstrukt beschreiben und fassen zu können. Im Folgenden werden zum besseren Verständnis manche Sachverhalte dafür etwas vereinfacht dargestellt.

Die Vergütung – was will ich erreichen?

Wenn wir über Vergütung sprechen, reden wir über ein Belohnungssystem oder auch Anreizsystem für erbrachte Leistungen. An dieser Stelle möchten wir Ihnen gern den homo oeconomicus vorstellen. Dieses Modell wird oftmals in der Wirtschaftswissenschaft und Spieltheorie angewandt und beschreibt ein Denken, das sich allein nach der Vernunft und persönlichen Präferenzen richtet, ohne Rücksicht auf soziale Normen und Regeln. Im Fokus der Entscheidungsfindung steht allein die Gewinnmaximierung, also die Ausweitung des eigenen Vorteils auf das größtmögliche Maß. Anhand dieses Modells werden oftmals Wirtschaftssysteme beleuchtet. Wie würde sich ein homo oeconomicus in dieser oder jener Situation verhalten?

Da man dieses Entscheidungsmodell aber nicht uneingeschränkt anwenden kann, wurde es um das sogenannte RREEMM-(Resourceful-Restricted-Evaluating-Expecting-Maximizing-Man) Modell erweitert. Der homo oeconomicus wurde zu einer Art homo socio-oeconomicus. Dieser ist nicht mehr allein auf die Nutzenmaximierung bedacht, sondern kann Entscheidungen auf sein soziales Umfeld abstimmen, evaluieren, aus Vergangenem lernen und auch kreativ handeln. Wichtig ist, dass er nicht bösartig handelt, sondern lediglich nach Abwägung der für ihn entscheidenden Auswahlkriterien.[32]

---

[32] Pindyck & Rubinfeld, 2009.

Warum wir Ihnen das alles erzählen? Wir glauben, dass im Rahmen der zunehmenden Ökonomisierung der Gesundheitswirtschaft Entscheidungen immer häufiger auf Grundlage des eben geschilderten Modells getroffen werden. Denn ähnlich wie oben beschrieben, funktioniert unsere gesamte Marktwirtschaft und damit auch die Entwicklung der Krankenhaus- und der ambulanten Leistungen. Wird eine Leistung besonders gut vergütet, findet sie wahrscheinlich auch – im Rahmen der Möglichkeiten – häufigere Anwendung. Jeder Anbieter von Leistungen handelt dabei nach seinen persönlichen Interessen.

Hierzu ein kleines Beispiel, dessen man sich gern auch jenseits der Fachkreise in den Medien und an Stammtischen bedient: Herzkatheter-Untersuchungen erfreuen sich in Deutschland großer Beliebtheit, sie werden hier wesentlich häufiger durchgeführt als in unseren Nachbarländern. Der Erfolg des Eingriffs, der bei akuten Herzinfarkten zum Einsatz kommt, ist im internationalen Vergleich durchaus umstritten, da scheinbar auch Länder mit weniger Herzkatheter-Untersuchungen ähnliche Ergebnisse wie die Ärzte in Deutschland erreichen.[33] An dieser Stelle wollen wir die ethische und hochgradig multifaktorielle Diskussion nicht weiter vertiefen, sondern vielmehr verdeutlichen, dass nicht immer nur medizinisch Notwendiges Indikation für eine Leistung sein muss. Vielmehr kann man davon ausgehen, dass andere Anreize den Interpretationsspielraum für die Notwendigkeit bestimmter Interventionen beeinflussen können.

Die Frage, die sich daraus ergibt, lautet: „Welche Anreize wollen wir uns setzen, um eine möglichst gute medizinische Versorgung zu gewährleisten?" Entscheidend dafür ist die Festlegung, welche Art der Qualität wir als Idealziel ansehen. Dies könnten zum Beispiel die Heilung oder das Überleben von Patienten sein, die häufig gemessen werden. Aber was, wenn ein Patient unheilbar krank ist oder unvorhergesehene Ereignisse den besten Arzt scheitern lassen? Auf die Probleme der Definition von Qualität und deren Messung werden wir noch im weiteren Verlauf des Buches ausführlich eingehen. Hier wollen wir zunächst festhalten, welche Art der Vergütung welche Anreize und damit welche Vor- und Nachteile für die Qualität mit sich bringen kann.

---

[33] Organisation für wirtschaftliche Zusammenarbeit und Entwicklung, 2013, Kapitel 4.6/5.4.

Mögliche Anreizsysteme

Grundlage der Leistungserbringung in Deutschland ist das bereits erwähnte Wirtschaftlichkeitsgebot in § 12 des SGB V. Dieses besagt: „Die Leistungen müssen *ausreichend, zweckmäßig* und *wirtschaftlich* sein; sie dürfen das Maß des Notwendigen nicht überschreiten. Leistungen, die nicht notwendig oder unwirtschaftlich sind, können Versicherte nicht beanspruchen, dürfen die Leistungserbringer nicht bewirken und die Krankenkassen nicht bewilligen."

Die entscheidenden Worte hier sind: *ausreichend, zweckmäßig, wirtschaftlich* und *notwendig*. Die Ausgestaltung dieser Vorgaben wurde in den meisten Fällen in „Behandlungskatalogen" – wie dem Operations- und Prozedurenschlüssel – sowie Leitlinien festgehalten. Doch zu Beginn einer jeden Behandlung muss erst einmal eine Diagnose gestellt werden. Durch welche Anreize die Diagnosefindung beeinflusst werden könnte, möchten wir Ihnen anhand verschiedener Vergütungssysteme zeigen.

Eine Möglichkeit der Vergütung stellt das Budget dar. Das bedeutet, dass einem Krankenhaus, einer Abteilung oder einer niedergelassenen Praxis eine begrenzte Summe für die Behandlungen aller Patienten in einem festgelegten Zeitraum zur Verfügung steht. In dieser Summe sind sowohl die Bezahlung der Mitarbeiter und Leistungen als auch das Verbrauchsmaterial etc. eingeschlossen. Ist das Budget, also die finanziellen Mittel, irgendwann aufgebraucht, lohnt sich eine weitere Behandlung von Patienten aus ökonomischer Sicht nicht mehr. Der „Laden" könnte theoretisch „dicht machen".

Vorteile einer solchen Budgetierung sind ein administrativ äußerst geringer Aufwand bei der Geldverteilung sowie gute Planbarkeit und Steuerbarkeit der zukünftigen Ausgaben im System. Dem gegenüber steht jedoch das Ausbleiben einer wirtschaftlichen Denkweise, die aber – wie Sie sich erinnern werden – im Wirtschaftlichkeitsgebot in § 12 SGB V explizit gefordert wird. Aus medizinischer und menschlicher Sicht fehlt zusätzlich jegliche Anpassung an Patientenbedürfnisse, da es bei überschrittenem Budget passieren kann, dass weniger Leistungen erfolgen. Als Resultat kann es so am Ende eines Quartals zu einer Unterversorgung oder zumindest einer „heruntergefahrenen" Versorgung der Patienten kommen. Dies hat auch die Politik erkannt, und daher findet diese Art der Vergütung nur noch in bestimmten Bereichen des Gesundheitswesens ihre Anwendung. Darauf werden wir später noch eingehen.

Eine weitere Möglichkeit der Vergütung könnte ein Tagespflegesatz darstellen, der schon einmal, in den 1970er- und 1980er-Jahren, in Deutschland Anwendung gefunden hat. Ein Tagespflegesatz bedeutet, dass jedes belegte Patientenbett einem Krankenhaus pro Tag eine gewisse Geldsumme einbringt, unabhängig davon, was mit diesem Patienten „gemacht" wird.

Auch diese Variante ist administrativ relativ einfach zu beherrschen. Sie kann aber dazu führen, dass besonders schwere, komplizierte und somit aufwendigere Fälle vermieden werden und eine Abweisung von Patienten erfolgt. Unkomplizierte Fälle mit weniger erforderlichen medizinischen Leistungen versprechen bei dieser Variante mehr Gewinn. Auch würde jedes Krankenhaus versuchen, die Bettenauslastung möglichst nahe an 100 Prozent zu halten, wodurch wohl Liegezeiten unnötig verlängert werden würden. Insgesamt kann dieses Vergütungssystem also ebenfalls zu einer Fehlversorgung führen. Es wurde nach 2003 als nicht leistungsgerecht abgeschafft, nachdem man im internationalen Vergleich die unnötig langen Liegezeiten von Patienten erkannt hatte.[34]

In der Vergangenheit war es Krankenhäusern durch das System der Tagespflegesätze praktisch nicht möglich, Verluste zu machen, da selbst bei defizitären, also komplizierten Fällen, eine nachträgliche Finanzierung der Mehrbelastung beantragt werden konnte. Die Wirtschaftlichkeit hielt sich dementsprechend sehr in Grenzen. Vielen Ärzten und Patienten mag die „Großzügigkeit" dieser Zeit jedoch im Gedächtnis geblieben sein. Sie wird noch heute oft zum Maßstab der Reflexion. Dass damit aber auch andere Behandlungsresultate oder erheblich längere Krankenhausaufenthalte einhergingen, wird in der Rückschau jedoch gern vergessen.

Die Erwartung vieler Menschen an die stationäre Behandlung, die sich an der „guten alten Zeit" orientiert, könnte einer der Gründe dafür sein, dass die Zufriedenheit mit einem heute wesentlich wirtschaftlicher arbeitenden System abnimmt. Wir wollen weder den Status quo verteidigen noch die Vergangenheit schlecht reden. Wir sprechen uns jedoch für eine realistische Betrachtung der Dinge aus und dementsprechende Erwartungen an das

---

[34] Organisation für wirtschaftliche Zusammenarbeit und Entwicklung, 2005.

heutige System. Denn früher war eben nicht alles besser und Zeiten ändern sich nun einmal. Auch erklärt die noch relativ junge Entwicklung der Krankenhausfinanzierung die dementsprechend neue Debatte über defizitär arbeitende Krankenhäuser, welche sich diesem nun neuen System erst noch anpassen müssen.

Eine weitere Variante der Bezahlung ist die Einzelleistungsvergütung. Es handelt sich dabei um eine Art leistungsbezogene Vergütung. Für eine bestimmte Leistung gibt es also eine bestimmte Vergütung, so wie beim Bäcker jedes Brot einen eigenen Preis hat. Die Berechnung der einzelnen Preise kann sich dabei durchaus als komplex erweisen, wogegen die Folgen in der Regel eine Produktivitätssteigerung nach sich ziehen. Mehr Leistung bedeutet auch mehr Geld. Je mehr Brote ich verkaufe, vor allem je mehr teure Brote ich verkaufe, desto mehr Geld ist später in der Kasse.

Es liegt nahe, dass aus diesem Prinzip im Bereich des Gesundheitswesens Leistungsausweitungen resultieren können – um mit mehr Leistungen mehr Geld zu verdienen. Um Leistungen auszuweiten, müssen entweder mehr Patienten ins Krankenhaus oder die Praxis kommen, worauf man nur schwer Einfluss nehmen kann bzw. womit sich kaum planen lässt, oder die eine oder andere Diagnose bzw. Indikation zur Therapie wird eben ein wenig großzügiger gestellt. Dies zeigt den großen Kritikpunkt an dieser Art der Vergütung. Langfristig kommt es zur Entwicklung einer sich stetig höher drehenden Kostenspirale mit massiver Überversorgung der Bevölkerung.

Im Gegensatz dazu steht die Vergütungsoption des klassischen festen Gehalts, eine verwaltungstechnisch einfache Variante, die den eben genannten Nachteil der künstlich erzeugten Leistungsausweitung umgeht. Im Gegenteil: Es ist vorstellbar, dass sie sogar zu einer Unterversorgung führen könnte, da der Leistungserbringer keinen ökonomischen Vorteil durch höhere Fallzahlen oder eine qualitativ hochwertige Behandlung hätte. Ist der Leistungsanreiz gering, folgt daraus wahrscheinlich eine Produktivitätssenkung und vermutlich sogar die Vernachlässigung von Patientenbedürfnissen. Positiv könnte man argumentieren, dass diese Variante es ermöglichen könnte, sich mit Zeit und Ruhe dem einzelnen Patienten zu widmen, anstatt möglichst viele Patienten in kurzer Zeit durchzuschleusen – das Gehalt bliebe ja dasselbe.

Damit also das Prinzip des festen Gehalts als Anreiz funktioniert, ist ein hohes Anspruchsdenken des Leistungsbringers an die Qualität seiner Arbeit notwendig. Bezogen auf das Krankenhaus, könnte man eine Variante denken, bei der das Krankenhaus selbst eine Art „Gehalt" bezieht, mit den eben geschilderten Vor- und Nachteilen.

Grundsätzlich gilt bei einem Gehalt zwischen auf der einen Seite der vielleicht gewonnenen Qualität der Leistungserbringung und auf der anderen Seite einem Weniger an Quantität abzuwägen. Was wären die Folgen? Wir bräuchten wohl mehr Ärzte und Pflegekräfte für die gleiche Arbeit – vergleichbar wieder mit dem Bäcker, der morgens früher als die anderen aufsteht, um die besten Brötchen der Stadt zu backen. Darf er für diese Meisterbrötchen aber nur denselben Preis verlangen wie der Discounter für seine Aufbackbrötchen, wird der Bäcker wahrscheinlich bald ebenfalls länger schlafen wollen. Wir möchten hier nicht unterstellen, dass es nicht auch solche gibt, die für ihren Job brennen und sowohl in der Backstube als auch im Krankenhaus gern mehr arbeiten und trotz Gehalt Höchstleistungen zu Topqualität erbringen. Wir kennen sogar viele, die das so tagtäglich tun und sich oder ihre Familie dabei teilweise sogar aufgeben. Das darf aber kaum als Standard vorausgesetzt werden. Sie sehen, wie komplex diese Thematik ist und wie wenig greifbar eine optimale Lösung.

Das DRG-System

Wir haben verschiedene Vergütungsmöglichkeiten gezeigt, die in der Vergangenheit das Gesundheitssystem in Deutschland mal mehr und mal weniger stark prägten. Da jede Veränderung schwer ist und der Mensch bekanntlich schlecht etwas loslassen kann, was er einmal hatte, sind alle davon an der einen oder anderen Stelle auch jetzt noch Teil unseres Vergütungssystems. Das dieses Patchwork es nicht unbedingt leichter macht, es zu verstehen, können Sie sich denken oder haben es in der Praxis am eigenen Leib erfahren. Schauen wir uns das heutige Vergütungssystem gemeinsam an.

Zentraler Bestandteil ist die sogenannte Fallpauschale. Sie wurde in Deutschland 2004 in Form des DRG-Systems (Diagnosis Related Groups, deutsch „Diagnosebezogene Fallgruppen") flächendeckend eingeführt. In diesem Fallpauschalen-Katalog werden die wichtigsten Eckdaten und Prozeduren einer Krankenhausleistung verschlüsselt dargestellt. Entscheidend für die Zuordnung in die richtige Fallgruppe sind

- eine Hauptdiagnose, die mittels des sogenannten ICD-10-GM Diagnoseschlüssels codiert wird (International Statistical Classification of Diseases and Related Health Problems in seiner 10. Überarbeitung, German Modification),
- Operationen und/oder Untersuchungen, bei denen die Codierung als OPS-301-Ziffer (Operationen- und Prozedurenschlüssel nach § 301 SGB V) erfolgt,
- alle relevanten Nebendiagnosen sowie
- weitere Faktoren, die den Aufwand der Behandlung beschreiben (z.b. Alter, Geschlecht, Beatmungsdauer bei Operationen oder auf der Intensivstation, Geburtsgewicht, Schwangerschaftsdauer etc.).[35]
- Außerdem wird auch die Aufenthaltsdauer im Krankenhaus mit verschlüsselt, sodass sich die richtige Fallpauschale erst nach der Entlassung des Patienten bestimmen lässt, da Aufenthaltsdauer, notwendige Behandlungen sowie die Diagnosen bei seiner Aufnahme lediglich erahnt werden können.

Mit einem Fallbeispiel möchten wir Ihnen im Folgenden das Zustandekommen einer Fallpauschale verdeutlichen. Die Zahlenkombinationen in Klammern stellen die verschlüsselten Diagnosen und Prozeduren dar: Der 57-jährige Herr Mustermann kommt – mit akut einsetzendem Brustschmerz mit Atemnot seit einer Stunde – mit dem Rettungsdienst ins Krankenhaus. Es besteht der Verdacht auf einen Herzinfarkt (I21.0 – akuter transmuraler Myokardinfarkt der Vorderwand). In der Untersuchung mittels EKG wird außerdem Vorhofflimmern festgestellt (I48.9). Des Weiteren werden eine Rechtsherzinsuffizienz mit Wassereinlagerungen in den Beinen (I50.01), eine Gefäßverkalkung am Herzen (I25.12), ein massiver Bluthochdruck (I10.00) sowie ein Diabetes mellitus (E11.91) diagnostiziert. Als Hauptprozedur wird darauf hin eine perkutan-transluminale Gefäßintervention an Herz und Koronargefäßen, mit Einlage eines Stents, also einer Art Gerüst für das verstopfte Gefäß, durchgeführt (8-837.k0). Wei-

---

[35] Brost, 2010.

tere Prozeduren sind unter anderem eine Ballonangioplastie einer weiteren fast verschlossenen Koronararterie (8-837.00), eine transarterielle Linksherzkatheter-Untersuchung (1-275.1) sowie eine Koronarangiografie und Druckmessung im linken Ventrikel (8-930). Damit wird Herr Mustermann in die DRG F24B (Perkutane Koronarangioplastie mit komplexer Diagnose und mit perkutaner Angioplastie) eingeordnet. Herr Mustermann kann das Krankenhaus nach zehn Tagen wieder verlassen.

Sie sehen, dass es für jede bekannte Erkrankung und jede Variante der Behandlung auch eine Verschlüsselungsnummer gibt, die eine Art „Vergütungseinheit" darstellt, in der Fallgruppen mit ähnlichem Kostenaufwand abgebildet werden. Vorteil dieses Systems ist, dass die Vergütung gut einer erbrachten Leistung zugeordnet werden kann. Hätte Herr Mustermann infolge seiner Immobilität nach der Operation noch eine Lungenentzündung bekommen, wäre das Krankenhaus auch höher für den dann gestiegenen Behandlungsaufwand und die wahrscheinlich längere Aufenthaltsdauer vergütet worden.

Woher aber stammen die DRGs überhaupt? Ursprünglich dienten sie in den USA zur Dokumentation medizinischer Leistungen. Australien hat das System übernommen und umfangreich überarbeitet. Diese Version, die AR-DRG (Australian Refined-DRG), wurde von Deutschland zur G-DRG (German-DRG) adaptiert. Mittlerweile sind die Systeme kaum mehr miteinander zu vergleichen. In Deutschland erfolgt eine ständige umfangreiche Überarbeitung der DRGs durch ein eigens dafür gegründetes Institut, nämlich das Institut für das Entgeltsystem im Krankenhaus, kurz InEK. Seine Aufgabe ist es, die DRGs an laufende Entwicklungen im System anzupassen und eine kontinuierliche Qualitätskontrolle dieser zu betreiben.

Aber wie genau wird ein Fall abgerechnet, nachdem der Patient aus dem Krankenhaus entlassen worden ist? Wie in unserem Beispiel aufgeführt, werden gewisse Eckdaten des Patienten wie Alter, Geschlecht etc. benötigt. Eine Hauptdiagnose muss ermittelt werden, die den primären Grund für die Aufnahme im Krankenhaus darstellt. Weitere Untersuchungen und Operationen müssen zeitnah von den jeweiligen Ärzten eingegeben und verschlüsselt werden.

Dass für eine bestimmte Diagnose sowie bestimmte Untersuchungen und/oder Operationen ein bestimmter Preis festgelegt wurde und nun abgerechnet werden kann, ist plausibel, bei der Aufenthaltsdauer im Krankenhaus wird es jedoch schwierig. Menschen sind sehr unterschiedlich, während ein Patient bereits nach wenigen Tagen entlassen werden kann, muss ein anderer mit der gleichen Diagnose und Behandlung vielleicht Wochen im Krankenhaus verbringen. Um dieses Problem anzugehen, wurde für jede DRG und damit schließlich auch jede Behandlung eine untere und eine obere Grenzverweildauer bestimmt. Bei der DRG von Herrn Mustermann, nämlich F24B (Perkutane Koronarangioplastie mit komplexer Diagnose und mit perkutaner Angioplastie) beträgt die untere Grenzverweildauer 3, die obere Grenzverweildauer 25 Tage.

Bleibt ein Patient kürzer, als von der unteren Grenzverweildauer für seine DRG festgelegt, wird etwas von der Fallpauschale abgezogen, da die Vergütung sonst zu hoch für einen offenbar geringen Aufwand ausfallen würde. Die untere Grenzverweildauer soll dafür sorgen, dass sogenannte blutige Entlassungen vermieden werden, das heißt Entlassungen von Patienten, die eigentlich weiterer Überwachung und Fürsorge bedürften. So wird der Anreiz, durch weniger Betreuung mehr Patienten durch das Krankenhaus schleusen zu können, gemindert.

Bleibt ein Patient länger, als es die obere Grenzverweildauer vorgibt – in unserem Fall also länger als 25 Tage –, weil eine Infektion oder andere Ereignisse eintreten, wird die Fallpauschale um einen gewissen Prozentsatz erhöht, da die Klinik sonst den weiteren Aufenthalt aus eigener Tasche finanzieren müsste. Auch hier soll eine zu frühe Entlassung von Patienten vermieden werden. Wahrscheinlich würde kaum ein Krankenhaus langfristig im „Markt" überleben, würde es Patienten aus reiner Nächstenliebe – das heißt ohne finanzielle Vergütung bzw. bei eigener finanzieller Belastung – länger betreuen und überwachen, als in der DRG vorgesehen. Trotzdem ist die Anschlussvergütung in der Regel so gewählt, dass es sich finanziell nicht lohnt, Patienten „ewig" im Krankenhaus zu behalten.

Zur Berechnung der endgültigen Vergütung eines Falls, dient der sogenannte Basisfallwert, der in allen Krankenhäusern eines Bundeslandes gleich ist und anhand von Berechnungen wie zum Beispiel des vorangegangenen Basisfallwertes, der Kostenentwicklung etc. zwischen Krankenhäusern und Krankenkassen verhandelt wird. Der Basisfallwert liegt im Bundesdurchschnitt bei ca. 3.000 Euro und soll im Laufe der nächsten Jahre bundesweit auf ein identisches Niveau angeglichen werden. Wie viel Geld für eine bestimmte DRG berechnet werden darf, errechnet sich sodann aus der Multiplikation des Basisfallwertes mit der sogenannten Bewertungsrelation oder auch dem Relativgewicht, das für jede DRG jährlich neu verhandelt wird.

Bei unserem Herzinfarktbeispiel mit der DRG F24B beträgt die Bewertungsrelation 2,649, das heißt dieser Wert muss mit dem Basisfallwert multipliziert werden, um den Erlös zu berechnen. Für die im Beispiel genannten Interventionen bei akutem Herzinfarkt erhält die Klinik ca. 8.000 Euro.[36] Von diesem Geld muss das Krankenhaus Räumlichkeiten und Material (OP-Saal, OP-Besteck, Narkosegeräte, Stent, Medikamente, Röntgenbilder etc.), das Personal (Operationsteam mit Chirurgen und OP-Schwestern etc.) und alle weiteren in der Nachbetreuung anfallenden Kosten bezahlen wie Stationsbett mit Pflege und Essen, eventuelle Nachbehandlung mit Physiotherapie etc.

Insgesamt sollen Krankenhäuser dazu gebracht werden, mittels guter Organisation wirtschaftlich zu handeln und trotzdem eine hohe Qualität zu erbringen. Wird gepfuscht, kann die daraus resultierende Behandlung nicht erneut abgerechnet werden (sog. Drehtürhospitationen). Die Abrechnung mittels DRGs führt, wie vom Gesetzgeber gefordert, somit zu effizienteren Behandlungen und beinhaltet einen offensichtlichen Anreiz zum wirtschaftlichen und qualitativ hochwertigen Behandeln.[37]

Zusätzlich gibt es noch den sogenannten Case-Mix-Index (CMI), der die durchschnittliche Schwere der Patientenfälle in einem Krankenhaus beschreibt. Dieser ergibt sich aus der Summe der Relativgewichte geteilt durch die Fallzahl (CMI = Summe Relativgewichte / Fallzahl). Ein hohes Relativgewicht gibt einen schwereren Fall an und damit zwar mehr Aufwand, aber auch mehr Vergütung.

Der CMI dient als Mittelwert zur Darstellung der Schwere der Patientenfälle, sagt jedoch nichts über deren absolute Verteilung aus, also ob es sich permanent um durchschnittliche Fälle handelt oder ob nur extrem einfache und extrem schwierige Patientenfälle vorlagen. Ziel ist es, den für die Behandlung von Krankheiten notwendigen Aufwand an Ressourcen

---

[36] Vgl. G-DRG-Version 2014.
[37] Vgl. Spitzenverbände der Krankenkassen, 2007.

widerzuspiegeln, im Sinne von materiellem, diagnostischem und therapeutischem als auch ärztlichem und pflegerischem Aufwand. Kleinere Krankenhäuser werden in der Regel einen niedrigeren Case-Mix-Index haben, da die Infrastruktur dieser Kliniken oftmals nicht für schwere Fälle ausgelegt ist, deren Behandlung mit hohem Aufwand verbunden ist.

Der Case-Mix-Index wirkt sich maßgeblich auf die Vergütung der einzelnen Krankenhäuser aus – je höher er ist, desto höher fällt sie aus. Damit soll ein Anreiz gesetzt werden, nicht jeden Patienten aufzunehmen und die „leichteren" Fälle in die ambulante Versorgung abzugeben. Dort können sie mit weniger Ressourcenaufwand und meist geringeren Kosten behandelt werden.

In Deutschland haben Universitätskliniken im Schnitt den höchsten Case-Mix-Index, da sie besonders viele komplizierte Fälle betreuen, große Intensivstationen führen und auch interdisziplinäre Fälle gut behandeln können. Schwerpunktkrankenhäuser und Kliniken der Grund- und Regelversorgung können meist einen niedrigeren CMI vorweisen. Die Einführung der DRGs und des Case-Mix-Index hat einen Vergleich von Krankenhäusern untereinander ermöglicht, sogar von Stationen, und erlaubt eine vage Aussage über die Wirtschaftlichkeit der einzelnen Akteure. Auf eine weitere Nutzung des Case-Mix-Index kommen wir später beim Thema der Krankenhausplanung zu sprechen.

Damit Krankenhäuser nicht auf die Idee kommen, einen Fall mehrmals abzurechnen, indem sie einen Patient in regelmäßigen Abständen immer wieder „einbestellen", gilt die Fallzusammenführung. Das heißt wenn durch Komplikationen in einem bestimmten Zeitraum der Patient erneut im Krankenhaus aufgenommen wird, die gleiche Hauptdiagnose innerhalb von 30 Tagen erneut gestellt wird oder die Fallgruppe nur geringfügig abweicht, kann das Krankenhaus diesen Fall nicht erneut abrechnen.

Bei Verlegungen in andere Krankenhäuser – denn diese könnten sich ja ansonsten die Fälle auch „zuschanzen" – wird die sogenannte mittlere Verweildauer als Berechnungsgrundlage für die Vergütung herangezogen. Diese gibt die durchschnittliche Zeit an, welche alle Patienten mit dieser Fallpauschale in einem Krankenhaus verbringen. In unserem oben aufgeführten Beispiel der perkutanen Koronarangioplastie beträgt die mittlere Verweildauer beispielsweise 12,5 Tage. Bei Verlegung kann die Behandlung eines Patienten nur dann ohne Abzüge abgerechnet werden, wenn er mindestens diese 12,5 Tage auch in dem Krankenhaus verbracht hat.

Wir hatten schließlich festgehalten, dass der behandelnde Arzt auch Nebendiagnosen verschlüsseln muss. Dabei wird ihm jedoch keine „Narrenfreiheit" gewährt. Es dürfen nur Nebendiagnosen verschlüsselt werden, die für den aktuellen stationären Aufenthalt von Bedeutung sind, also einen Mehraufwand bedeuten. Hat Herr Mustermann zusätzlich zu seinem Vorderwandinfarkt (I21.0) einen behandlungspflichtigen Diabetes mellitus (E11.91), muss seine Zuckerkrankheit selbstverständlich während der Krankenhausbehandlung weiter- bzw. mitbehandelt werden. Andere alte Diagnosen wie beispielsweise ein Primäres Engwinkelglaukom (H40.2), die nichts mit dem aktuellen Krankenhausaufenthalt zu tun haben, dürfen nicht wahllos verschlüsselt werden, um den Fall künstlich zu verkomplizieren und so das Relativgewicht zu erhöhen. Das diese Kausalität nicht immer eindeutig feststellbar ist, stellt jedoch ein gewisses Problem dar. So können gerade bestimmte chronische Leiden die Genesung eines Patienten durchaus verzögern.

Der DRG-Katalog für das Jahr 2015 weist ca. 2.000 Fallpauschalen aus, die von etwa 200 Zusatzentgelten ergänzt werden. Diese wurden separat vereinbart und können vor allem für teure Medikamente und Medizinprodukte in eng begrenzten Ausnahmefällen zusätzlich zu den Fallpauschalen abgerechnet werden.[38]

Wir erlauben uns an dieser Stelle eine kurze Kommentierung des DRG-Systems, welches wir weder in den Himmel loben noch ungerechtfertigt in den Boden stampfen wollen. Insgesamt fällt aber auf, dass darin versucht wurde, Patienten, Krankheiten und entsprechende Therapien zu objektivieren. Das ist in der Medizin jedoch gar nicht so einfach. Krankheiten können sich individuell darstellen und Therapien unterschiedlich anschlagen. Diese Fälle in Schablonen zu pressen, bringt Probleme verschiedenster Art mit sich. Das größte von diesen ist wohl, dass mit der jeweiligen DRG ein gewisser Erlös für das Krankenhaus verbunden ist. Damit dieses auch Geld verdient oder zumindest eine „schwarze Null" vorweisen kann, muss jeder Arzt eine gewisse Anzahl von Patienten bewältigen. Leider ist die Zeit – und das

---

[38]   Vgl. G-DRG-Version 2014.

hat wohl schon jeder einmal erlebt – sehr begrenzt. Unsere Hauptkritik am DRG-System richtet sich daher vor allem gegen die Folgen in Form einer Fallzahlvermehrung und Leistungsverdichtung, die gerade die Mitarbeiter im Krankenhaus täglich zu spüren bekommen. Ärzte schaffen es kaum noch, über ihre eigene Station hinaus die weitere Patientenbetreuung zu organisieren, und können Krankheiten daher kaum noch interdisziplinär betrachten. Dabei könnten gerade mehr zeitliche Kapazitäten Nachbehandlungen optimieren und sogar Komplikationen vermeiden helfen. Der Mangel an Zeit und der wirtschaftliche Druck sind wohl der größte Kritikpunkt, der in Zukunft dringend bearbeitet werden muss. Auch wird dieses System der neuen Ärztegeneration kaum gerecht, die gelernt hat, in interdisziplinären Teams zu arbeiten und Krankheiten über Fächergrenzen hinweg zu betrachten. Die Lehre wird durch dieses System leider benachteiligt, da Ausbildung Zeit bedarf und diese nicht abgedeckt ist. Nicht zuletzt fehlt ein Teil dieser Zeit, weil Ärzte nun permanent codieren müssen, welche Leistungen sie am Patienten erbracht haben. Diese Dokumentationszeit fehlt den Ärzten und auch dem Pflegepersonal dann oft für die tatsächliche Patientenversorgung.

Der Wirtschaftsapparat Krankenhaus

Insgesamt zeigt sich, dass die Qualität der Codierung entscheidend für den Erlös eines Krankenhauses ist. Bei Abweichungen der Codierung vom realen Patientenfall haben Kassen bzw. deren medizinischer Dienst (MDK) das Recht, die Akten des Patienten einzusehen und ggf. Korrekturen vorzunehmen. Die DRG-Codierung der Diagnosen und Leistungen bei einem Patienten muss durch den durchführenden Operateur bzw. den aufnehmenden/ entlassenden Arzt erfolgen. Unter anderem durch diese Maßnahme wie auch die ständige Kontrolle durch das Controlling eines jeden Krankenhauses wird der Arzt zunehmend in die Rolle des Kassenwarts unseres Gesundheitssystemes gedrängt. Nachdem es eigentlich die Aufgabe der Krankenkassen sein sollte, Leistungen zu bewilligen oder abzulehnen, hat die Politik in den vergangenen Jahren diese Situation durch verschiedene Reformen der Abrechnung verändert. Das Resultat ist ein enormer wirtschaftlicher Druck, der in Krankenhäusern zunehmend auf das ärztliche Personal übertragen wird. Für unser Beispiel von Herrn Mustermann bedeutet es: Schafft das therapeutische Team es nicht, ihn für 8.000 Euro zu behandeln, macht das Krankenhaus mit seinem Fall einen Verlust.

Um die DRG-„Ausbeute" durch bestmögliche Verschlüsselung zu optimieren, ist es mittlerweile nicht selten, dass Dokumentationsassistenten sowie Controller eingestellt werden. In manchen Häusern begleiten sie sogar die Visiten, um ihr Know-how für den weiteren Verbleib des Patienten im Krankenhaus einfließen zu lassen. Ob es sich bei diesen Berufen um Symptome eines bürokratischeren Systems oder um deren Ursache handelt, wollen wir hier nicht diskutieren. Fakt ist, dass Ärzte mittlerweile einen viel zu großen Anteil ihrer Arbeitszeit mit der Dokumentation in doppelter und dreifacher Ausführung verschwenden, anstatt diese Zeit beim Patienten zu verbringen, um ihn fachgerecht zu betreuen.

Ein kleines Beispiel soll zeigen, in welchem Maße Controller ihr Knowhow einbringen: Es kann vorkommen, dass ein Patient zwar aus medizinischen Gründen schon entlassen werden könnte, die DRG das jedoch nicht „zulässt", da die Vergütung für diesen Fall noch nicht optimal ausgereizt ist. So bringt Diagnose X erst ab dem dritten Krankenhaustag auch Gewinn ein. Tag vier und fünf sind auch noch ganz passabel, ab dem sechsten Tag deckt die Vergütung jedoch nicht mehr die Kosten. Was geschieht an dieser Stelle mit der therapeutischen Freiheit des Arztes? Eine – wie wir finden – denkwürdige Situation. Wir verstehen zwar, dass jedes Krankenhaus versucht, im Rahmen der gesetzlichen Möglichkeiten die DRGs so anzugeben, dass der Erlös möglichst hoch ausfällt. Leider befinden sich Ärzte dadurch aber immer mehr in einer Zwickmühle. So wird derjenige, von dem jeder (aus seiner eigenen Patientenrolle heraus) erwartet, dass er unabhängig und im Sinne seiner Patienten handelt, zum Instrument und „Geldeintreiber" gemacht.

Wir fordern, dass den Patienten mit medizinischem Sachverstand, Stethoskop und wenn nötig Skalpell begegnet wird, nicht aber mit dem Taschenrechner. Die richtige Codierung kostet nicht nur wertvolle Zeit, die der Patientenbetreuung entzogen wird, sondern erfordert auch bisher berufsfremde Fähigkeiten vom Arzt. Damit werden an den Beruf des Arztes Anforderungen gestellt, die ein angehender Mediziner zu Beginn seines Studiums kaum einzuschätzen vermag.

Mittlerweile verbringt ein Arzt (je nach Fachrichtung) wahrscheinlich die Hälfte seiner Arbeitszeit mit administrativen Aufgaben wie Dokumentation, Codierung, Organisation etc.[39] Das meiste davon hat rein gar nichts mit Medizin zu tun. Es geschieht aus juristischen Gründen, um sich gegen eventuell klagewillige Patienten abzusichern, aus ökonomischen, um auch korrekt abzurechnen, oder aus sogenannten qualitätssichernden Gründen, nämlich um den – sofern möglich – optimalen Verlauf des Patientenaufenthalts darzustellen. Unserer Ansicht nach ist es nicht hinnehmbar, dass diese Zeit der Patientenbetreuung entzogen wird. Der Arzt glänzt am Patientenbett durch Abwesenheit, um die Hürden der Krankenhausorganisation zu überwinden. Schon im Studium werden wir darauf vorbereitet, später einmal alles zu dokumentieren: „Was nicht dokumentiert wurde, ist nicht passiert." Wir sträuben uns gegen solch eine Scheinmedizin, die vorgibt, mehr zu tun, als es der Fall ist.

Und das ist auch gar nicht nötig. Die Medizin in Deutschland ist spitze. In Arztpraxen und Krankenhäusern sitzen kluge Köpfe, die meistens einfach nur das Beste für den Patienten wollen und nicht mit der Vorstellung eines „nine to five"-Jobs in ihr Arbeitsleben eingetreten sind (auch wenn das immer häufiger über unsere sogenannte „Generation Y" behauptet wird). Schuld an dieser unglücklichen Situation sind hier vor allem gesetzliche Vorgaben und die Angst vor Klagen. Der Arzt wird systematisch in sein Hinterzimmer verdrängt und seine eigentlichen Aufgaben werden an anderes medizinisches Personal delegiert.

Wir treten daher für Vertrauen ein statt für weitere Dokumentation. Der Dokumentationswahn – und es wird tatsächlich doppelt und dreifach dokumentiert – muss ein Ende haben. Er stellt den wohl eigentlichen Grund dar für die steigende Unzufriedenheit der Ärzte in dem System. Diese Stimmung wird in der Folge häufig auf das DRG-System projiziert. Es muss zukünftig intelligentere Methoden in Form von guten Softwarelösungen zur Erfassung von Patientendaten geben, die für alle Seiten vertretbar sind und die die ärztliche Tätigkeit wieder vom Computer zum Patientenbett hin verschieben.

Zugleich darf wirtschaftlicher Druck nicht dafür sorgen, dass mitunter medizinisch schwer begründbare Interventionen durchgeführt werden. Auch hier muss der Gesetzgeber eingreifen. Die Effizienz der Krankenhäuser

---

[39] Blum & Müller, 2003.

kann und wird selbst bei härtesten Maßnahmen nicht ins Unermessliche steigerbar sein. Wer leidet, sind alle Beteiligten im System. Leider ist dies gelebte Realität. Wohl kaum ein anderer Berufsstand wie der der Ärzte und der Pflegekräfte nimmt solche Arbeitsbedingungen so stillschweigend und nahezu ohnmächtig hin.

Mittlerweile haben sich Kliniken für „besonders lohnende" DRGs etabliert. Gerade Spezialkliniken, häufig von privaten Kapitalgesellschaften betrieben, haben sich auf die Goldader DRG-System gestürzt. In diesen Kliniken werden besonders viele Eingriffe einer Art im Akkord abgearbeitet, wodurch eine effektivere Wertschöpfungskette entsteht. Das beginnt bereits beim Material, das in der Masse günstiger eingekauft werden kann. Bei den Anforderungen an das Personal führt es zu immer weiterer Spezialisierung, ohne dass dabei der Gesamtblick für Krankheiten bei Ärzten geschult wird – ein immer größeres Problem in unserem System.

Solange die Qualität der Behandlung darunter nicht leidet, besteht unserer Ansicht nach zwar nichts Verwerfliches daran, wenn Kliniken ihr „Spezialfach" ausbilden, denn wir brauchen solche Zentren. So herrscht schon seit vielen Jahren ein fehlender Konsens in der Wissenschaft, ob es nicht sogar wirtschaftlich und qualitativ besser wäre, Mindestmengen festzulegen, also eine Mindestanzahl von bestimmten Prozeduren, und nur Kliniken die Durchführung dieser Leistungen zu erlauben, die sie vorweisen können. Hintergrund des Gedankens ist, dass, wer eine bestimmte Behandlung öfter durchführt, sie auch besser beherrscht. Kritiker glauben hingegen an eine Verminderung der Qualität, wenn Patienten wie am Fließband durchgeschleust werden. Ob dies lediglich eine Scheinvalidität darstellt, also zwar logisch nachvollziehbar, aber in der Praxis nicht belegbar ist, oder aber eine Tatsache ist und was das für die flächendeckende Versorgung bedeutet, ist noch nicht abschließend geklärt.

Fakt ist jedoch, dass andere Wettbewerber in der Krankenhauslandschaft, die sich dieser Art des Wettbewerbs entziehen (müssen), darunter leiden. Gemeint sind damit vor allem die öffentlichen Krankenhäuser und Universitätskliniken. Diese sollen nämlich in erster Linie ihrem Versorgungsauftrag nachgehen und bieten in der Regel eine sehr große Palette an Fachdisziplinen an. Hier ist der Spielraum sich auf bestimmte Richtungen zu spezialisieren begrenzt. So befanden sich zwar im Jahr 2013 nur 39,9

Prozent der Krankenhäuser in öffentlicher Trägerschaft, während 34,8 Prozent in privater Hand waren – der Rest in der Trägerschaft der freien Wohlfahrtspflege –, jedoch stellten die öffentlichen Kliniken fast jedes zweite Bett im Bundesgebiet. Die privaten Träger hingegen kamen auf nur etwa 18 Prozent der Betten.[40] Unter anderem diese Zahlen sind Ausdruck für die Garantenstellung, die öffentliche Krankenhäuser haben, um die Versorgung der Bevölkerung sicherzustellen. Diese sollte man nicht untergraben.

Wie berechnen sich die Betten in einem Krankenhaus?
Die Krankenhausbedarfsplanung

Bei all dem Wettbewerb, der im Krankenhaussystem in Deutschland existiert, wird dennoch lange nicht alles durch den Markt reguliert. Im Gegenteil: Es handelt sich dabei sogar um ein streng überwachtes und reglementiertes Konstrukt. So kann nicht jeder einfach beliebig ein Krankenhaus eröffnen. Auch ist es den bereits bestehenden Kliniken nicht einfach erlaubt, eine neue Station aufzumachen oder die Bettenzahlen im Haus zu erhöhen.

Die Krankenhausbedarfsplanung in Deutschland ist föderalistisch geregelt, das heißt Sache der einzelnen Bundesländer. Die Anzahl der benötigten Betten wird nach der sogenannten Hill-Burton-Formel berechnet. Die Einwohnerzahl des zu versorgenden Gebietes wird dabei mit der Krankenhaushäufigkeit (= Fallzahl mal 1.000 / Einwohnerzahl) und der durchschnittlichen Verweildauer in Krankenhäusern mal 100 multipliziert. Das Ganze wird sodann durch den Bettennutzungsgrad, also die Auslastung der Häuser, mal 365 Tage mal 1.000 dividiert. Daraus ergibt sich der Bettenbedarf einer Region.[41] Zu schnell und zu kompliziert? Hier eine Beispielrechnung:

In einer Stadt wie Witten mit etwa 100.000 Einwohnern und ca. 25.000 Fällen (Bundesdurchschnitt)[42], einer Verweildauer im Krankenhaus von durchschnittlich acht Tagen und einem angestrebten Bettennutzungsgrad von 80 Prozent, um noch Kapazitäten für saisonale Schwankungen und Ausnahmesituationen vorzuhalten, beträgt der Bedarf 685 Betten.

---

[40] Vgl. Statistisches Bundesamt, Grunddaten der Krankenhäuser, 2014.
[41] Deutsche Krankenhausgesellschaft, 2012.
[42] Vgl. Statistisches Bundesamt, 2013.

$$\text{Bettenbedarf} = \text{HBF} = \frac{\text{Einwohnerzahl} \cdot \text{Krankenhaushäufigkeit} \cdot \text{Verweildauer} \cdot 100}{1000 \cdot \text{Bettennutzungsgrad} \cdot 365 \text{ Tage}}$$

Abb. 1: Hill-Burton-Formel

An dem Beispiel sieht man, dass die Bettenanzahl in einem Krankenhaus viel mehr mathematischen als wirtschaftlichen Grundlagen unterliegt. Das gilt auch für die Anzahl der Krankenhäuser. In Deutschland erfüllen die Bundesländer die öffentliche bzw. staatliche Aufgabe der Versorgung und sind verantwortlich für die Krankenhausplanung. Je nach Bundesland erfolgt sie unterschiedlich, eine zentrale Rolle spielen jedoch in allen Ländern mathematische Regeln wie die Hill-Burton-Formel. In diesem System verfügen die Krankenhäuser lediglich über ein Anhörungsrecht, das heißt sie selbst können nur darstellen, warum weitere Kapazitäten in bestimmten Bereichen aus ihrer Sicht sinnvoll wären, aber nicht darüber entscheiden. Neben diesen mathematischen Grundlagen soll zukünftig die Qualität der medizinischen Leistungen in den Krankenhäusern eine zentrale Rolle für die Aufnahme in den Krankenhausplan spielen.[43] Welche Schwierigkeiten sich dadurch ergeben könnten, wird im weiteren Verlauf des Buches genauer erläutert.

Die Finanzierung der Infrastruktur der Krankenhäuser ist ein anderes Paar Schuhe. Krankenhäuser können, sofern sie im Krankenhausplan eines Bundeslandes aufgenommen sind, Investitionsmittel für Baumaßnahmen oder Neubauten beantragen. Auch hierbei handelt es sich um ein komplexes Feld, in welchem neben dem tatsächlichen Bedarf auch das Krankenhausfinanzierungsgesetz, Landeskrankenhausgesetze sowie das Gesundheitsstrukturgesetz eine wichtige Rolle spielen.

Die Bundesländer sind also nach geltenden Gesetzen für die Investitionen in Krankenhäuser verantwortlich. Diese sind in den letzten Jahren stark rückläufig, wodurch mittlerweile große Investitionslücken entstanden sind. Von 2001 bis 2011 nahmen die Investitionen um 20 Prozent ab.[44] Die Investitionsmittel-Bereitstellungsquote der Länder liegt damit mittlerweile

---

[43] Entwurf eines Gesetzes zur Reform der Strukturen der Krankenhausversorgung (Krankenhausstrukturgesetz – KHSG), 2015.

[44] Vgl. GKV-Spitzenverbände, 2012.

bei ca. vier Prozent und damit weit unter der erforderlichen Quote von ca. 20 Prozent, die in der Wirtschaft üblich sind. Eben dieser Umstand ist einer der Gründe für eine wachsende Zahl von privaten Klinikträgern.[45] Diese investieren laut einer Studie des Rheinisch-Westfälischen Instituts für Wirtschaftsforschung (RWI) fast doppelt so viel in ihre Kliniken wie freigemeinnützige und kommunale Häuser. Diese Entwicklung könnte zu weiterer Privatisierung im Krankenhaussektor führen. Grund dafür ist, dass private Kliniken oftmals kapitalkräftige Unternehmen im Rücken haben, die nach freier Entscheidung Investitionen tätigen können. Das ist bei Unikliniken oder kommunalen Häusern kaum möglich.

Während die Bundesländer ihrer Aufgabe, in die Krankenhäuser zu investieren, nur unzureichend nachkommen, erfolgt die Deckung der laufenden Betriebskosten der Kliniken von den Krankenkassen bzw. durch die Abrechnung mittels des bereits beschriebenen DRG-Systems. Bei der Krankenhausfinanzierung in Deutschland handelt es sich also um eine duale Finanzierung. Sie ist – wie vieles in unserem Gesundheitssystem – kontinuierlicher Kritik ausgesetzt, gerade durch die Krankenkassen. Hauptargument der Kassen: Der kommunale Einfluss führe zu Überkapazitäten, da kaum ein Politiker durch Krankenhausschließungen oder -verkleinerungen zu Popularität gelangen würde. Krankenhäuser sind oftmals regional große Arbeitgeber und ein nicht unwesentlicher Wirtschaftsfaktor. Die Krankenkassen fordern eine monoistische Finanzierung, also eine Finanzierung ausschließlich durch die Krankenkassen. Sie wollen dann aber auch Einfluss auf die Krankenhausplanung nehmen.

Diese Diskussion wird kontrovers geführt und es gilt dabei viele Aspekte zu beachten. Bisher ist die Krankenhausplanung und somit die Sicherstellung der medizinischen Versorgung eine Aufgabe des Staates. Diese an die Krankenkassen abzugeben, würde bedeuten, diesen zu enormer Macht zu verhelfen, die sich gerade in Verhandlungen mit den Krankenhäusern niederschlagen könnte. Denn jedes Krankenhaus verhandelt mit den Krankenkassen jährlich um ein Budget, das für das Folgejahr zur Verfügung steht (prospektive Verhandlungen) und für beide Seiten eine gewisse Planungssicherheit gewährleisten soll.

---

[45] Vgl. *Deutsches Ärzteblatt*, 2012.

Für die Berechnung des Budgets werden die Zahlen der vergangenen Jahre hinzugezogen. An dieser Stelle wird der bereits angesprochene Case-Mix-Index (CMI) wieder relevant. Sie erinnern sich, er gibt die relative Schwere und damit auch den ökonomischen Aufwand von Leistungen an. Kompliziertere Fälle bedeuten dabei einen höheren Case-Mix-Index und eine höhere Vergütung. Der CMI wird mit dem Landesbasisfallwert multipliziert, das Ergebnis ist das Budget des Folgejahres.

Man könnte meinen, es rechne sich für Krankenhäuser, eine künstliche Überversorgung zu generieren, in dem sie gezielt mehr Patienten aufnehmen – je mehr Patienten, desto mehr Geld von den Krankenkassen. Nimmt ein Krankenhaus jedoch viele Patienten auf, die vielleicht nicht zwingend stationär behandelt werden müssten (= leichte Fälle, geringerer ökonomischer Aufwand), hat dies einen niedrigeren Case-Mix-Index zur Folge und somit ein niedrigeres Budget im Folgejahr. Es ist also wirklich kompliziert.

Für eine Überschreitung des verhandelten Budgets wiederum gibt es kaum einen Anreiz. Geschieht es doch, und ein Krankenhaus erbringt mehr Leistungen als ursprünglich vereinbart, so werden diese in den kommenden Budgetverhandlungen zwar berücksichtigt und es erfolgt ein sogenannter Erlösausgleich. Dieser führt aber ähnlich wie die Behandlung eines Patienten über die obere Grenzverweildauer hinaus nur zu einer prozentualen Vergütung. Nichtsdestotrotz kann eine Mehrleistung zukünftig eine Besserstellung des Krankenhauses bedeuten: Sie kann sich bei der Bettenzahlberechnung im Zuge der Krankenhausplanung als auch bei den kommenden Budgetverhandlungen positiv auswirken. Bleibt ein Krankenhaus hingegen unter dem vereinbarten Budget, dürfen entsprechende Mehreinnahmen nicht einbehalten werden.

Die Anreize sind also so gesetzt, dass jedes Krankenhaus versuchen wird, das verhandelte Budget möglichst punktgenau zu treffen. Ob der eine oder andere Patient wirklich krank ist und stationär behandelt werden muss, kann unter dieser Maßgabe dann mitunter sehr subjektiv beurteilt werden.

Krankenhausentwicklung in Deutschland

Trotzdem können Krankenhäuser Gewinne erzielen, indem die Betriebskosten niedrig gehalten werden. Übliche Stellschrauben sind hier die Löhne, der Personalschlüssel und Rabatte im Einkauf (das aber vor allem bei großen Krankenhausketten), aber auch eine gute Organisation und dadurch reibungslose Patientenströme im Krankenhaus.

So wie eventuelle Gewinne den jeweiligen Trägern der Krankenhäuser zukommen, müssen diese auch für eventuelle Verluste einstehen. Insgesamt findet in Deutschland in den vergangenen Jahren eine Umstrukturierung der Krankenhauslandschaft statt, welche vor allem am Abbau von bestehenden Überkapazitäten orientiert ist. Von 1991 bis 2012 fiel im Bundesgebiet die Anzahl der Betten um fast 25 Prozent, von 665.565 auf 501.475 Betten. Damit sank die Bettendichte von 832 auf 624 Betten je 100.000 Einwohner. Dem gegenüber steht ein Anstieg von über 25 Prozent der stationären Behandlungsfälle von 14,6 auf 18,6 Millionen im gleichen Zeitraum. Diese Steigerung wurde bei weniger Betten durch eine geringere Verweildauer von durchschnittlich 7,6 Tagen im Jahr 2012 möglich, während sie 1991 noch 14 Tage betrug.[46] Das liegt unter anderem daran, dass bestimmte Therapien heutzutage ambulant fortgeführt werden können oder Operationen schonender möglich sind. Eine reine Erklärung anhand von gewinnorientierten Krankenhäusern wäre an dieser Stelle unseriös.

Trotz der beschriebenen Entwicklung ist aber ein Anstieg der Ausgaben im Gesundheitssystem zu verzeichnen. Auch dieser hat multifaktorielle Gründe, wie die demografische Entwicklung, ein sich veränderndes Inanspruchnahmeverhalten der Patienten sowie eine höhere Leistungsfähigkeit des Systems, im Sinne von Krankheitsfrüherkennung durch verbesserte Diagnostik und Therapie usw. Die Krankheitskosten stiegen allein von 2002 bis 2008 von 2.650 auf 3.100 Euro pro Einwohner im Jahr. Auch dieser Anstieg der Gesamtkosten ist komplexer, als er zunächst scheint. Eine reine Politik der Kostensenkung darf nicht aus populistischen Gründen erfolgen, sondern sollte gut überlegt sein. Gerade eine sich ändernde Behandlungskultur und die Ausschöpfung und Anpassung rechtlicher Rahmenbedingungen haben im Krankenhaus auf ärztlicher Seite zu einem erhöhten und manchmal überflüssigen Angebot von Leistungen geführt. In der Vergangenheit haben versicherungstechnische sowie privatrechtliche Fälle die Ärzteschaft immer wieder erschüttert und diesen Prozess angeheizt. Wenn beispielsweise Patienten über zu späte Diagnostik klagen. Dabei sollten unserer Meinung nach

---

[46] Vgl. Statistisches Bundesamt, Krankenhäuser, 2014.

gerade diagnostische und therapeutische Entscheidungen weniger auf rechtlicher Absicherung beruhen, sondern vielmehr im Sinne des Patienten und in Anbetracht der medizinischen Folgen getroffen werden. Konkret könnten wir hier wieder das Prostatascreening anbringen. Ist das sinnvoll? Ähnlich die Mammografie. Auch hier gibt es große Bedenken über den tatsächlichen Nutzen. Ein weiteres Beispiel stellt das routinemäßige Thorax-Röntgen von bestimmten Patientengruppen bei Aufnahme auf Station dar. Für alle drei Beispiele gibt es gute Argumente. Genauso viele aber auch dagegen.

7.4. Der ambulante Sektor

Die Freiheit des Arztberufes als erkämpftes Gut

Die meisten Patienten finden aber nicht im stationären, sondern im ambulanten Sektor ihre erste Anlaufstelle bei einer Erkrankung. Als ambulante Versorgung bezeichnet man alle Leistungen, die nicht in Krankenhäusern stattfinden. Neben der haus- und fachärztlichen Versorgung gehören dazu auch die zahnärztliche sowie die psycho-, physio- und ergotherapeutische Behandlung etc.

Auch wenn die ambulante ärztliche Versorgung oft ein wenig unspektakulärer abläuft, als es bei der stationären der Fall ist, stellt sie doch einen elementaren Eckpfeiler unseres Systems dar. Sofern es sich um keine akuten Notfälle handelt, werden alle Patienten zuerst von einem niedergelassenen Allgemeinmediziner oder auch Hausarzt untersucht. Dieser bestimmt in aller Regel auch die weitere Therapie und führt sie selbst durch oder er überweist den Patienten zu einem Fachkollegen oder in ein Krankenhaus.

Das Konstrukt der niedergelassenen Ärzte ist eine Besonderheit des deutschen Gesundheitssystems. Während in anderen Ländern ambulante Leistungen oftmals durch Kliniken (gerade im fachärztlichen Bereich) erbracht werden, geschieht dies in Deutschland auch durch selbstständige Ärzte. Jedoch dürfen auch diese sich nicht vollkommen selbstbestimmt niederlassen, sondern benötigen dazu eine Zulassung der Kassenärztlichen Vereinigung (KV).

Die KVen sind Körperschaften des öffentlichen Rechts, sie wurden zu Beginn der 1930er-Jahre auf Druck der Ärzteschaft hin gegründet. Die Ärzteschaft erkämpfte sich damals aus einer bis dato unterdrückten Position heraus ihre Selbstverwaltung. Dieses Gut stellt noch heute einen elementaren Teil des Berufszweiges dar. Die KVen gingen unter anderem aus dem Hartmannbund hervor,[47] der erstmals versuchte, die Interessen der Ärzteschaft in Deutschland zu bündeln und die Tarifautonomie aufzubrechen, die bis dahin herrschte und bedeutete, dass jeder Arzt selbst mit den damaligen Krankenkassen über seine Bezahlung verhandeln musste. Der einzelne Arzt hatte hierbei gegenüber den Kassen nicht nur eine schwache Verhandlungsposition, sondern auch einen hohen Aufwand, da er mit jeder Kasse einzeln verhandeln musste.

Vielleicht erinnern Sie sich noch an die Zeiten, in denen bestimmte Ärzte nur für gewisse Kassen behandeln konnten. Unter anderem ist die heutige, nun für alle Parteien wesentlich unkompliziertere Variante ein Resultat des Zusammenschlusses der Ärzte. Die bis dahin große Ungleichheit der ärztlichen Vergütung und damit auch der Versorgung der Bevölkerung konnte angeglichen werden. Heute sind es nun die KVen, die als Vertretung der Ärzteschaft auf Landesebene die Verhandlungen mit den Kassen über die Bezahlung der Mitglieder führen. Aber dazu im Verlauf mehr.

Bedarfsplanung und Kollektivverträge – der Weg zur Versorgung

Möchte sich ein Arzt in eigener Praxis niederlassen, stellt er einen Antrag bei der zuständigen KV. Mit Ausnahme Nordrhein-Westfalens mit zwei Verwaltungsbezirken gibt es in jedem Bundesland eine Kassenärztliche Vereinigung. Die KVen führen in regelmäßigen Abständen eine sogenannte Bedarfsplanung durch. Dabei stellen sie fest, ob in dem entsprechenden Bezirk weitere Ärzte benötigt werden oder ob möglicherweise eine Überversorgung stattfindet.

Die Grundlage der Bedarfsplanung wird vom Gemeinsamen Bundesausschuss (G-BA), dem obersten Beschlussgremium der Selbstverwaltung der Ärzteschaft, vorgegeben. So kommt beispielsweise ein Hausarzt auf 1.671 Einwohner. Bei den Fachärzten kann die Bedarfsplanung hingegen stark variieren, so kommt zum Beispiel eine Frauenärztin oder ein Frauenarzt auf

---

[47] Vgl. Hartmannbund, http://www.hartmannbund.de/wir-ueber-uns/der-verband/, Zugriff am 30.10.2015.

3.733 Einwohner, eine Urologin oder ein Urologe auf 28.476 Einwohner oder eine Radiologin bzw. ein Radiologe auf 49.095 Einwohner.[48] Den KVen kommt dabei der Sicherstellungsauftrag zu, was bedeutet, dass sie für eine ausreichende Zahl an Ärzten in den jeweiligen Regionen sorgen müssen. In diesem Rahmen ist es außerdem eine ihrer wichtigsten Aufgaben sicherzustellen, dass es in allen Regionen einen 24-Stunden-Bereitschaftsdienst gibt.

In Deutschland arbeiten insgesamt fast 55.000 Hausärzte sowie ca. 89.000 Fachärzte, die bei den KVen als sogenannte Vertragsärzte zugelassen sind und Patienten der GKV behandeln dürfen.[49] Zusätzlich zu den oben genannten Aufgaben haben die KVen auch die Pflichten der Vertragsärzte zu überwachen. Neben der medizinischen Betreuung der Patienten gehören zu den Pflichten der Vertragsärzte auch die Einhaltung einer korrekten und plausiblen Abrechnung sowie die Einhaltung der Arbeitszeit. Wie diese bestimmt wird, besprechen wir im weiteren Verlauf. Zunächst kommen wir zu den Grundlagen der ärztlichen Vergütung.

Entgegen der oft verbreiteten Annahme, Ärzte würden direkt mit den Krankenkassen abrechnen, ist dies nicht der Fall. Am Ende eines jeden Quartals senden die niedergelassenen Ärzte eine Abrechnung an ihre zuständige KV und erhalten nach Prüfung der Daten die entsprechende Vergütung. Die KVen wiederum handeln jährlich eine Gesamtvergütung mit den Krankenkassen aus. Die Verhandlungen über die sogenannten Kollektivverträge bestimmen das Budget, das jeder KV zur Abrechnung in einem Jahr zur Verfügung steht. Die jeweilige Berechnung erfolgt dabei nicht, wie man vermuten könnte, auf Grundlage der demografischen Entwicklung, der Morbidität, des medizinischen Fortschritts oder der Arztzahlentwicklung, sondern unabhängig davon auf Grundlage der Entwicklung der Grundlohnsumme, das heißt des beitragspflichtigen Arbeitsentgelts. Das bedeutet, dass in Deutschland die GKV-Ausgaben an die allgemeine Lohnentwicklung gekoppelt sind. Welche Auswirkungen wird dieser Sachverhalt in 20 Jahren haben, bei vermutlich weniger Erwerbstätigen und mehr Bedarf an medizinischen Leistungen?

---

[48] Vgl. Gemeinsamer Bundesausschuss, 2014.
[49] Vgl. Kassenärztliche Bundesvereinigung, 2013.

Wir verstehen, dass nur ausgegeben werden kann, was auch eingenommen wird, aber genau diese vom Bedarf abgekoppelte Berechnung ist ein häufiger Kritikpunkt an den Kollektivverträgen. Grund hierfür ist die Verpflichtung der Krankenkassen im § 71 des SGB V zur Beitragsstabilität. Das Gesetz besagt, dass die Krankenkassenbeiträge nur im dringlichsten Fall steigen dürfen, nämlich wenn die medizinische Versorgung auch nach Ausschöpfung der letzten Wirtschaftlichkeitsreserven ansonsten nicht mehr sichergestellt werden kann. Unserer Ansicht nach handelt es sich dabei um einen Widerspruch in sich, da die Berechnung ja gerade nicht an dem eigentlichen Bedarf orientiert ist.

Allerdings haben wir es mit einem zweischneidigen Schwert zu tun. Berechtigterweise möchte die Politik mit dem Gesetz erreichen, dass einer angebotsinduzierten Nachfrage, also einer Nachfrage die durch die Ärzte befördert wird, nicht bedingungslos Vorschub geleistet wird. Denn würde eine Planung der Vergütung allein an den erbrachten Leistungen festgemacht, wäre dies ein Anreiz für Ärzte, besonders viele Leistungen zu erbringen, um die Vergütung stetig zu steigern. Dies ist in der Vergütung ein permanentes Problem, an welchem sich bereits diverse Gesetzesvorhaben versucht haben, um diesem Hamsterradeffekt Einhalt zu gebieten.

Aber es gibt noch weitere kritische Punkte an der Berechnung der Kollektivverträge. So steigt die erbrachte Leistungsmenge seit Jahren schneller als die Grundlohnsumme. Der Grund hierfür liegt – neben der demografischen Entwicklung, der steigenden Lebenserwartung und dem veränderten Inanspruchnahmeverhalten der Bevölkerung – auch in der besseren medizinischen Versorgung, die gerade im fachärztlichen Bereich immer kostenintensiver wird. Mit dieser Entwicklung geht eine Inflation, also mehr Leistung für insgesamt weniger Geld, der ärztlichen Vergütung einher.

Die Krankenkassen zahlen den Betrag an die KVen schließlich „mit befreiender Wirkung", was bedeutet, dass sie keine weiteren Pflichten zur Patientenversorgung im ambulanten Bereich mehr haben. Dies unterstreicht den Auftrag der KVen zur Sicherstellung der ärztlichen Versorgung der Bevölkerung. Mit dieser Pflicht verbunden ist im Übrigen auch ein fehlendes Streikrecht unter niedergelassenen Ärzten. Sieht man diese doch einmal im Fernsehen protestierend auf der Straße, heißt das nicht, dass keine Versorgung mehr stattfindet. Eine Grundversorgung muss immer gewährleistet

sein. Zurzeit wird eben dieses fehlende Streikrecht auch vor dem Bundes-
sozialgericht verhandelt.

Wie funktioniert die Abrechnung beim niedergelassenen Arzt?

Wie berechnet sich nun das „Gehalt" eines einzelnen Arztes? Auch hier
finden wir ähnliche Probleme mit der Vergütung wie schon im stationären Bereich. Die jeweilige Art des Anreizes prägt auch das (Abrechnungs-)
Verhalten der Ärzte. Bei der Vergütung im ambulanten Sektor handelt es sich
wohl um eines der kompliziertesten Konstrukte des deutschen Gesundheitswesens. Es ist wohl für alle Parteien, die damit zu tun haben, nur schwer
vollständig zu durchdringen, denn es ist neben stetigen Anpassungen und
Korrekturen auch regional sehr unterschiedlich gestaltet. Daher sind auch
wir nur in der Lage, die Grundzüge der ärztlichen Vergütung zu beleuchten.

Den niedergelassenen Ärzten dient bei der Abrechnung von Leistungen
für GKV-Patienten der sogenannte Einheitliche Bewertungsmaßstab (EBM)
als Grundlage. Der EBM ist eine Art Verzeichnis ärztlicher Leistungen und
wird zwischen der Kassenärztlichen Bundesvereinigung (KBV), dem Dach-
verband der einzelnen KVen, und den Spitzenverbänden der Krankenkassen
verhandelt. Der Arzt muss, ähnlich wie im Krankenhaus, die erbrachten
Leistungen mit Codes protokollieren. Diese Codes, sogenannte Gebühren-
ordnungspositionen (GOPs), verschlüsseln die ärztlichen Leistungen und
sind mit einem bestimmten Punktwert hinterlegt, der den Arbeitsaufwand –
vom zeitlichen, personellen und apparativen Aspekt her – abbilden soll.
Nachfolgend werden wir aufgrund der regionalen Differenzen lediglich mit
Richtwerten am Beispiel des Hausarztes arbeiten.

Ein Hausarzt kann je nach Alter seines Patienten eine bestimmte GOP
abrechnen, wenn dieser erstmalig in einem Quartal in der Praxis erscheint.
Nehmen wir an, es handelt sich dabei um 1.000 Punkte. Darin enthalten
sind unter anderem: ein obligater Arzt-Patienten-Kontakt mit körperlicher
Untersuchung, eventuell einem EKG oder einer Blutentnahme sowie wahrscheinlich eine Beratung oder Behandlung, also auch ein ärztlicher Bericht
bzw. ein individueller Arztbrief. Der Arzt soll ja alle notwendigen Leistungen
erbringen, die der Krankheitsfindung bzw. -bekämpfung beim Patienten
dienen. Ebenfalls in den 1.000 Punkten enthalten sind jedoch auch alle

weiteren Untersuchungen, die im selben Quartal erfolgen. Was das bedeutet, möchten wir an einem alltäglichen Beispiel verdeutlichen:

Nehmen wir an, Sie holen sich jeden Sonntagmorgen Brötchen, um mit Ihrer Familie ein schönes Frühstück zu genießen. So spazieren Sie an einem schönen Julitag zum Bäcker und kaufen für sich und Ihre Familie sieben Brötchen. Dafür bezahlen Sie selbstverständlich, sagen wir, etwa fünf Euro. Bis Ende September gehen Sie unter Umständen noch zehn weitere Mal zum Bäcker, da Sie es sehr schätzen, am Wochenende Brötchen zu essen. Könnten Sie sich vorstellen, dass Sie nach dem ersten Besuch im Juli bei jedem weiteren Einkauf nichts mehr bezahlen müssen? Wohl kaum.

Im Gesundheitssystem verhält es sich nun ein wenig anders, da man in diesem System, wie wir zu Beginn bereits feststellen konnten, sowieso kaum direkten Kontakt mit den eigentlichen Kosten hat. Kommt in unserem Hausarztbeispiel der gleiche Patient zu einer erneuten Konsultation im selben Quartal, kann der Arzt keine weitere GOP abrechnen.

Sie können sich vorstellen, welchen Anreiz dieses Vergütungssystem darstellt. Der Arzt kann zwar spezielle Leistungen wie ein Belastungs-EKG, eine Lungenfunktionsprüfung oder andere Untersuchungen abrechnen, jedoch alle nur ein einziges Mal im Quartal. Da dieses System etwa bei chronisch kranken Patienten nicht funktionieren kann, die nicht selten wöchentlich ihren Arzt konsultieren, gibt es zusätzliche sogenannte Chronikerziffern. So kann der Arzt bei erneutem Patientenkontakt im selben Quartal zur Chronikerpauschale (mit der GOP 03220 / 04220), die in der Bewertung des EBM 130 Punkten entspricht, eine weitere Ziffer abrechnen, die für die zweite Konsultation einen Zuschlag von 40 zusätzlichen Punkten bedeutet. Für Ihren Bäckerbesuch würde das in etwa bedeuten, dass sie beim zweiten Einkauf die Croissants günstiger erwerben können, da Sie vor einem Monat bereits die Brötchen erstanden haben.

Hinzu kommt, dass bei jedem Punkt, den ein Arzt abrechnet, er zum Zeitpunkt der Eingabe in seinen Computer noch nicht wissen kann, wie viel Geld er dafür tatsächlich am Ende bekommt. Die KV selbst kann das lediglich erahnen. Das Budget ist ja bereits verhandelt und beschlossen, die zur Verfügung stehende Summe steht fest. Zur Orientierung könnte man von ungefähr drei Cent pro Punkt sprechen. Erbringen viele ärztliche Kollegen auch viele Leistungen, so führt dies zu einer Inflation der Punkte.

Der einzelne verliert an Wert und somit auch die erbrachte Leistung. Gab es für 100 Punkte also vor einem Jahr noch drei Euro, können sie im nächsten Jahr theoretisch nur noch 2,50 Euro wert sein.

Dies führt zu dem Effekt, dass die Ärzte – was gut nachzuvollziehen ist – versuchen, ihr Gehalt durch ein Mehr an Leistungen konstant zu halten, da sie Planungssicherheit anstreben. Auf Dauer kommt es dadurch jedoch zu einem Hamsterradeffekt, der große Frustrationen auf ärztlicher und in zweiter Instanz auch auf der Patientenseite mit sich bringt.

Der EBM regelt also die Verteilung des vorher festgelegten Gesamt-Honorarvolumens anhand von Punkten. Aber damit ist das Abrechnungssystem noch lange nicht hinreichend beschrieben. Zusätzlich zu diesen budgetierten Leistungen gibt es nämlich auch sogenannte extrabudgetäre Leistungen. Bei diesen handelt es sich um Leistungen, die beispielsweise von den Kassen als „besonders förderungswürdig" angesehen werden. Für sie gilt unabhängig von allen Punktwerten und der Quantität der erbrachten Leistungen eine gesicherte Vergütung. Dazu zählen zum Beispiel bestimmte Präventionsleistungen wie Krebsfrüherkennungs-Untersuchungen, darunter auch das Brustkrebs-Screening, das seit seiner Aufnahme in die extrabudgetäre Leistungen geradezu einen Hype erlebt.[50] Daran lässt sich eindrücklich zeigen, welch enorme Wirkung auf die Versorgung der Bevölkerung durch solch einen Anreiz ausgelöst werden kann.

Nachdem die Politik den sich durch ständige Mengenausweitung verstärkenden Hamsterradeffekt bei budgetierten Leistungen erkannt hatte, wurde mit dem GKV-Wettbewerbsstärkungsgesetz 2007 ein sogenanntes Regelleistungsvolumen eingeführt. Es soll dem fortschreitenden Punkteverfall entgegenwirken. Das Regelleistungsvolumen teilt jedem Arzt eine gewisse Patientenzahl zu, bis zu welcher eine Vergütung der Punkte zu 100 Prozent erfolgt. Für darüber hinaus behandelte Patienten erhält ein Arzt je nach Fachgruppe die Punkte nur noch zu 25 bis 75 Prozent vergütet. In unterversorgten Regionen überschreiten in der Regel gerade die Hausärzte ihr Regelleistungsvolumen zwangsläufig deutlich. Dies wird von den KVen auch nicht geahndet, da ohne die Mehrarbeit der Ärzte die KVen ihren Sicherstellungsauftrag nicht gewährleisten könnten.

---

[50] Nekolla u.a., 2005, S. 245–254.

Um die Rechtmäßigkeit der ärztlichen Leistungen zu überprüfen, erfolgt jedes Quartal eine Kontrolle der Ärzte durch die KVen. Dabei wird die Abrechnung auf sachliche und rechnerische Richtigkeit, auf Plausibilität wie auch auf Wirtschaftlichkeit geprüft. Um die sachliche und rechnerische Kontrolle vor Auszahlung der Vergütung durchführen zu können, sind in den GOPs auch durchschnittliche Zeiten für die jeweilige Leistung hinterlegt. So ist unter der GOP 33012, „Sonografie der Schilddrüse" (eine Ultraschalluntersuchung) neben dem Punktwert auch eine Kalkulationszeit von sieben Minuten angegeben.[51]

Sollten die vom Arzt abgerechneten Leistungen einen durchschnittlichen Tagesstundensatz von beispielsweise zwölf Stunden überschreiten, wird dies mit hoher Wahrscheinlichkeit zu einer Plausibilitätsprüfung führen. Gerade in unterversorgten Gebieten arbeiten niedergelassene Ärzte jedoch im Durchschnitt nicht selten mehr als 250 Stunden im Monat. Viele Ärzte verlegen die bürokratischen Aufgaben auf die Zeit nach der Patientenversorgung, um der Patientenflut während des Tages Herr zu werden. Abweisen darf nämlich auch eine überlaufene Praxis in unterversorgten Gebieten die Patienten nicht.

Wie wir bereits mehrfach angedeutet haben, führt jede Aktion innerhalb der Anreizstrukturen zu Reaktionen des Systems. So scheint durch die Einführung der Regelleistungsvolumina zwar das Problem der Punkteinflation gemildert, sie ziehen jedoch andere Konsequenzen nach sich. So sind unter anderem die Regelleistungsvolumina dafür verantwortlich, dass Sie am Ende eines Quartals auf einen eventuell weniger motivierten Arzt treffen, der versuchen wird, Ihnen einen Termin im nächsten Quartal zu geben. Waren Sie in diesem Quartal bereits bei ihm, so bekommt er für Ihre erneute Untersuchung bzw. die Konsultation wahrscheinlich sowieso kein Geld mehr. Nun stellen Sie sich einmal Ihre eigene Motivation vor, wären Sie der Arzt.

Statistisch gesehen ging jeder Deutsche im Jahr 2008 durchschnittlich 18,1 Mal zum Arzt, also rund alle drei Wochen. Aufs Jahr gerechnet, kamen so in Deutschland fast 1,5 Milliarden Arztbesuche zusammen.[52] Im

---

[51] Vgl. Kassenärztliche Bundesvereinigung, 2014.
[52] Vgl. Barmer GEK, 2010.

Vergleich zu unseren europäischen Nachbarn sind wir damit absoluter Spitzenreiter. Auch das ist eine Folge der Anreizstrukturen. Aber kommen wir zurück zu Ihrem Arztbesuch. Selbst wenn Sie erstmalig in diesem Quartal hingehen, so hat der Arzt am Ende des Quartals sein Regelleistungsvolumen wahrscheinlich bereits überschritten. Ihre Behandlung bzw. Beratung werden für ihn kaum noch abzurechnen sein. Gerade Praxen in Regionen mit älteren und somit wohl auch kränkeren Patienten bekommen so das wirtschaftliche Risiko, für das ja eigentlich die Krankenkassen verantwortlich sind, zusätzlich aufgeladen.

Der Privatpatient

All diese Regeln gelten bei Privatpatienten nur noch bedingt. Für die tatsächliche Behandlung im Krankenhaus, macht es kaum einen Unterschied mehr, ob Sie privat oder gesetzlich versichert sind. Vielleicht werden tendenziell öfter Privatpatienten vom Chefarzt persönlich operiert, haben ein Einzelzimmer und andere Gerichte auf der Speisekarte, die Leistungen sind ansonsten sehr ähnlich. In der ambulanten Versorgung hingegen können andere Unterschiede auftreten. Denn Leistungen für PKV-Patienten werden nicht nach EBM berechnet, sondern nach der Gebührenordnung für Ärzte (GOÄ).

Vorläufer der GOÄ war einst die preußische Gebührenordnung, die später durch den Hartmannbund zur Allgemeinen Deutschen Gebührenordnung maßgeblich umgestaltet wurde. Diese ist noch heute Grundlage der GOÄ. Die GOÄ zählt die einzelnen Arztleistungen auf, für die je ein Mindest- und ein Höchstsatz festgelegt sind. Die GOÄ sorgt somit für eine einheitliche Abrechnung außerhalb der GKV und verhindert, dass Ärzte sich die Not von Patienten zu Nutzen machen und Wucherpreise verlangen können. In Deutschland darf ein approbierter (zugelassener) Arzt keine selbst kalkulierten Preise verlangen, er ist verpflichtet, nach der GOÄ abzurechnen.

Leistungen können nach der GOÄ in der Regel zu einem 2,5fachen oder dreifachen Satz der normalen Vergütung (also gegenüber dem EBM) abgerechnet werden. Beispielsweise wird eine Blutentnahme bei einem GKV-Patienten nicht gesondert abgerechnet, da diese bereits in anderen

GOPs enthalten ist. Ein PKV-Patient muss dafür hingegen ca. 4,46 Euro zahlen.[53]

PKV-Patienten haben im Vergleich zu GKV-Patienten unter anderem einen (vermeintlichen) Vorteil: Gewisse Budgets gelten für sie nicht. So steht für einen GKV-Patienten jedem Arzt ein gewisses Budget zu, das er für Laboruntersuchungen, Medikamente, Physiotherapie etc. ausschöpfen kann. Ist dieses Budget überschritten, kann es passieren, dass sich die Praxis einer Wirtschaftlichkeitsprüfung unterziehen muss. Die Ärzte sind durch diese Einschränkung indirekt angehalten, nur die wirklich notwendige Diagnostik durchzuführen. Von manchen Patienten gewünschte Blutentnahmen, nachdem die letzte TV-Show die eine oder andere Anregung gegeben hat, sind kaum möglich, ohne dass der Arzt am Ende Einschnitte befürchten muss. PKV-Patienten hingegen fallen nicht in das Budget des Arztes, da sie sämtliche Kosten sowieso erst einmal persönlich tragen.

Warum ist es dennoch nur ein vermeintlicher Vorteil in der PKV zu sein? Das hat zwei Gründe. Zum einen ist es auch jedem GKV-Versicherten erlaubt, beispielsweise die Physiotherapie selbst zu bezahlen, denn der Arzt kann auch ihm ein Privatrezept verschreiben. Zum anderen ist der PKV-Patient aufgrund seines wirtschaftlich größeren Nutzens für den Arzt der Gefahr der Über- und somit auch der Fehlversorgung ausgesetzt. Bestimmte Untersuchungen könnten zu einer flexibleren Interpretation der tatsächlichen Notwendigkeit führen. Anders gesagt: Sucht man lange genug, wird man bei jedem eine Abweichung von der „Norm" finden und könnte diese unter Umständen auch therapieren. Ob das aber immer auch sinnvoll ist, steht auf einem anderen Blatt. Daher sollten Patienten auch hier, wie immer, bewusst den Ausführungen des Arztes zuhören und nicht zu unkritisch sein.

Aufgrund der unterschiedlichen Verteilung von PKV-Patienten in Deutschland ist der Umsatz mit ihnen je nach Arztpraxis äußerst unterschiedlich – spielt aber offensichtlich eine große Rolle. Laut Statistischem Bundesamt erwirtschafteten im Jahr 2011 die Arztpraxen mit bundesweit ca. 90 Prozent GKV-Versicherten lediglich 69 Prozent ihres Umsatzes, den Rest brachten Privatpatienten ein.[54]

[53] Vgl. Gebührenordnung für Ärzte (GOÄ), Stand 01/2014.
[54] Vgl. Statistisches Bundesamt, Kostenstruktur, 2011.

Die Lehre aus acht Jahren Praxisgebühr

Wir haben bereits viel über Anreizsysteme und Vergütung gesprochen, wollen aber trotzdem noch einen zwar vergangenen, aber dennoch interessanten Aspekt der Beitragsgerechtigkeit betrachten: die Praxisgebühr, die unser System von 2004 bis 2013 begleitet hat. Jeder Patient (selbstverständlich gab es auch hier Ausnahmen) musste in diesen Jahren bei seinem ersten Arztbesuch in einem Quartal zehn Euro Praxisgebühr bezahlen. Weitere Arztbesuche im selben Quartal waren kostenfrei.

Die vom Arzt eingenommene Gebühr – im Übrigen mit einem großen Verwaltungsaufwand verbunden – wurde am Ende des Quartals von seiner Bezahlung abgezogen. Das heißt der Arzt verdiente nicht an ihr. Grund der Einführung war ein enormer Anstieg der Gesundheitsausgaben. Die Gebühr sollte die Krankenkassen entlasten, indem die Kosten innerhalb des Systems von den Gesünderen, die kaum Leistung in Anspruch nehmen, auf die Kränkeren und somit für das System teureren Versicherten, verteilt werden. Auch sollte die Hürde zum Arzt zu gehen dadurch ein wenig größer werden, um unnötige Arztbesuche zu vermeiden. Wie zum Thema Kopfpauschale und Bürgerversicherung bereits erläutert, handelte es sich bei der Praxisgebühr um eine proportionale „Steuer", also einen festgelegten Geldbetrag, welcher ungeachtet der finanziellen Verhältnisse von allen verlangt wurde. So konnten durch die Praxisgebühr die GKV-Ausgaben für ärztliche Behandlungen von 23,3 Milliarden Euro in 2003 auf 21,8 Milliarden Euro in 2004 gesenkt werden – eine Ersparnis von 1,5 Milliarden Euro. Nachdem die Praxisgebühr wieder abgeschafft wurde, stiegen die Ausgaben innerhalb eines Jahres von 28,7 Milliarden Euro in 2012 auf 31,4 Milliarden Euro in 2013 wieder sprunghaft an.[55]

Als die Praxisgebühr eingeführt wurde, stand die Häufigkeit der Arztbesuche im Zentrum der Überlegungen. Diese sollten als Nebeneffekt gesenkt werden. Tatsächlich sanken von 2003 auf 2004 die Arztbesuche – erstmals seit 1991 – von 7,6 auf sieben Arztbesuche pro GKV-Versicherten im Jahr.[56] Das klingt zwar nach nicht viel, ist aber ein durchaus beeindruckendes Beispiel dafür, wie leicht die Inanspruchnahme von Gesundheitsleistungen

[55] Vgl. Bundesministerium für Gesundheit, Ausgaben der gesetzlichen Krankenversicherung, 2014.

[56] Vgl. Statista, Anzahl der jährlichen Arztbesuche pro Kopf in Deutschland, 2012.

beeinflusst werden kann. Es handelt sich dabei um keine saisonale Schwankung, sondern um eine klare Trendwende der bis dahin immer stärkeren Inanspruchnahme von ärztlichen Leistungen. Laut Studien waren es dabei aber vor allem sozial schwächere Menschen, die auf Arztbesuche verzichteten, also Menschen, die umso mehr auf die Solidarität des Systems angewiesen waren und denen der Zugang zum System erschwert wurde.[57]

Wir können an dieser Stelle der Politik nur raten, mit solchen Steuerungselementen zukünftig äußerst vorsichtig umzugehen. Denn spart man an der Früherkennung von Krankheiten, so wird die spätere Behandlung höchstwahrscheinlich insgesamt teurer werden, wenn beispielsweise Spätfolgen auftreten, die sich nur mit großem Aufwand therapieren lassen. Das soll aber nicht heißen, dass gewisse Maßnahmen zur „Patientensteuerung" nicht auch sinnvoll sein können.

Die Praxisgebühr soll als abschließendes Beispiel für die Steuerung im Gesundheitswesen durch Anreizstrukturen dienen und noch einmal deren enorme Relevanz hervorheben. Jedem muss bewusst sein, dass jede Aktion immer eine entsprechende Reaktion hervorrufen wird, die unter Umständen anders aussehen kann, als angenommen und geplant. Daher sind gerade im Gesundheitssystem wohl überlegte Anpassungen gefragt und nicht einfach nur populäre oder gar populistische Entscheidungen.

Gerade dem Thema der Praxisgebühr wird aber auch heute in der politischen Debatte immer größere Aufmerksamkeit geschenkt. In Zeiten überfüllter Arztpraxen und vollkommen überlaufener Notaufnahmen (und das nur bedingt mit tatsächlichen Notfällen) muss man sich überlegen, wie die Patienten besser gesteuert werden können. Eine hier viel vertretene Meinung ist die, dass durch die vielen Bagatellen eigentliche Notfälle bzw. wirklich Kranke auf der Strecke bleiben. Die Hoffnung, die mit der Einführung der Praxisgebühr einhergeht, ist auch die, dass eigentlich gesunde Patienten nicht direkt einen Arzt aufsuchen. Bei einer Gebühr von zehn Euro erscheint ein milder Schnupfen unter Umständen als Problem, das sich allein lösen lässt.

Insgesamt gibt es für die Vergütung und welchen Anreizen diese folgen sollte leider kein Patentrezept. Auch von Ärzten darf aber kein absolut

---

[57] Vgl. Bertelsmann Stiftung, 2005.

uneigennütziges Verhalten erwartet werden. Denn wie jeder, der ein Unternehmen führt, muss dieser am Ende des Monats wenigstens eine schwarze Null vorweisen. Es wird oft vergessen, dass auch niedergelassene Ärzte zwangsläufig Unternehmer sind – und das ist nicht immer schlecht. Hier den goldenen Schnitt zu finden und eine Versorgung und Vergütung zu erreichen, die allen gerecht wird, klingt jedoch wie die Eröffnung des Gordischen Knotens.

7.5. Solidarität ist mehr als nur ein Wort

Wir hoffen, dass wir unser Versprechen vom Anfang des Kapitels einhalten konnten und Sie sich nun ein gutes Bild vom Aufbau unseres Gesundheitssystems machen können, wenn auch sicherlich nur in seinen Grundzügen. Wichtig zu verstehen sind die Reaktionen des Systems auf äußere Einwirkungen.

Unser Anliegen ist ein dauerhaft stabiles und gerechtes System, nicht umsonst haben wir das Wort Solidarität so häufig bemüht. Wir sind überzeugt, dass tragfähige Entscheidungen nur im gesellschaftlichen und fächerübergreifenden Konsens aller Akteure im Gesundheitswesen getroffen werden können. Dazu braucht es keine Interessenvertretung von Sparten des Systems, sondern umfassendere Eindrücke und Perspektiven. Es darf zu keiner Dominanz von einzelnen Gruppen kommen, weil sich die restlichen Akteure uneins über Banalitäten sind. So verfügt beispielsweise die Pflege bis heute über keine mit anderen Interessensgruppen vergleichbare Dachorganisation. Die Ärzte sind insgesamt eher uneinig untereinander und belauern sich in Grabenkämpfen. Viel zu selten werden Konsensentscheidungen getroffen. Dabei sollte versucht werden, den Reibungsverlust gering zu halten, da davon wohl nur einzelne Interessensgruppen profitieren. Genannt seien an dieser Stelle konkret Pharmaunternehmen, Apotheker und andere einzelne Gruppen, die direkt an diesem System teilhaben, aber durch Einigkeit untereinander für sich in der Vergangenheit große Erfolge verbuchen konnten. Dabei kann gerade gegenseitiges Verständnis zu einer stabilen Lösung für morgen beitragen – über die komplexen Fragestellungen von heute. Wie diese stabile Lösung aussehen mag, darüber gibt es verschiedene Vorstellungen.

So leicht es als Einzelner sein mag, in diesem System abzutauchen und die Solidargemeinschaft auszunutzen, so kurzfristig gedacht ist dieses Verhalten. Jeder – Leistungserbringer und -empfänger – kann auf seine Art und Weise zur Leistungsfähigkeit unseres Gesundheitssystems beitragen. Auch dazu soll dieses Buch aufrufen.

Literatur

Zum didaktisch sinnvollen Aufbau und als Orientierung für dieses Kapitel dienten unter anderem die Websites des Bundesministeriums für Gesundheit und des Bundesamtes für politische Bildung.

Barmer GEK (2010). Arztreport, Erkrankungen und zukünftige Ausgaben.

Bertelsmann Stiftung (2005). Gesundheitsmonitor.

Beske, Fritz (2012). Versorgungsprognose 2060: Leistungs- und Ausgabenentwicklung in der Gesundheitsversorgung und in der Versorgung Pflegebedürftiger, Fritz-Beske-Institut für Gesundheits-System-Forschung.

Blum, K.; Müller, U. (2003). Dokumentationsaufwand im Ärztlichen Dienst der Krankenhäuser. Deutsche Krankenhausgesellschaft (DKG).

Brost, H. (2010). Vom Code zur Rechnung. Kurzer Leitfaden zum DRG-System. Aachen.

Bundesministerium für Gesundheit (2007). Gesundheitsreform 2007, Pressemitteilung Nr. 13. Berlin, 02.02.2007.

Bundesministerium für Gesundheit (2013). Bekanntmachung des durchschnittlichen Zusatzbeitrags 2014, Pressemitteilung Nr. 75. Berlin, 31.10.2013.

Bundesministerium für Gesundheit (2013). Daten des Gesundheitswesens, Gesundheitswirtschaft, Ausgaben für Gesundheit, 11.1., S. 157.

Bundesministerium für Gesundheit (2014). Ausgaben der gesetzlichen Krankenversicherung (GKV) für ärztliche Behandlungen.

Bundesministerium für Gesundheit (2014). Finanzierung, Risikostrukturausgleich, 01.08.2014.

Bundesministerium für Gesundheit (2014). Finanzierungsgrundlagen der Gesetzlichen Krankenversicherung, Bundeszuschüsse, 18.06.2014.

Bundesministerium für Gesundheit (2014). Gesetz zur Weiterentwicklung der Finanzstruktur und der Qualität in der gesetzlichen Krankenversicherung, Beitragssatz, 24.07.2014.

Bundesversicherungsamt (BVA) (2015). Zulassung der strukturierten Behandlungsprogramme (Disease Management Programme – DMP) durch das Bundesversicherungsamt (BVA).

CDU-Parteitag (2004). Beschluss C33 des 18. Parteitags der CDU Deutschlands, Reform der gesetzlichen Krankenversicherung – Solidarisches Gesundheitsprämienmodell. Düsseldorf.

Deutsche Krankenhausgesellschaft (DKG) (2012). Bestandsaufnahme zur Krankenhausplanung und Investitionsfinanzierung in den Bundesländern, 14.07.2012.

Deutsches Ärzteblatt (2012). Private Krankenhausträger investieren am meisten. http://www. aerzteblatt.de/nachrichten/50684/Private-Krankenhaustraeger-investieren-am-meisten, Zugriff am 30.10.2015.

Dubben, H.-H. (2014). Früherkennung des Prostatakarzinoms. Schaden belegt, Nutzen nicht belegbar. *Bundesgesundheitsblatt.* 57 (3): 318–326.

Entwurf eines Gesetzes zur Reform der Strukturen der Krankenhausversorgung (Krankenhausstrukturgesetz – KHSG) (2015).

G-DRG-Version 2014 (2014). Fallpauschalen Katalog, Zusatzgelte-Katalog.

Gemeinsamer Bundesausschuss (2014). Richtlinie des Gemeinsamen Bundesausschusses über die Bedarfsplanung sowie die Maßstäbe zur Feststellung von Überversorgung und Unterversorgung in der vertragsärztlichen Versorgung (Bedarfsplanungs-Richtlinie).

Gesundheitsberichterstattung des Bundes (2014). Gesundheitsausgaben in Deutschland als Anteil am BIP und in Millionen €, Gesundheitsausgabenrechnung, Statistisches Bundesamt, Zweigstelle Bonn, 03.12.2014.

Gesundheitsberichterstattung des Bundes (2014). Gesundheitsausgaben in Deutschland (in Millionen €), Gesundheitsausgabenrechnung, Statistisches Bundesamt, Zweigstelle Bonn, 03.12.2014.

GKV-Spitzenverband (2014). Anzahl der Krankenkassen im Zeitablauf – Konzentrationsprozess durch Fusionen, 01.01.2014.

GKV-Spitzenverbände (2012). Pressemitteilung vom 2. Juli 2012.

Hartmannbund (2015), http://www.hartmannbund.de/wir-ueber-uns/der-verband/, Zugriff am 30.10.2015.

Institut für Gesundheits- und Sozialforschung (IGES); Lauterbach, Karl; Wasem, Jürgen (2004). Klassifikationsmodelle für Versicherte im Risikostrukturausgleich. Untersuchung zur Auswahl geeigneter Gruppenbildungen, Gewichtungsfaktoren und Klassifikationsmerkmale für einen direkt morbiditätsorientierten Risikostrukturausgleich in der gesetzlichen Krankenversicherung, S. 7 f.

Kassenärztliche Bundesvereinigung (2013). Statistische Informationen aus dem Bundesarztregister.

Kassenärztliche Bundesvereinigung (2014). Einheitlicher Bewertungsmaßstab (EBM), 3. Quartal, 19.08.2014.

Linder, R. u.a.. (2011). Nutzen und Effizienz des Disease-Management-Programms Diabetes mellitus Typ 2. *Deutsches Ärzteblatt International.*

NAV-Virchow Bund (2013). Pressemitteilung, Berlin, 22.05.2013.

Nekolla, E.A.; Griebel, J.; Brix, G.. (2005). Einführung eines Mammographie-Screening-Programms in Deutschland. Erwägungen zu Nutzen und Risiko. Radiologe. 45: 245–254.

Nöthen, Manuela (2011). Hohe Kosten im Gesundheitswesen: Eine Frage des Alters? In: Statistisches Bundesamt (Hrsg.). Wirtschaft und Statistik, Juli 2011, S. 665–675.

Organisation für wirtschaftliche Zusammenarbeit und Entwicklung (OECD) (2005). Gesundheitsdaten, 12.10.2005.

Organisation für wirtschaftliche Zusammenarbeit und Entwicklung (OECD) (2013). Health at a Glance 2013: OECD Indicators. OECD Publishing, Kapitel 4.6/5.4.

Robert Koch-Institut (2005). Beiträge zur Gesundheitsberichterstattung des Bundes „Armut, soziale Ungleichheit und Gesundheit" im 2. Armuts- und Reichtumsbericht der Bundesregierung, S. 31 ff..

Pindyck, R.; Rubinfeld, D. (2009). Mikroökonomie, PEARSON Studium: München.

Statistisches Bundesamt (Destatis) (2011). Kostenstruktur bei Arzt- und Zahnarztpraxen sowie Praxen von psychologischen Psychotherapeuten, Fachserie 2, Reihe 1.6.1.

Statistisches Bundesamt (Destatis) (2011). Mikrozensus, Fachserie 13, Reihe 1.1.

Statistisches Bundesamt (Destatis) (2013). Gesundheit, Fachserie 12, Reihe 6.2.1.

Statistisches Bundesamt (Destatis) (2014). Gesundheit: Grunddaten der Krankenhäuser, Fachserie 12, Reihe 6.1.1.

Statistisches Bundesamt (Destatis) (2014). Krankenhäuser, Einrichtungen, Betten und Patientenbewegung, 03.12.2014.

Wasem, Jürgen (1999). Das Gesundheitswesen in Deutschland. Einstellungen und Erwartungen der Bevölkerung. Wissenschaftliche Analyse und Bewertung einer repräsentativen Bevölkerungsstudie. Neuss: Janssen-Cilag GmbH.

Wissenschaftliches Institut der PKV (WIP); Finkenstädt, V.; Niehaus, F. (2013). Rationierung und Versorgungsunterschiede in Gesundheitssystemen – Ein internationaler Überblick, S. 51 ff..

Zok, Klaus (2013). Gestaltungsoptionen in der Gesundheitspolitik. Die Reformbereitschaft von Bürgern und Versicherten im Spiegel von Umfragen. WIdO-Materialien Bd. 50. Bonn.

Moritz Völker und Sören Schulz

8. Wege in die Integrierte Versorgung

These:
Gesundheit soll in den Mittelpunkt rücken: Eine gesunde Bevölkerung spart Geld und Ressourcen. Wir fordern für unser Gesundheitswesen eine Neuorientierung hin zu Anreizen für Vorsorge und Gesunderhaltung.

Wie im vorangegangenen Abschnitt bereits beschrieben wurde, ist die Versorgungssituation in Deutschland historisch gewachsen, und es hat sich neben einem stationären Sektor mit Krankenhäusern auch ein ambulanter Sektor gebildet. Kaum ein anderes Land auf der Welt hat eine vergleichbare Versorgungsstruktur. Allerdings bringt dieses Konstrukt Vor- und Nachteile mit sich.

Können Behandlungen gerade im ambulanten Bereich oftmals kostengünstiger erfolgen, gibt es nur eingeschränkte Möglichkeiten, spezielle und komplexe Krankheiten zu therapieren. Während der einzelne Arzt wohl ein wesentlich persönlicheres Verhältnis zu seinen Patienten hat und daher oftmals ganze Familien überblicken kann, so fehlt es doch oft gleichzeitig an personellen Ressourcen, um komplexe Versorgungs- und Organisationsaufgaben leisten zu können. Die Zweigliedrigkeit mit einem ambulanten und einem stationären Sektor ist eine der Barrieren, die es in Zukunft zu überwinden gilt, wobei die vorteilhaften Strukturen aus beiden Versorgungsbereichen übernommen werden sollten. Was genau dabei aus welchem der beiden Bereiche beibehalten werden soll, ist eine Frage der gewünschten Art der Qualität. Will man vor allem Kosten reduzieren? Steht die uneingeschränkte Versorgung der Patienten über allem? Oder ist es die Arbeitszufriedenheit der Leistungserbringer? Über das genaue Ziel sollte man sich im Klaren sein, will man etwas verändern. Wohl oder übel wird man an bestimmten Stellen auch Abstriche machen müssen.

Das deutsche Gesundheitssystem misst vor allem die „Erkrankung" in Form einer Diagnose als kleinste Einheit. Daraus wird dann eine Therapie abgeleitet und Rückschlüsse auf die Gesundheit gezogen. An diesen Parametern orientieren sich die Leistungserbringer im System. Hieraus wird bereits ein Schwachpunkt in der bisherigen Versorgung deutlich. Die Prävention von Krankheiten spielt eine untergeordnete Rolle.

Konventionelle Vergütungsformen, wie sie bereits beschrieben wurden, sowie die Interessen von verschiedenen Anbietern auf beiden Seiten stellen oftmals eher einen Hemmschuh für innovative Projekte der Gesundheitsversorgung dar. Es braucht heute Organisationen, welche nicht die Partikularinteressen von Einzelnen vertreten, sondern in größeren Zusammenhängen denken. Nur dadurch können auch auf Dauer „systemverträgliche" Strukturen entstehen. Das geflügelte Wort in der Politik, welches zur Erreichung des Zieles einer einheitlichen Versorgungsstruktur genannt wird, ist die Integrierte Versorgung. Im Folgenden wollen wir Ihnen dieses zukünftig wohl noch an Bedeutung zunehmende Feld vorstellen und die Entwicklung der letzten Jahre beschreiben. Anschließend sollen Beispiele der Integrierten Versorgung in Deutschland beschrieben werden, welche Anregung für Zukunftsperspektiven in der Versorgung sein könnten.

8.1. Was ist Integrierte Versorgung?

Was genau bedeutet Integrierte Versorgung? Um das zu erläutern, könnte man sich zunächst an der Erklärung des Gegenteils versuchen. Wenn es eine Integrierte Versorgung gibt, müsste es auch eine „Desintegrierte" Versorgung geben. Und es gibt sie. Desintegration lässt sich vor allem in der immer spezialisierteren Medizin beobachten, welche sich stetig weiter auf bestimmte Krankheiten fokussiert und das Fachwissen auf immer schmälere Aspekte der Versorgung kondensiert. Immer mehr Ärzte konzentrieren sich auf bestimmte Bereiche des Körpers. Es kommt zu einer stetig weiter voranschreitenden Aufspaltung von Kompetenzen und des gesamten Behandlungsverlaufs, wobei jede einzelne Fachgruppe vor allem das eigene Kompetenzfeld beleuchtet. Es fehlt oftmals an Koordinierungsstellen oder – anders gesagt – an Kompetenzzentren, welche den Überblick über komplexe

Behandlungsverläufe behalten können. Hierzu ein fiktives Beispiel, welches so oder so ähnlich vorkommen kann:

Herr Müller begibt sich wegen Luftnot, die er mittlerweile fast regelmäßig bekommt, wenn er in seine Wohnung im dritten Stock hinaufgeht, zu seinem Hausarzt. Dieser begibt sich auf die Suche nach der Ursache der Erkrankung. Eine lange Anamnese ist kaum erforderlich, da die beiden sich schon seit vielen Jahren kennen, akute Beschwerden liegen nicht vor. Es wird eine körperliche Untersuchung, eine Auskultation der Lungen und des Herzens sowie ein EKG und eine Lungenfunktionsprüfung gemacht. Da hier keine eindeutigen Zeichen für die Ursache des Problems auftauchen, entscheidet sich der Hausarzt, Herrn Müller zu einem Kardiologen zu überweisen. Da Patient und Kardiologe sich noch nicht kennen, gibt er Herrn Müller einen kurzen Brief mit den wichtigsten Informationen mit.

Nur aufgrund eines Telefonats zwischen Hausarzt und Kardiologen ist ein Termin innerhalb von drei Wochen zu bekommen. Als es soweit ist und Herr Müller sich beim Kardiologen vorstellt, beginnt dieser eine ausführliche Anamnese durchzuführen. Herr Müller schildert seine Beschwerden, bevor eine weitere Untersuchung, eine Blutentnahme und ein Belastungs-EKG durchgeführt werden. Es folgt die Verdachtsdiagnose einer KHK (Koronare Herzerkrankung), die bei Belastung eine genügende Sauerstoffzufuhr zum Herzmuskel verhindere. Aufgrund der weiteren Symptome von Herrn Müller soll noch eine bildgebende Untersuchung in Form einer Angiografie stattfinden. Diese ist jedoch nur in einem nahegelegenen Krankenhaus möglich.

Ein Termin ist bei einem Telefonat zwischen Herrn Müller und der durch den Kardiologen bereits vorab informierten Klinik erst innerhalb von ein paar Wochen verfügbar. Im städtischen Klinikum wartet Herr Müller dann in der Ambulanz auf seine Konsultation mit einem weiteren Arzt. Was folgt, ist die erneute Erhebung der Patientengeschichte, der Medikamente (wie vorgeschrieben hat Herr Müller den vom Hausarzt ausgedruckten Medikamentenplan dabei), Vorerkrankungen etc. Auch ein EKG wird erneut geschrieben – Herr Müller kennt das Prozedere bereits bestens.

Für eine stationäre Aufnahme muss Herr Müller einen weiteren Termin vereinbaren, an dem die Angiografie durchgeführt werden soll. Eine Woche später findet diese statt und er lernt dabei den eigentlich untersuchenden Arzt kennen. Die Untersuchung verläuft nach Plan und ohne Komplikationen. Während des kurzen Krankenhausaufenthalts im Anschluss werden jedoch einige seiner Medikamente auf einrichtungsintern verfügbare Präparate gewechselt und unter anderem sein Blutdruck medikamentös neu eingestellt. Nach der Entlassung soll sich Herr Müller erneut ambulant vorstellen. „Es wurden ein paar Sachen im Medikamentenplan geändert", hat man ihm noch gesagt, auch wenn für ihn die Pillen immer gleich aussahen. Der Kardiologe begutachtet den mitgebrachten Befund und erkennt, dass eine Operation vorerst nicht nötig ist. Hingegen sollte der Blutdruck korrekt eingestellt werden, woraufhin auch er den Medikamentenplan ein wenig modifiziert.

Im Anschluss geht Herr Müller zu seinem Hausarzt, um ihm von den vergangenen Wochen zu berichten. Den Befund aus dem Krankenhaus hat er zwar dabei, nicht jedoch die Namen der neuen, vom Kardiologen umgestellten Medikamente. Ein Telefonat und ein Fax später sind aber auch diese Informationen beim Hausarzt angekommen, der sich erst einmal einen Überblick über die Geschehnisse verschaffen muss. Als er sieht, dass Herr Müller ein Medikament gegen seinen Blutdruck einnimmt, das bei ihm bereits in der Vergangenheit zu kräftigem Hustenreiz geführt hat, stellt er dieses unverzüglich um. Herr Müller hat von den meisten Umstellungen in seinem Medikamentenplan und dem organisatorischen Aufwand um ihn herum gar nicht so viel mitbekommen, ist aber allem voran froh, das ganze Prozedere, das immerhin fast drei Monate dauerte, nun hinter sich zu haben.

Wie man an diesem Beispiel sieht, arbeitet offensichtlich jedes Glied in der Versorgungskette gut und tut sein Bestes, um Herrn Müller zu helfen, offensichtlich ist jedoch auch, dass kaum Kommunikation zwischen den einzelnen Stationen stattfindet. Der kleinste gemeinsame Nenner zwischen den Ärzten ist ein Brief oder Fax. Herr Müller bringt die nötigsten Informationen mit.

Wir fordern, dass die Kommunikation in der Medizin im 21. Jahrhundert ankommt! Es braucht klar geregelte Behandlungsabläufe und gut organisierte Koordinierungsstellen sowie für alle Ärzte elektronisch zugängliche Patientenakten. Diese scheitern aber unter anderem am Datenschutz – und das in einer Zeit, in der die meisten Menschen alles mögliche über sich in sozialen Netzen, bei Gewinnspielen oder der Benutzung von Kreditkarten preisgeben. Im Idealfall sollte die Versorgung schnell erfolgen, selbst wenn es sich wie bei Herrn Müller um keinen akuten Notfall handelt. Auch muss ein adäquater Informationsfluss gewährleistet sein. Doppelte Diagnostik kostet Zeit, Geld und Nerven auf allen Seiten. Bei dem aufgeführten Beispiel ist lediglich von Anamnesen, EKGs und Blutentnahmen die Rede. Diese kosten kaum Geld, lediglich Zeit. Geht es aber an speziellere bildgebende Verfahren oder Blutuntersuchungen können sich die Kosten und auch der Aufwand schnell erhöhen. Die leichteste Lösung dieses Problems ist eine gute und schnelle Kommunikation untereinander.

Es ist unrealistisch, eine Versorgung aus einer Hand zu verlangen, denn jeder möchte gern von kompetenten Spezialisten behandelt werden. Kaum jemand wird sich den Blinddarm von einem Psychiater operieren lassen wollen. Genauso wird niemand die Gesprächstherapie einem Chirurgen überlassen. Insgesamt ist die weiter fortschreitende Spezialisierung ein Produkt der Erkenntnisgewinnung und daher definitiv zu begrüßen. Wir sprechen uns deshalb deutlich für Spezialisierungen aus. Nur durch diese ist die heutige Medizin zu vielen ihrer großartigen Errungenschaften gelangt. Jedoch bringen Spezialisierungen oftmals die Eigenschaft mit sich, die größeren Zusammenhänge zu übersehen. Ein Witz unter Medizinern nimmt sich dieses Aspekts an: Fachärzte wüssten immer mehr von immer kleineren Körperstrukturen, bis sie schließlich von nichts alles wüssten, während Hausärzte immer weniger von einem immer größeren Feld wüssten, bis sie letztendlich von allem nichts mehr wüssten. Leider steckt auch etwas Wahres in diesem Witz. Bei mittlerweile über 100.000 zugelassenen Arzneimitteln allein in Deutschland,[1] einer schier unüberschaubaren Varianz an Krankheiten und mindestens so vielen Möglichkeiten, diese zu therapieren, ist die Chance, den Überblick zu behalten, beinahe null. Niemand ist heute dazu in der Lage, das ganze Feld der Medizin zu überblicken.

Auch aus diesem Grund wird die Forderung nach integrativen Aspekten im deutschen Gesundheitswesen immer lauter. Integrierte Versorgung wird den Prozess der fortschreitenden Spezialisierung kaum beeinflussen, aber durch gezielte Anreize Patientenströme so lenken, dass der Behandlungsablauf durch verschiedene Ärzte optimal verläuft. Wie der Sachverständigen-

---

[1] Vgl. Bundesinstitut für Arzneimittel und Medizinprodukte, 2014.

rat Gesundheit bereits 1994 konstatierte, führt die scharfe Trennung der Versorgungsbereiche zu einer „Diskontinuität der Behandlung, Betreuung und Verantwortlichkeit für den Patienten", zur „Belastung des Patienten mit unnötiger und teilweise riskanter Diagnostik", zu „Unterbrechungen der Therapie mit der damit einhergehenden Gefahr des Wirkungsverlustes", zu „Informationsdefiziten", zu „nicht optimal aufeinander abgestimmten Behandlungen" und zu einer „unzureichenden oder fehlenden Nachsorge".[2]

Ziele der Integrierten Versorgung sind daher eine bessere Kommunikation zwischen den Leistungserbringern, den Krankenkassen und den Patienten, eine bessere Koordination der Leistungserbringung, dadurch eine schnellere Diagnosefindung sowie ein schnellerer Heilerfolg, die Vermeidung von Wiedererkrankungen und der Chronifizierung von Leiden, weniger Nebenwirkungen von Therapien und nicht zuletzt auch noch Kosteneinsparungen. Wir reden also bei der Idealvorstellung von Integrierter Versorgung quasi über den Heiligen Gral und das Goldene Vlies und die „eierlegende Wollmilchsau" in einem.

Gesetzliche Grundlagen und offene Fragen

Wie bereits angesprochen gibt das Sozialgesetzbuch V „die Spielregeln" im Gesundheitssystem vor. Die Integrierte Versorgung wurde hier 1997 erstmalig im Rahmen des 2. GKV-Neuordnungsgesetzes aufgenommen. Die Krankenkassen konnten nun Modellvorhaben zur Weiterentwicklung der Verfahrens-, Organisations-, Finanzierungs- und Vergütungsformen der Leistungserbringung durchführen. Die Umsetzung scheiterte aber häufig an den bis dahin vetoberechtigten Kassenärztlichen Vereinigungen, welche sich in diesen Modellen nicht ausreichend berücksichtigt sahen.

Bereits seit 1993 gibt es jedoch einige Vorläufer der Integrierten Versorgung wie beispielsweise die Möglichkeit des ambulanten Operierens im Krankenhaus, ohne vorherige Einweisung durch einen niedergelassenen Arzt.[3] Auch müssen an dieser Stelle die Disease Management Programme (DMP) erneut Erwähnung finden, da auch sie die interdisziplinäre Behandlung von Patienten fördern. Sie wurden 2002 eingeführt und 2004 auf

---

[2] Sachverständigenrat Gesundheit, 1994, Ziff. 353.
[3] Vgl. § 115 b SGB V, 1993.

den Krankenhaussektor ausgeweitet, wodurch auch diese eine ambulante Versorgung leisten dürfen[4]. Mittlerweile gibt es für die sechs Indikationen: koronare Herzkrankheit, Diabetes mellitus Typ 1 und 2, Brustkrebs, Asthma bronchiale und chronisch-obstruktive Atemwegserkrankung DMPs. Aufgrund der so gewährleisteten leitliniengerechten Betreuung der Patienten und der geordneten Behandlungsabläufe handelt es sich bei den DMPs um das wohl am weitesten verbreitete Programm der Integrierten Versorgung. Es zeigt, wie diese Einzug in die Regelversorgung finden können. Insgesamt lässt sich in den gesetzlichen Bestimmungen zur Integrierten Versorgung allerdings eine stärkere Berücksichtigung des stationären Sektors erkennen. Damit könnte langfristig das Ziel angestrebt werden, die Versorgung in größere, vermeintlich leistungsfähigere Zentren zu verlagern, womit Deutschland dem internationalen Trend folgen würde.

Wir sind uns nicht sicher, ob man diesen Weg mit voller Konsequenz gehen sollte. Dazu eine Rechnung: Die Zahl der vollstationär behandelten Patienten lag 2012 bei 18,6 Millionen, mit Behandlungskosten von etwa 76 Milliarden Euro.[5] Dem gegenüber standen ca. 672 Millionen ambulante Fälle,[6] die Kosten in Höhe von 147 Milliarden Euro verursachten.[7] Da in diesen die Kosten für Arzneimittel noch nicht einberechnet sind, rechnen wir die Arzneimittelausgaben der Gesetzlichen Krankenversicherung (GKV) in 2012 von ca. 31 Milliarden Euro dazu.[8] Es stehen also ca. 18,8 Millionen *Fälle mit* 76 Milliarden Euro im stationären Bereich 672 Millionen *Fällen mit ca.* 178 Milliarden Euro im ambulanten Bereich gegenüber. Eine stationäre Behandlung im Jahr 2012 kostete ca. 4.060 Euro pro Fall[9], im ambulanten Bereich gerade einmal 265 Euro pro Fall. Diese Rechnung wird durch viele Faktoren wie etwa die unterschiedliche Fallschwere unter den Patienten verzerrt. Auch ist in manchen Fällen eine klare Abgrenzung schwierig. Die Rechnung gibt jedoch einen Hinweis, der die allgemeine Auffassung bestätigt, dass die Behandlung im ambulanten Bereich für das

---

[4]   Vgl. § 137 f–g SGB V, 2002; § 116 b SGB V, 2004.
[5]   Vgl. Statistisches Bundesamt, 2013.
[6]   BARMER GEK2014, S. 48.
[7]   Vgl. Statistisches Bundesamt, 2012, S. 14.
[8]   Vgl. Bundesministerium für Gesundheit, 2013.
[9]   Vgl. Statistisches Bundesamt, 2013.

Gesamtsystem zu Kosteneinsparungen führt– eine Aussage, welche sowohl von Experten geteilt wird als auch von der Politik erkannt wurde und daher im Sozialgesetzbuch V verankert ist –auch wenn von dem Grundsatz „ambulant vor stationär" immer häufiger abgewichen wird.[10]

Insgesamt ist die Wissenschaft sich *über die ideale Versorgung* aber nicht einig. Man muss bei Betrachtung der Versorgungsmodelle feststellen, dass die Versorgungsarten, welche sich als integrativ bezeichnen, untereinander zutiefst inhomogen sind. Auch wir haben uns daher die Frage gestellt, was denn eigentlich eine gute integrative Versorgung ausmacht. Sollte es dabei um eine hausarztzentrierte Versorgung gehen, in welcher dieser den weiteren Behandlungsweg des Patienten bestimmt, ähnlich dem niederländischen „Gatekeeper-Modell"? Oder sollte es mehr Zentren geben, welche durch modernste Geräte, sehr hohe Fallzahlen auch die vermeintlich beste Diagnostik durch fundierte Erfahrung bereitstellen können? Dem gegenüber steht eine offensichtlich kostengünstigere Versorgung im ambulanten Bereich. Braucht es also mehr Fachärzte für eine gute Versorgung? Braucht es denn überhaupt mehr Ärzte oder liegt das Versorgungsproblem an ganz anderen Stellen? So banal diese Fragen klingen, so komplex ist es, sie zu beantworten.

Die verschiedenen Fragen greifen mehr oder weniger ineinander. Wir geben zu bedenken, dass neu geschaffene Ressourcen, also Praxen, Krankenhäuser, einzelne Abteilungen oder auch mehr Ärzte sich intensiv um eine maximale Auslastung bemühen werden – so verlangt es die freie Marktwirtschaft, die auch vor dem Gesundheitssystem nicht halt macht. Genauso werden neue Arzneimittel (zurzeit gibt es mehr als 100.000[11]) wahrscheinlich auch weiter verkauft werden – ob der Bedarf tatsächlich vorhanden ist, sei dahingestellt. Denn nicht immer bestimmt nur die Nachfrage das Angebot. Wie in der freien Wirtschaft seit Jahrzehnten erfolgreich praktiziert, kann auch das Angebot den tatsächlichen Bedarf erhöhen. Werbung für Arzneimittel (Werbung für verschreibungspflichtige Medikamente, die sich an den Verbraucher richtet, ist in Deutschland allerdings verboten) schürt bei vielen Patienten eine gewisse Erwartungshaltung, wenn sie ihren Arzt

---

[10] Vgl. § 73 SGB V.
[11] Vgl. Bundesinstitut für Arzneimittel und Medizinprodukte, 2014.

besuchen. Kein Rezept zu bekommen, wird dann häufig mit der Inkompetenz oder mit fehlender Empathie seitens des Arztes gleichgesetzt. Der Arzt muss wiederum zwischen der tatsächlichen Notwendigkeit und der Erwartung des Patienten abwägen. Insgesamt liegt in der Medizin ja eine große Informationsasymmetrie zwischen Arzt und Patient vor. Der Arzt könnte versuchen zu erklären, warum dieses oder jene eingeforderte Medikament keinen Sinn ergibt, er hat dafür aber wenig Zeit und wahrscheinlich auch nur bedingt Lust. Worauf wir hinauswollen ist, dass nicht immer alleinig der Arzt an zu langen Medikamentenplänen „schuld" ist, auch wenn er die Verantwortung für verschriebene Medikamente trägt. Die Frage, wie sinnvoll dieses Vorgehen ist und was wir gemeinsam dagegen tun können, sollten wir uns als Gesellschaft stellen.

Wer zahlt was?
Es ist sehr schwierig, die verschiedenen Akteure, die oftmals fast parallel an einem Patienten agieren, an einen Tisch zu bekommen. Wir haben im vorangegangenen Kapitel viel über die verschiedenen Anreizsysteme gesprochen und wollen diese komplexen Wirkungen nicht erschöpfend wiederholen. Jedoch steckt die Integrierte Versorgung in Deutschland noch in ihren Kinderschuhen und konnte in der Vergangenheit häufig die hohe Hürde der Finanzierung nicht meistern. Da im Gesundheitssystem separate Geldtöpfe für verschiedene Bereiche zur Verfügung stehen, ist es schwierig, bei einer Versorgung über diese Bereiche hinweg den Geldgeber einwandfrei zu identifizieren. Dass Integrierte Versorgung an genau diesen Problemen oft zu scheitern scheint, ist weder eine zufriedenstellende Antwort noch leicht nachvollziehbar. Aber es ist tatsächlich sehr komplex, finanzielle Mittel gerecht zu verteilen. Dieser Umstand könnte den einen oder anderen dazu verleiten, eine zentral gesteuerte Geldzuweisung zu fordern. Aber auch daraus können neue, vielleicht andere Schwachstellen resultieren. Wer steuert dann die Geldverteilung? Ist dieses Organ auch objektiv? Anhand welcher Kriterien wird das Geld verteilt? Jede Stellschraube kann betätigt werden. Konsequenzen müssen bedacht werden!

Wir haben in Kapitel 7 bereits über Kollektivverträge gesprochen, die beispielsweise zwischen den Kassenärztlichen Vereinigungen und den Krankenkassen ausgehandelt werden und dann für alle im jeweiligen Bereich gelten. Bei der Integrierten Versorgung finden diese nun keine Anwendung mehr, da hier einzelne Leistungsanbieter wie Krankenhäuser, einzelne Ärzte, ganze Ärztenetze usw. mit den Krankenkassen separat verhandeln können. Daher spricht man von Selektivverträgen.

Die Leistungen müssen nicht oder nur teilweise im GKV-Katalog gelten und dienen auch nicht obligat der Vernetzung zwischen ambulant und stationär, sondern können auch zu besseren Abläufen innerhalb eines Sektors beitragen und hier Schnittstellen optimieren. Auch bei diesen Modellvorhaben gilt grundsätzlich das Prinzip der Beitragsstabilität, das heißt die Beiträge dürfen dadurch nicht steigen. Krankenkassen sind „zu einer qualitätsgesicherten, wirksamen, ausreichenden, zweckmäßigen und wirtschaftlichen Versorgung der Versicherten" verpflichtet.[12] Der Gesetzgeber hat jedoch bis Ende 2008 die Möglichkeit eingeräumt, ein Prozent der Gesamtvergütung zur Förderung der Integrierten Versorgung bereitzustellen, was jährlich rund 700 Millionen Euro entsprach. Außerdem konnten Mehrausgaben auf der einen Seite mit Einsparungen auf der anderen Seite verrechnet werden.[13] Sollte also beispielsweise eine Präventivleistung für bestimmte Krankheiten erst einmal Mehrkosten verursachen, war dies gestattet, wenn der Mehrwert und die somit entstehende Einsparung belegt werden konnten. Eine wissenschaftliche Begleitung der Modellvorhaben war und ist somit obligat. Der Gesetzgeber hat damit bis Ende 2008 dem Umstand Rechnung getragen, dass innovative Projekte oftmals einer Anschubfinanzierung bedürfen, bis sie auch eine finanziell positive Wirkung entfalten können. Mittlerweile können neben den Krankenkassen auch die Pflegeversicherung (seit 2007) sowie pharmazeutische Unternehmen und Medizinproduktehersteller (seit 2010) in Verträge der Integrierten Versorgung (IV-Verträge) einbezogen werden.[14] Seit dem Wegfall der Anschubfinanzierung ist die Anzahl der neuen IV-Verträge jedoch deutlich zurückgegangen. Nicht wirtschaftliche Modelle sind nach 2009 oftmals ausgelaufen. Daran sieht man, wie steuerungswirksam finanzielle Anreize oder ihr Wegfall sind.

---

12   Vgl. § 140 b Abs. 3 SGB V.
13   Vgl. § 140 d Abs. 1 SGB V.
14   Vgl. § 140 b Abs. 1 SGB V.

Eine stärkere Verzahnung zwischen, aber auch innerhalb der Sektoren ist ausdrücklich wünschenswert. Bedenklich ist aber die Verteilung des Geldes. Die Vorteile, welche einzelne Regionen dadurch genießen, werden vom Kollektiv der Versicherten gezahlt. Ist das Budget der IV-Verträge überstiegen, wird die Gesamtvergütung der Ärzte gekürzt, nicht aber die Honorare der Kliniken. Uns ist bewusst, dass diese Projekte oftmals im Kleinen und regional begrenzt beginnen müssen, trotzdem sehen wir hier ein Ungleichgewicht zwischen den Regionen. So erreichten IV-Verträge bis Ende 2007 nur ca. 5,3 Millionen Versicherte. Fast jeder zehnte Vertrag wurde dabei in Hessen abgeschlossen und fast 20 Prozent des bundesweiten Vergütungsvolumens wurden dort investiert (119 Millionen Euro).[15] Wir wollen auch betonen, dass IV-Verträge bereits vor ihrer Genehmigung Einsparungen nachweisen müssen. Wir denken, dass durch diese noch regionalere Förderung bestimmter Leistungen zwar Schwächen einer zentral gesteuerten Versorgungspolitik ausgeglichen werden können, die Inhomogenität der Versorgung insgesamt jedoch zunimmt. Ein nationaler Angleich muss das erklärte Ziel sein, um eine flächendeckend gleiche Versorgung zu garantieren, wie sie im Artikel 72 Absatz 2 unseres Grundgesetzes vorgeschrieben ist. Wir sprechen uns gegen Regionen mit guter und schlechter Versorgung aus. Das würde dauerhaft weitreichend andere Probleme mit sich bringen.

Medizinische Versorgungszentren
Ab 2004 wurden auch Medizinische Versorgungszentren (MVZ) als Variante der Integrierten Versorgung zugelassen.[16] Diese dürfen seither im Rahmen der vertragsärztlichen Versorgung arbeiten. In MVZs arbeiten meist Ärzte verschiedener Fachgruppen gemeinsam, da dies in der Vergangenheit eine Gründungsvoraussetzung war. Seit Juli 2015 dürfen auch rein hausärztliche oder rein fachärztliche MVZs gegründet werden. Diese können mit nicht ärztlichen Gesundheitsberufen wie Physiotherapeuten, Pflegediensten etc. zusammenarbeiten. Dadurch soll neben der gemeinsamen Nutzung von diagnostischem Gerät auch die Interdisziplinarität gestärkt werden. Die

---

15   Ärzte Zeitung online, 2009.
16   Vgl. § 95 SGB V.

Versorgung von komplexen Krankheitsbildern, die durch verschiedene Fachgruppen behandelt werden müssen, soll aus einer Hand erfolgen, um bestmögliche Resultate zu erzielen.

Neben der besseren Zusammenarbeit unter den Fachgruppen soll also zusätzlich die Zusammenarbeit mit anderen Gesundheitsberufen gefördert werden. Träger können die Vertragsärzte, Kliniken oder auch gemeinnützige Träger sein, wobei das MVZ immer unter ärztlicher Leitung agieren muss und der ärztliche Leiter selbst in diesem MVZ als Angestellter oder als Vertragsarzt tätig sein muss. Dadurch wie auch durch den Ausschluss der Gründung als Aktiengesellschaft soll die Unabhängigkeit der ärztlichen Entscheidung gewährleistet werden.[17]

In Deutschland gibt es zurzeit über 2.000 zugelassene MVZs, welche im Schnitt sechs bis sieben Ärzte beschäftigen, die sich wiederum zum Großteil aus Hausärzten, Internisten und Chirurgen rekrutieren. Kritisch beäugt wird, dass die Trägerschaft der MVZs zunehmend in der Hand großer Klinikkonzerne liegt, bei ca. 40 Prozent der MVZs ist dies bereits der Fall.[18] Dieser Entwicklung sollen das GKV-Versorgungsstärkungsgesetz und die niedrigeren Hürden für die Gründung eines MVZ durch Ärzte entgegenwirken. Die Zulassung der MVZs erfolgt durch die jeweilige Kassenärztliche Vereinigung, die aber in bestimmten Regionen oftmals keine Alternative zu den Klinikträgern sehen. Auch ist der erhoffte Effekt auf eine bessere Versorgung von ländlichen Regionen bisher leider ausgeblieben. So finden bisher lediglich 14 Prozent der MVZ-Gründungen in ländlichen Gemeinden statt.[19] Um die Konzentration der MVZ-Tätigkeit in den Händen von Kliniken einzudämmen, ist seit einigen Jahren im SGB V der Vorrang privater Ärzte vor den Kliniken als MVZ-Träger in nicht unterversorgten Gebieten festgehalten.

Wir glauben, dass bei den MVZs wie auch im Krankenhaussektor eine ausgewogene Mischung der Träger angestrebt werden sollte. Ein Ungleichgewicht bringt wahrscheinlich Nachteile mit sich, da somit einheitliche Interessen auf der Anbieterseite entstehen können. So werden MVZs schon heute oftmals als Kliniksatelliten zur Verbesserung der Einweiserquote genutzt. Auf diese Weise bringen die räumliche Nähe und die faktische Kli-

---

[17] Vgl. Vorberg, 2012.
[18] Kassenärztliche Bundesvereinigung, 2014.
[19] Kassenärztliche Bundesvereinigung, 2014.

nikträgerschaft des MVZ eindeutige wirtschaftliche Interessen mit sich, die unter Umständen nicht immer im Einklang mit dem Patientenwohl stehen. Ebenso wird durch die Klinikanbindung oftmals der im niedergelassenen Bereich übliche Facharztstandard umgangen. Außerdem sind Stellen oftmals (aus Personalmangel und wirtschaftlichen Gründen) nicht voll besetzt, um die Vergütung für die einzelnen Patienten optimal auszuschöpfen. Das Krankenhaus kann so indirekt auch Gelder „anzapfen", die eigentlich dem ambulanten Bereich zustehen.[20] Das Ärgerliche für die ambulanten Ärzte ist vor allem, dass durch diese nicht volle Stelle im MVZ der Patientenschnitt pro Arzt in der Region sinkt und somit die Grenze für die volle Vergütung eines Patienten in der Region ebenfalls sinken kann. Das MVZ kann also indirekt die Vergütung der umliegenden Ärzte senken.

Auch der Sachverständigenrat Gesundheit stellt im Fazit seines 2012 vorgestellten Sondergutachtens fest, dass das „inkonsistente(n) Nebeneinander(s) verschiedenster Versorgungsformen (...) ein Hinweis auf die Notwendigkeit einer Neuordnung des gesamten Bereichs" ist. Er sieht dadurch Effizienzverluste, die sich vor allem aus doppelter Diagnostik sowie nicht abgestimmten Prozeduren ergeben. Dabei ist es vor allem erforderlich, klar bestehende Versorgungsgrenzen durch Regeln zu ergänzen: Wer behandelt bis wann einen Patienten und ab welchem Punkt findet eine „Übergabe" in den jeweils anderen Bereich statt. Außerdem sollte die Konkurrenz an den Schnittstellen minimiert werden – im Sinne des Patienten und der im medizinischen Bereich arbeitenden Leistungserbringer. Sensible Themen sind hier vor allem Klinikambulanzen und Klinik-MVZs, die (wie oben beschrieben) in einer Art Konkurrenz zu den niedergelassenen Ärzten stehen. Laut Sachverständigenrat bedarf es „eines einheitlichen Ordnungsrahmens, um die Effizienzpotenziale heben zu können. Neben vergleichbaren Qualitätssicherungssystemen, gleichen Regelungen bezüglich der Abrechnung von neuen Behandlungsmethoden, einheitlichen Leistungsdefinitionen, vergleichbaren rechtlichen Möglichkeiten bezüglich der Einkaufsoptionen sowie einheitlichen Regelungen zur Zulassung und Budgetierung umfasst dies auch die Vereinheitlichung der Vergütung und der Investitionsfinanzierung".[21]

---

[20] Debatin u.a., 2006.
[21] Sachverständigenrat Gesundheit, 2012, Abs. 179.

Wenn auch keine konkreten Maßnahmen vorgeschlagen werden, können wir dieser Ansicht insgesamt positive Aspekte abgewinnen und verstehen die Vorteile durch Vereinheitlichung in vielen Bereichen. Jedoch sehen wir auch darin Schwächen. Absolute Homogenität (wenn auch hier nicht direkt gefordert) könnte das Innovationspotenzial des Systems deutlich schmälern, die Freiheit des Arztes einschränken und somit langfristig womöglich ein Stagnieren im Status quo bedeuten. Wenn auch quasi einzigartig in Europa bringt das duale System in Deutschland mit einem ambulanten und einem stationären Bereich viele Stärken mit sich. Schnittstellen sollten hier in Zukunft optimiert werden und Behandlungspfade klaren Regeln unterliegen, um Reibungen zu minimieren.

Wir wollen Ihnen nun Aspekte und Modelle der Integrierten Versorgung vorstellen, welche auch in der bestehenden politischen Debatte immer wieder Erwähnung finden, und dabei zeigen, wie die individuelle Vertragsfreiheit erfolgreich genutzt werden kann.

8.2. Integrierte Versorgung am Beispiel „Gesundes Kinzigtal"

Nach Angaben des Sachverständigenrates wurden 2011 rund zwei Millionen Versicherte im Rahmen von IV-Verträgen versorgt. Zählt man die 6,2 Millionen Versicherten aus Disease Management Programmen noch hinzu, werden rund zehn Prozent der Bevölkerung in Deutschland in integrativen Versorgungskonzepten behandelt.[22] Das klingt, als ob die gesetzlichen Änderungen von 2004 ihre Wirkung nicht verfehlt hätten und die sektorenübergreifende Versorgung zu einem festen Bestandteil unseres Gesundheitssystems geworden wäre. Bei genauerer Betrachtung stellt man jedoch fest, dass viele der Verträge nur punktuell ihre Wirkung entfaltet haben und sich hauptsächlich auf einzelne Erkrankungen oder die Verbindung zwischen zwei Sektoren beziehen.[23] Modelle, die breitflächig die gesamte Versorgungskette von der Vorsorge über die Behandlung bis hin zur Rehabilitation oder der Begleitung am Lebensende zusammengedacht haben,

---

[22] Geraedts, 2014.
[23] Siegel u.a., 2012, S. 148.

gibt es nur sehr wenige. Wie so ein Konzept der integrierten Vollversorgung jedoch aussehen und erfolgreich umgesetzt werden kann, möchten wir Ihnen am Beispiel des mittlerweile international bekannten IV-Projekts „Gesundes Kinzigtal" erläutern.

Wie der Name vermuten lässt, bezieht sich das Versorgungsprojekt auf die Region des Kinzigtals und seine Nebentäler. Wir befinden uns also in einer ländlichen Gegend in der Nähe von Offenburg in Baden-Württemberg. Projekte wie das Gesunde Kinzigtal entstehen nicht von heute auf morgen und haben in aller Regel eine längere Historie. So auch in diesem Fall.

Entstehung des Projekts

Grundlage für das Projekt bildete der Zusammenschluss verschiedener Ärzte der Region zu dem Verein „Medizinisches Qualitätsnetz – Ärzteinitiative Kinzigtal e. V." (MQNK) im Jahre 1999. Die Ärzte hatten es sich zum Ziel gemacht, das kollegiale Vertrauen sowie den Informationsfluss untereinander zu stärken. In den folgenden Jahren erweiterte sich das Netzwerk und gewann neben Verantwortungsträgern aus den regionalen Krankenhäusern auch Mitglieder aus nicht ärztlichen Berufen hinzu. Mit den Mitgliedern erweiterte sich auch das Aufgabenspektrum des Netzwerks. So entstanden neben gemeinsamen Leitlinien zu verschiedenen Erkrankungen auch Arbeitszirkel im Bereich Geriatrie, Psychosomatik, Impfen, Akupunktur und Qualitätsmanagement. Die Gesetzesänderungen durch das GKV-Modernisierungsgesetz im Jahr 2004 führten dann zu intensiven Überlegungen bezüglich der Vorteile neuer Versorgungsstrukturen. Diese Überlegungen gipfelten letztendlich in der Idee des Aufbaus einer Integrierten Versorgung für die Region Kinzigtal.

Den Verantwortlichen war klar, dass für die Umsetzung eines solchen Projekts die entsprechende Fachkompetenz und Erfahrung benötigt wurden. Unterstützung suchte man bei der Beratungs- und Managementgesellschaft OptiMedis AG, die sich auf integrierte Versorgungsprojekte in Deutschland spezialisiert hatte[24]. Zusammen entwickelte man das umfassende Modell „Integrierte Versorgung Gesundes Kinzigtal" (IVGK), welches nicht nur

---

[24] Maack, 2013.

auf die Verbesserung bei der Behandlung einzelner Krankheiten oder die Optimierung von Schnittstellen zielt, sondern die Gesundheitsversorgung aller Bewohner der Region positiv beeinflussen soll. Mit diesem Konzept, welches wir im Folgenden genauer beschreiben werden, richtete man sich, so wie es der Gesetzgeber im Rahmen der Integrierten Versorgung vorsieht, an die Krankenkassen als Vertragspartner. In den darauf folgenden Gesprächen zeigten die AOK Baden-Württemberg und Sozialversicherung für Landwirtschaft, Forsten und Gartenbau (SVLFG) Baden-Württemberg besonderes Interesse an der Idee. In dem Einzugsgebiet des Projekts leben rund 69.000 Menschen. Knapp die Hälfte von ihnen (anfänglich ca. 31.000 inzwischen ca. 33.000[25]) sind bei der AOK (ca. 29.300) oder der SVLFG (ca. 1.700) krankenversichert und haben somit die Möglichkeit als Voll- bzw. Basismitglied an dem Projekt teilzunehmen.[26]

Noch während den Verhandlungen mit den beiden Krankenkassen wurde klar, dass zur Umsetzung der Idee medizinische Kompetenz sowie das Wissen um Versorgungsprobleme einerseits und ökonomische Kompetenz sowie das Wissen um Organisationsstrukturen andererseits als Herzstück des Projekts auf einer Plattform vereint werden mussten. Daher gründeten die beiden Initiatoren „Medizinisches Qualitätsnetz – Ärzteinitiative Kinzigtal e.V." und die OptiMedis AG eine gemeinsame Firma, die Gesundes Kinzigtal GmbH. Diese sollte als Dreh- und Angelpunkt des Projekts die nötigen medizinischen und wirtschaftlichen Kompetenzen vereinen. Zwei Drittel der Anteile der Gesundes Kinzigtal GmbH gehören Mitgliedern des Ärztenetzwerks, ein Drittel der OptiMedis AG. Damit ist gesichert, dass die Interessen der in der Region tätigen Ärzte überwiegen.[27]

Nach intensiven Vertragsverhandlungen zwischen den Krankenkassen und der Gesundes Kinzigtal GmbH kam es letztendlich zu einer Einigung, sodass am 1. November 2005 das Projekt „Integrierte Versorgung Gesundes Kinzigtal" offiziell starten konnte.

In der folgenden Darstellung wollen wir uns auf die wesentlichen Inhalte des Projekts beschränken, um Ihnen einen Eindruck von den Möglichkeiten, aber auch Problemen dieser alternativen Versorgungsform zu geben. Das

---

[25] Schulte u.a., 2014, S. 1.
[26] Vgl. Siegel u.a., 2012, S. 150.
[27] Vgl. Siegel u.a., 2012, S. 149.

Hauptziel des Projekts könnte man auf den Satz „mehr gesundheitlicher Nutzen für weniger Geld" reduzieren. Aber so leicht dieser Ausspruch gesagt ist, so schwer ist in Wirklichkeit seine Umsetzung. Um eine wirtschaftlichere Gesundheitsversorgung bei mindestens gleichbleibender Versorgungsqualität zu erreichen,[28] bedarf es eines ausgeklügelten Konzeptes und hoher Anstrengungen aller Beteiligten. Wir konzentrieren uns zunächst auf die fünf Grundpfeiler des Konzeptes: Nachhaltigkeit, Kooperationsbereitschaft, Budgetmitverantwortung, Prävention und Evaluation.

Bei den Geldströmen der IVGK geht es um eine Dreiecksbeziehung zwischen den beteiligten Krankenkassen, der Managementgesellschaft Gesundes Kinzigtal GmbH und deren Leistungspartnern. Vereinfacht dargestellt sollen Einsparungen letztendlich durch gesündere Patienten und optimierte Versorgungsabläufe generiert werden. Gesündere Patienten können preiswerter gesundheitlich versorgt werden und kosten die Krankenkasse dadurch weniger als Patienten, die sich nicht in der Modelregion befinden und somit nicht von der IVGK profitieren können. Die Differenz zwischen den Kosten der „normalen" Patientengruppe und der „Modellpatientengruppe" entspricht dem durch die IVGK generierten Umsatz. Dieser wird dann entsprechend der vereinbarten Anteile auf die Krankenkassen und die Managementgesellschaft Gesundes Kinzigtal GmbH aufgeteilt. Somit erzielt die Krankenkasse Einsparungen und den an der GmbH beteiligten niedergelassenen Ärzten eröffnet sich eine neuartige Einkommensquelle in dem Moment, wo der für die Gesundes Kinzigtal GmbH erwirtschaftete Umsatz deren Kosten übersteigt.[29] Damit löst man zumindest in dieser Konstellation die Quadratur des Kreises und senkt die Kosten bei gleicher, wenn nicht sogar besserer, Versorgungsqualität und entlohnt die Ärzte für gesündere Patienten und nicht nur für die Behandlung von bestehenden Krankheiten. Aber wie wurde dieses Konzept konkret umgesetzt?

Eckpfeiler des Projekts

Grundlage für das Vergütungsmodell sind zunächst einmal langfristige Versorgungsverträge, denn eine nachhaltige Förderung der Gesundheit lässt

---

[28] Siegel & Stößel, 2011, S.12.
[29] Siegel & Stößela, 2013, S. 13.

sich bekanntlich nicht von heute auf morgen generieren. So sind mit den Versicherungen Laufzeiten bis Ende 2015 vorgesehen, wobei in beiden Fällen eine Option auf Vertragsverlängerung besteht.[30] Darf man den unterschriebenen Absichtserklärungen und öffentlichen Äußerungen aller Beteiligten Glauben schenken, wird ab 2016 die gemeinsame Zusammenarbeit auf unbegrenzte Zeit fortgesetzt.[31]

Weitere Eckpfeiler des Modells sind die Motivation zur freiwilligen Teilnahme und die Kooperation aller Beteiligten. Dazu zählen auf der Leistungserbringerseite neben den niedergelassenen Ärzten, Physiotherapeuten und Psychotherapeuten sowohl ambulante als auch stationäre Pflegeeinrichtungen und mehrere lokale Kliniken. Werden nicht genügend Leistungserbringer als Partner für das Modell gewonnen, wird kaum die Möglichkeit bestehen, die angestrebten Ideen zur besseren Prävention und Versorgung umzusetzen und somit auf die Patienten positiv einzuwirken.

Zu Beginn des Jahres 2012 waren rund 60 Prozent der niedergelassenen Ärzte Leistungspartner der Gesundes Kinzigtal GmbH.[32] Das ist zwar eine deutliche Mehrheit, aber es zeigt auch, dass keinesfalls jeder Arzt dazu bereit ist sowohl den Aufwand als auch die Verpflichtungen, die mit der Teilnahme an dem Projekt einhergehen, auf sich zu nehmen und dies obwohl es eine potenzielle zusätzliche Einnahmequelle darstellt. Das spiegelt sich auch in den internen Befragungen der Leistungspartner wider. 2010 wurde der Aussage, „die Teilnahme am Netzwerk frisst deutlich mehr Zeit als vermutet", überwiegend zugestimmt.[33] Das dauerhafte, gemeinsame Zusammenwirken so vieler Beteiligter mit unterschiedlichen Vorstellungen und Interessen ist für viele innovative Versorgungsansätze einer der Hauptprobleme in der Realisierung. Es ist jedoch kein einseitiges Problem, denn wie auch bei der IVGK sind die meisten IV-Projekte auch für die Patienten eine freiwillige Angelegenheit.

Vorrangiges Ziel muss es daher ebenfalls sein, neben Leistungs- und Kooperationspartnern auch möglichst viele der ca. 31.000 AOK- und SVLFG-Versicherten der Region für das Projekt zu begeistern. Nur dann besteht die Möglichkeit, mithilfe der behandelnden Ärzte und der anderen

---

30   Siegel & Stößel, 2011, S. 12.
31   OptiMedis, 2014.
32   Vgl. Siegel u.a., 2012, S. 150.
33   Siegel & Stößel, 2011, S. 97.

Gesundheitsberufe durch diverse Maßnahmen und Präventionsangebote die Gesundheit der Patienten langfristig positiv zu beeinflussen. Wie man schnell erkennt, muss für alle Beteiligten eine Win-win-Situation entstehen, damit das System funktioniert. Ärzte und Patienten müssen einen zusätzlichen Nutzen in der Teilnahme an der IVGK sehen, damit die Managementgesellschaft gewinnbringend steuern und investieren kann, wodurch letztendlich weniger Kosten für die Krankenkassen und neue Einnahmen für die Managementgesellschaft entstehen.

Wie bewegt man nun Patienten zur Teilnahme an dem Projekt? Die Eintragung ist freiwillig und kann in verschiedenen Abstufungen erfolgen. Einzige gemeinsame Voraussetzung für eine Mitgliedschaft ist ein Wohnsitz im Kinzigtal:

- Als Vollmitglied muss man zudem bei der AOK bzw. der SVLFG versichert sein und einen „Arzt/Psychotherapeuten des Vertrauens" aus einer Liste an kooperierenden Leistungspartnern der Gesundes Kinzigtal GmbH wählen. Dieser soll dann als erster Ansprechpartner bei gesundheitlichen Fragen fungieren. Der Gang zu einem anderen Arzt, im Sinne der freien Arztwahl, bleibt dabei aber weiterhin möglich.
- Des Weiteren besteht die Möglichkeit der Basismitgliedschaft. Diese erfolgt unabhängig von einem Arzt und geht mit einem eingeschränkten Angebot an Präventionsleistungen einher.
- Zu guter Letzt kann man sich auch ohne AOK- oder SVLFG-Mitgliedschaft und unabhängig von einem Arzt als „Freund von Gesundes Kinzigtal" in das Modell einschreiben und so trotzdem einen Teil der angebotenen Leistungen nutzen.

Es gibt bei keiner der drei Varianten einen direkten finanziellen Anreiz in Form von niedrigeren Gebühren oder Ähnlichem. Patienten müssen damit gewonnen werden, dass sie einen Nutzen in den angebotenen Präventionsprogrammen und Versorgungsstrukturen für sich erkennen. Auch bei den Mitgliederzahlen spiegelt sich die nachhaltig angelegte Form des Projekts wider. Konnte man im Jahr 2006 insgesamt nur rund 932 Mitglieder[34] zur Einschreibung motivieren, waren es zum Ende des Jahres 2014 mehr 10.190

---

[34]   Schillinger & Merck, 2008, S. 59.

Mitglieder[35]. Auch wenn es durch die Schulungs- und Qualitätszirkeliniti-
ativen für Ärzte unspezifisch positiv wirkende Effekte auf alle Versicherten gibt,[36] sollte die hohe Bedeutung der Mitgliederzahl deutlich geworden
sein. Es gilt zu berücksichtigen, dass die Budgetverantwortung zwar für alle
AOK- und SVLFG-Versicherten im Kinzigtal gilt, aber abgesehen von den
gerade erwähnten Kollateraleffekten nur die Mitglieder der IVGK durch die
gezielten Präventionsmaßnahmen und Zusatzleistungen erreicht und somit
gesundheitlich positiv beeinflusst werden können.

Finanzielle Aspekte des Projektes

Betrachtet man die Finanzströme in der IVGK etwas genauer, kann man
zunächst festhalten, dass sich an der grundlegenden Vergütung und Abrechnung der Leistungserbringer nicht viel geändert hat. Die Krankenkassen
handeln mit der Kassenärztlichen Vereinigung (KV) ein Budget für die Region aus und die Ärzte erhalten, wie sonst auch überall in Deutschland, ihre
Einnahmen über die Vergütung erbrachter Einzelleistungen, welche sie bei
der KV abrechnen können, bis das für sie vorgesehene Budget aufgebraucht
bzw. die Budgetobergrenze erreicht ist (siehe Kapitel 7).

Da Krankenkassen Körperschaften des öffentlichen Rechts sind, agieren sie nach den Grundsätzen des öffentlichen Haushalts und somit nach
dem Bedarfsdeckungsprinzip. Vereinfacht bedeutet dies, dass alle Ausgaben
durch Einnahmen gedeckt werden müssen. Somit ergibt sich der Deckungsbeitrag aus der Differenz zwischen Einnahmen und Ausgaben. Hat eine
Versicherung beispielsweise in einem Jahr für einen Versicherten 1.000 Euro
an Zuweisungen aus dem Gesundheitsfonds erhalten und der Versicherte
nimmt aber in diesem Zeitraum nur Versicherungsleistungen von 800 Euro
in Anspruch, erzielt die Versicherung einen positiven Deckungsbeitrag von
+200 Euro. Erkrankt der Versicherte im Gegenzug im darauffolgenden Jahr
und verursacht der Versicherung Ausgaben von 1.500 Euro, ergibt das, bei
gleichbleibenden Zuweisungen aus dem Gesundheitsfonds, einen negativen
Deckungsbeitrag von 500 Euro, welchen die Krankenkasse bzw. die Solidargemeinschaft der übrigen Versicherten trägt.

---

[35] Merck u.a., 2014, S. 11.
[36] Vgl. Schulte u.a., 2014, S. 6.

In der IVGK geht es nun darum, weniger Kosten zu verursachen als die Vergleichsgruppe. Um eine Vergleichsgruppe zu bilden, werden hierzu die Normalkosten der Versorgung entsprechend der Altersstufe und auf Basis der Risikostruktur-Ausgleichsrechnung (RSA) des Bundesversicherungsamtes bestimmt. Da der Risikostrukturausgleich die Morbidität der Patienten berücksichtigt (siehe Kapitel 7), erhält man durch dessen Einbeziehung als Rechnungsgrundlage eine gewisse Risikoadjustierung und läuft nicht Gefahr, die Versicherten des Kinzigtals mit einer deutlich gesünderen oder kränkeren Population zu vergleichen.

Um zu Projektbeginn eine gemeinsame Vergleichsbasis der Normalkosten zwischen den AOK-/ SVLFG-Versicherten im Kinzigtal und den GKV-Versicherten der Referenzregion (hier: Deutschland-West) zu schaffen, fand eine spezifische Anpassung bezüglich der ländlich geprägten Region statt. Als Startpunkt für die Versicherten im Kinzigtal, als auch für ihre statistische Vergleichsgruppe, gilt das Basisjahr 2004, da hier noch keine Intervention durch die IVGK stattgefunden hatte. Die Differenz (Normalkosten der Referenzregion minus tatsächliche Kosten der AOK-/SVLFG-Versicherten im Kinzigtal), welche nach Projektbeginn durch die Interventionsmaßnahmen im Kinzigtal entstehen soll, bildet dann möglichst einen positiven Deckungsbetrag. Im Idealfall bleiben also die tatsächlichen Versorgungskosten der AOK-/SVLFG-Versicherten des Kinzigtals unter den Normalkosten der Vergleichsgruppe. Der durch diese Differenz ermittelte Betrag wird nach vorvereinbarten Anteilen zwischen den Krankenkassen und der Gesundes Kinzigtal GmbH aufgeteilt.[37, 38]

Die Gesundes Kinzigtal GmbH hat nun finanziellen Spielraum, um neben einer Gewinnausschüttung an die Anteilseigner erneut in Präventionsprogramme investieren zu können und dadurch mittel- und langfristig die tatsächlichen Kosten gegenüber den Normalkosten weiter zu senken, wodurch sich der Deckungsbeitrag weiter erhöhen würde. In konkreten Zahlen ausgedrückt hatte die Gesundes Kinzigtal GmbH zum Beispiel 2013 einen Gewinn von 850.000 Euro zu verbuchen, von denen

---

[37] Vgl. Siegel u.a., 2012, S. 153.
[38] Kirch u.a., 2012, S. 163.

sie 200.000 Euro an die Anteilseigner ausschüttete.[39] Ein Großteil des Geldes verbleibt also weiterhin im Projekt.

Um diesen Stein ins Rollen zu bringen, flossen im Rahmen der Anschubphase bis Ende 2006[40] rund 2,3 Millionen Euro[41] für den Infrastrukturaufbau. Danach lag und liegt die schwierige Aufgabe der Management Gesellschaft Gesundes Kinzigtal GmbH darin, durch gezielte zusätzliche außerbudgetäre Vergütung genau die Maßnahmen zu fördern, welche über ihren individuellen Gesundheitsnutzen weitere kostspielige Behandlungen verhindern. Infolgedessen erhalten die Leistungspartner eine zusätzliche Vergütung, zum Beispiel für Gesundheits-Check-Ups, individuelle Therapiezielvereinbarungen mit den Patienten, aber auch für die Teilnahme an Projektgruppensitzungen. Darüber hinaus kommt die Managementgesellschaft auch für die zusätzlichen IT-Kosten auf, die den Leistungspartnern im Zuge ihrer elektronischen und informationellen Vernetzung entstehen. Summa summarum machen die zusätzlichen geförderten Vergütungen durch die Gesundes Kinzigtal GmbH ca. 10 bis 15 Prozent des Umsatzes eines niedergelassenen Leistungspartners aus.[42]

Das Vergütungskonzept der IVGK vermeidet weitestgehend Fehlanreize oder Mitnahmeeffekte, wie sie bei manch anderen alternativen wie auch regulären Vergütungsformen zu finden sind. Hätte der Arzt eine direkte Budgetverantwortung, also einen gewissen Betrag pro Patient und einen Gewinn daraus, wenn dieser Betrag nicht aufgebraucht würde, wäre er dazu geneigt, wichtige diagnostische Maßnahmen zu unterlassen, um so die Kosten des einzelnen Patienten zu reduzieren. Dies ist beim Vergütungsmodell der IVGK nicht gegeben, denn vom Sparen am Patienten hätte der einzelne Arzt keinen Vorteil, da die Managementgesellschaft und nicht er allein über die Verwendung der Einnahmen entscheidet. Der Patient könnte zudem problemlos den Arzt wechseln oder aus der IVGK austreten, wenn er die Teilnahme nicht mehr als vorteilig für sich empfindet.

Auch dem bekannten Phänomen der Patientenselektion wird durch die gewählten Anreizstrukturen entgegengewirkt. Für die Leistungspartner gibt

[39] Thelen, 2015.
[40] Hermann u.a., 2006, S. 15.
[41] Lötzerich, 2007, S. 316.
[42] Vgl. Siegel u.a., 2012, S. 155.

es keinen Grund, besonders kranke und risikoreiche Patienten bewusst oder unbewusst vom Eintritt in die IVGK abzuhalten. Das Gegenteil ist sogar der Fall. Da man eine Budgetmitverantwortung für die gesamte Bevölkerung des Kinzigtals trägt, ist es überaus wichtig, die besonders kranken und risikoreichen Patienten durch die Teilnahme an der IVGK zu erreichen. Nur so kann man das Potenzial der Präventionsmaßnahmen voll entfalten. Dies führt letztendlich sogar zu einer umgekehrten Risikoselektion. So befinden sich unter den IVGK-Teilnehmern mehr als doppelt so viele Versicherte mit verengten Herzkranzgefäßen (chronische koronare Herzkrankheit) als unter den nicht eingeschriebenen Bewohnern des Kinzigtals.[43] Kranke Patienten stellen somit vorrangig keine finanzielle Belastung, sondern eine lukrative Zielgruppe dar.

Es scheint, als würden bei diesem Modell die medizinischen und ökonomischen Interessen miteinander konform gehen und nicht konträr zueinander stehen. Bemerkenswert ist, dass sich das Konzept nicht nur in der Theorie, sondern auch in der Praxis finanziell trägt. Seit Jahren erzielt die IVGK steigende Deckungsbeiträge. Für das Jahr 2013 betrug der Deckungsbeitrag etwas mehr als 5,5 Millionen Euro und lag somit ca. 170 Euro pro Kopf oder ca. 7,4 Prozent niedriger als die zu erwartenden Kosten, welche man anhand der Vergleichsgruppe ermittelt hatte.[44] Wenn man bedenkt, dass nur knapp ein Drittel der 31.000 AOK- und SVLFG-Versicherten des Kinzigtals Mitglied in der IVGK ist, besteht somit noch ein deutliches Steigerungspotenzial.

8.3. Prävention lohnt sich

Nachdem der Prävention im IVKG eine Schlüsselrolle zukommt, ist ihre interne Auswertung und externe wissenschaftliche Begleitung – so wie es in der IVGK der Fall ist – im doppelten Sinne zielführend. Auf der einen Seite kann überprüft werden, ob sich die erhofften Erfolge durch entsprechende Maßnahmen wie zum Beispiel kostspielige Präventionsprogramme auch wirklich abbilden lassen oder ob diese letztendlich wirkungslos bleiben. Auf

---

[43] Siegel & Stößel, 2011, S. 59.
[44] Merck u.a., 2014, S. 11.

der anderen Seite stellen die kontrollierten Bedingungen im Kinzigtal eine geradezu versuchslaborartige Konstellation für die Gesundheitssystemforschung dar. So können wichtige Erkenntnisse aus den einzelnen Interventionen, wie zum Beispiel bei der Erprobung ambulanter Qualitätsindikatoren und Kennzahlen,[45] gewonnen werden und somit auch für die Regelversorgung oder für gesundheitspolitische Entscheidungen von Nutzen sein.

Die Gesundes Kinzigtal GmbH selbst wird durch die Auswertungen bei einer erfolgsversprechenden Steuerung, also dem Controlling ihrer Maßnahmen, unterstützt und kann die Effizienz ihrer Investitionen etwa in die angebotenen Präventionsleistungen durch die zahlenmäßige Erfassung ihrer Wirkung optimieren. Mittlerweile umfasst das Maßnahmenpaket der IVGK etliche Themenpunkte. Dazu zählen neben der starken Vernetzung der Leistungspartner untereinander und der patientenzentrierten Ausrichtung, im Sinne der gemeinsamen Entscheidungsfindung zwischen Arzt und Patient, unter anderem auch eine optimierte Arzneimittel-Verordnungsstrategie, die Etablierung eines betrieblichen Gesundheitsmanagements[46] bei lokalen Betrieben, 16 gezielte Gesundheits- und Vorsorgeprogramme[47] sowie Kooperationen mit Sozialdiensten, Selbsthilfegruppen und zahlreichen Sportvereinen. All diese Maßnahmen sollen neben einer Effizienzsteigerung der Behandlungsabläufe die individuelle Gesunderhaltung und Wiederherstellung der Patienten fördern. Aufgrund ihrer Vielzahl werden wir uns im Folgenden nur auf eine Auswahl der Maßnahmen beschränken.

Als besonders wünschenswert möchten wir die konzeptionelle Orientierung am Patienten hervorheben. Diese zieht sich wie ein roter Faden durch das Modellprojekt. So erhält jeder Patient, der sich in die IVGK einschreibt, die „Charta der Patientenrechte" ausgehändigt, in der seine Rechte als Patient festgehalten sind.[48] Somit wird dem Patienten von Anfang an klar gemacht, dass er als aktiver Partner erwünscht ist. Ein Arzt kann (erst recht nicht allein) im eigentlichen Sinne keine Gesundheit schaffen, sondern nur optimale Bedingungen, um diese zu fördern. Die Genesung bleibt letztendlich persönliche Angelegenheit des Patienten.

---

[45] Melle u.a., 2013.
[46] Vgl. Schulte u.a., 2014, S. 6.
[47] Gesundes Kinzigtal, 2015.
[48] Siegel, Zimmermann & Stößel, 2011, S. 15–16.

Wir verstehen Ärzte als wichtige Berater, nicht als Heilsbringer. Dieses Arztverständnis findet seine institutionelle Verwirklichung auch in der IVGK in Form von Zielvereinbarungen zwischen Arzt und Patient. Diese werden genutzt, um die Patientenmotivation und damit den Patienten aktiv in den Genesungsprozess einzubinden. Die Grundlage der Zielvereinbarung bildet dabei die Selbsteinschätzung des Patienten und eigens gesetzte gesundheitliche Ziele für die kommenden Jahre. Diese werden dann mit dem Arzt besprochen und durch seine Prognose ergänzt. Anschließend gilt es, in regelmäßigen Abständen die Zielerreichung zu überprüfen.[49] So kommt es zur gemeinsamen Entwicklung von konkreten Gesundheitszielen, welche durch einen Präventions- und Therapieplan unterstützt werden.

Zur weiteren Stärkung der Patientensouveränität werden im Rahmen von strukturierten Behandlungsprogrammen Schulungen angeboten und bei Bedarf evidenzbasierte Patienteninformationen bereitgestellt. Darüber hinaus gibt es regelmäßig Vorträge zu verschiedenen Gesundheitsthemen, welche die Patienten bei Interesse besuchen können. Auch auf organisatorischer Ebene werden die Patienten in Form des Patientenbeirats berücksichtigt. Dieser besteht aus einem fünfköpfigen Gremium und kann von den eingetragenen Mitgliedern der IVGK gewählt werden. Er dient als Interessensvertretung der Patienten und kann bei Bedarf zwischen Patienten und der Gesundes Kinzigtal GmbH vermittelnd und beratend tätig werden. Wirkliche Entscheidungskompetenzen wie etwa ein Vetorecht bei Beschlüssen oder eine Beteiligung an der Gesundes Kinzigtal GmbH sind jedoch (leider) nicht vorgesehen.[50]

Neben der Patientenorientierung bilden die zahlreichen Präventions- und Gesundheitsförderungsprogramme das Herzstück der Interventionsmaßnahmen. Das Spektrum der Programme reicht von der Rheumafrüherkennung über Hilfen zur Gewichtsreduktion bis hin zu Vorsorgeangeboten für Kinder, bei denen zum Beispiel die sonst kostenpflichtigen U10 und U11 Untersuchungen erstattet werden. Somit können vielen relevanten Patientengruppen von Jung bis Alt sinnvolle Hilfsangebote gemacht werden. Exemplarisch für die diversen Präventionsleistungen möchten

---

[49] Vgl. Hermann u.a., 2006, S. 17.
[50] Siegel, Zimmermann & Stößel, 2011, S. 15–16.

wir das überaus beliebte Programm zur Osteoporose-Vorsorge genauer beleuchten.

Patienten, die an Osteoporose leiden, sind durch ihre verminderte Knochendichte besonders für Brüche anfällig. Knochenbrüche im hohen Lebensalter bedeuten eine vorrübergehende Bewegungsunfähigkeit, welche nicht selten in einer Pflegebedürftigkeit endet und somit die Lebensqualität der Betroffenen deutlich reduziert. Dies gilt es unbedingt zu vermeiden. Wie der Name „Starke Muskeln – feste Knochen" des Präventionsprogramms schon vermuten lässt, soll neben einer intensivierten medizinischen Betreuung vornehmlich über spezielle Bewegungsangebote und Schulungen der abnehmenden Knochendichte und somit der Gefahr von Knochenbrüchen entgegengewirkt werden. Das von mittlerweile weit über 700 Patienten genutzte Programm ist für die Teilnehmer über zwei Jahre angelegt und beweist auch in der wissenschaftlichen Auswertung seine Wirksamkeit. So lag im Zeitraum von 2005 bis 2008 die Frakturhäufigkeit bei Osteoporose-Patienten im Kinzigtal deutlich unter der Frakturhäufigkeit bei alters- und geschlechtsgleichen Osteoporose-Patienten aus dem übrigen Baden-Württemberg, wodurch sich auch der Deckungsbeitrag der Programmteilnehmer deutlich positiver entwickelte als in der Vergleichsgruppe.[51]

Das Integrierte Versorgungsprojekt Gesundes Kinzigtal dürfte mit seinen Ansätzen dem Wunsch vieler Mediziner nach einer sinnvoll ausgerichteten und kooperativen Medizin entsprechen. Mit gutem Recht erfährt es dafür auch über die Grenzen Deutschlands hinaus Aufmerksamkeit. Dass die praktische Arbeit in so einem Modell jedoch auch reale Probleme beinhaltet, die in keinem Bericht zu lesen sind und daher an dieser Stelle nur Mutmaßungen erlauben würden, versteht sich von selbst. Die nicht zu vernachlässigende Anzahl an Leistungserbringern im Kinzigtal, welche sich nicht am Projekt beteiligen, könnte hierfür als Hinweis gedeutet werden. Das eigentlich Bemerkenswerte an Projekten wie der IVGK sind jedoch die Menschen, die den Mut und die Schaffenskraft für die Umsetzung derartiger Unternehmungen aufbringen. Eine so umfassende Idee stellt für die Initiatoren oftmals eine Lebensaufgabe dar.

---

[51] Fichtner, 2012, S. 1.

Zwei Initiatoren des Projekts aus den Reihen des „Medizinisches Qualitätsnetz – Ärzteinitiative Kinzigtal e. V.", Dr. Detlev Geßner und Dr. Rainer Landgraf, welche mittlerweile verstorben sind, werden folgende Sätze nachgesagt: „Schimpfen allein bringt nichts. Entweder man schweigt oder man ändert die Dinge.", und „Wer nichts abgibt, kann auch nichts gewinnen.".[52] Der Gedanke, der hinter solchen Sätzen steht, sollte gerade für uns junge Akteure im Gesundheitswesen richtungsweisend sein. Als Mediziner wirkt man heute viel zu oft nur im Speziellen, strikt fokussiert auf Leistung und die unmittelbare Aufgabe. Die Ermutigung zur aktiven Gestaltung unserer Umwelt hingegen wird in unserer Ausbildung kaum gelehrt und noch weniger gefördert. Es gilt mehr als nur zu funktionieren. Anstatt Resignation brauchen wir einen engagierten Geist, um eigene Entwürfe zu gestalten und die Entwicklung unserer Gesellschaft zu fördern.

Wenn Not erfinderisch macht, sollten wir zumindest bald viele gute Ideen haben. Vielleicht ist die sogenannte Qualitätsoffensive der aktuellen Bundesregierung ja so eine Idee! Schauen wir uns die Qualität in unserem Gesundheitssystem doch einmal genauer an …

Literatur

Ärzte Zeitung online (2009). Integrierte Versorgung. http://www.aerzte-zeitung.de/politik_ gesellschaft/gp_specials/abc_gesundheitswesen/article/564714/integrierte-versorgung. html, Zugriff am 06.11.2015.

BARMER GEK u. a. (2014). Arztreport 2014, S. 48, Februar 2014.

Bundesinstitut für Arzneimittel und Medizinprodukte (2014). Stand 21.10.2014.

Bundesministerium für Gesundheit (2013). Ausgaben der Gesetzlichen Krankenversicherung.

Debatin, Jörg F.; Goyen, Mathias; Schmitz, Christoph (2006). Zukunft Krankenhaus – Überleben durch Innovation. Berlin: ABW-Verlag.

Fichtner, F. (2012). Starke Muskeln-Feste Knochen – präventiv gegen Frakturen, Versorgungsmanagement. www.gesundes-kinzigtal.de/media/documents/Auswertung_Starke Muskeln_2012.pdf, Zugriff am 07.09.2015.

Geraedts, M. (2014). Integrative und personenzentrierte Gesundheitsversorgung aus der Perspektive des Gesundheitssystems. *Gesundheitswesen* 2014. 76 (11): e74–e78.

---

[52] Maack, 2013.

Gesundes Kinzigtal, http://www.gesundes-kinzigtal.de/gesundheitsangebote/angebote-fuer-mitglieder.html, Zugriff am 06.11.2015.

Hermann, C.; Hildebrandt, H.; Richter-Reichhelm, M. u.a. (2006). Das Modell „Gesundes Kinzigtal". *Gesundheits- und Sozialpolitik* Heft 5/6.

Kassenärztliche Bundesvereinigung (2014). Medizinische Versorgungszentren aktuell zum Stichtag 31.12.2014.

Kirch, W.; Hoffmann, T.; Pfaff, H. (2012). Prävention und Versorgung. Stuttgart: Thieme Verlag.

Lötzerich, U. (2007). Auch Krankenhäuser sehen ihre Chancen. *führen und wirtschaften im Krankenhaus*. 24 (3): 316f, www.optimedis.de/images/.docs/aktuelles/fuehren_und_wirtschaften_2007.pdf, Zugriff am 06.11.2015.

Maack, T. (2013). Chronik des MQNK. Haslach, Januar 2013, http://www.mqnk.de/index.php?id=6, Zugriff am 06.11.2015.

Melle, C.; Kardel, U.; Wendel, P. u.a. (2013). Zusammenfassung des Projektberichts Pilottest AQUIK-Indikatoren in Gesundes Kinzigtal. MQNK, OptiMedis AG, Gesundes Kinzigtal GmbH, KBV, Haslach/Hamburg, November 2013.

Merck, P.; Hildebrandt, H.; Hynek, S. (2014). Jahresbericht 2014. Gesundes Kinzigtal GmbH, S. 11.

OptiMedis (2014). Gesundes Kinzigtal zieht positive Bilanz. AOK Baden-Württemberg und Gesundes Kinzigtal wollen Zusammenarbeit verlängern. Gemeinsame Pressemitteilung der AOK Baden-Württemberg und Gesundes Kinzigtal GmbH vom 24. Juni 2014.

Sachverständigenrat Gesundheit (2012). Sondergutachten 2012, Teil II, 6.6., Abs. 179.

Schillinger, T.; Merck, P. (2008). Jahresbericht 2008. Gesundes Kinzigtal GmbH.

Schulte, T.; Pimperl, A.; Fischer, A. u.a. (2014). Ergebnisqualität Gesundes Kinzigtal – quantifiziert durch Mortalitätskennzahlen. Gesundes Kinzigtal GmbH, 25.06.2014.

Siegel, A.; Köster, I.; Schubert, I. u.a. (2012). Integrierte Versorgung Gesundes Kinzigtal: Ein Modell für regionale Prävention und Schnittstellenoptimierung, Prävention und Versorgung. Stuttgart: Thieme Verlag.

Siegel, A.; Stößel, U. (2013). Evaluation der Integrierten Versorgung Gesundes Kinzigtal: Bisherige Ergebnisse. *Public Health Forum*. 21 (78): 13–15.

Siegel, A.; Stößel, U. (2011). Jahresbericht zur Evaluation der Integrierten Versorgung Gesundes Kinzigtal 2011, Langfassung, Gesundes Kinzigtal GmbH.

Siegel, A.; Zimmermann, L.; Stößel, U. (2011). Dimensionen der Patientenorientierung in der Integrierten Versorgung am Beispiel Gesundes Kinzigtal. *Public Health Forum*. 19 (70): 15–16.

Statistisches Bundesamt (Destatis) (2013). Pressemitteilung Nr. 392 vom 21.11.2013.

Statistisches Bundesamt (Destatis) 2012. Gesundheit, Fachserie 12, Reihe 7.1.1.

Thelen, R. (2015). Neue Ideen für Gesundheitswesen: Herr Hildebrandt sorgt vor. *Spiegel online*, www.spiegel.de/wirtschaft/service/initiative-gesundes-kinzigtal-das-bessere-gesundheitssystem-a-1031602.html, Zugriff am 06.11.2015.

Vorberg, Sebastian (2012). Gründung von medizinischen Versorgungszentren nach dem Versorgungsstrukturgesetz, 24.01.2012.

Sören Schulz

9. Qualität – eine Frage der Perspektive

These:
Die Motivation der beteiligten Akteure ist der Grundstein einer guten medizinischen Versorgung. Sie kann nicht staatlich diktiert, sondern nur unterstützt und gefördert werden.

Stellen Sie sich vor, Sie sind aus beruflichen Gründen in eine neue Stadt gezogen. Der anstrengende Umzug ist dank der tatkräftigen Hilfe Ihrer Freunde fast geschafft. Nur eine Kiste wartet noch unten im Hausflur darauf, von Ihnen nach oben getragen zu werden. Sie rasen die Treppe hinunter, sind in Gedanken aber schon längst beim Aufbau der Möbel und da passiert es: Ein Moment der Unachtsamkeit und Sie liegen der Länge nach auf dem Boden. Das Aufrichten klappt noch ganz gut, doch als Sie den rechten Fuß aufsetzen wollen, signalisiert Ihnen ein starker, stechender Schmerz, dass dies keine gute Idee ist. Beim anschließenden Blick auf den erheblich geschwollenen Knöchel wird klar, dass ein Arztbesuch unausweichlich ist.

Doch was nun? Ist der Arzt um die Ecke auch kompetent und vertrauenswürdig? Ist es jemand, der Sie bestmöglich behandelt und Ihre Probleme ernst nimmt oder erwartet Sie ein schlecht gelaunter Mediziner, der nur an Ihrer Gesundheitskarte und nicht an Ihnen interessiert ist?

Bei einer Bänderzerrung mag das Problem noch recht gering sein. Die meisten Ärzte werden Ihnen kompetent zur Seite stehen können. Aber wie sieht es aus, wenn Sie vor einem größeren medizinischen Eingriff stehen? Kann man den Einsatz einer neuen Hüftprothese unbedenklich im nächstbesten Krankenhaus durchführen lassen oder gibt es bei dieser Operation qualitative Unterschiede zwischen den einzelnen Einrichtungen? Vorweg schon einmal die schlechte Nachricht: Sie werden in Deutschland nicht in jedem Krankenhaus eine gleich gute medizinische Qualität vorfinden. Immer wieder werden erhebliche Qualitätsunterschiede zwischen den einzelnen Einrichtungen festgestellt[1].

Aber was versteht man überhaupt unter Qualität im Gesundheitswesen, wie wird sie gemessen und wie kann man herausbekommen, welche Einrichtung oder welcher Arzt eine gute Qualität bieten? Diese und weitere Fragen möchten wir im Folgenden genauer erläutern.

9.1. Der Qualitätsbegriff in der Medizin

Jeder von uns hat eine ungefähre Vorstellung davon, was das Wort „Qualität" in Bezug auf ein Produkt oder eine Leistung bedeutet. Der Begriff wird meist benutzt, um zu beschreiben, inwieweit etwas aufgrund seiner Beschaffenheit und Eignung zur Erfüllung einer Aufgabe dienlich ist. Je nach Zufriedenheitsgrad fällt dann unser Urteil aus. Hierbei ordnen wir einer Sache einen gewissen Wert zu, indem wir die Qualität für „gut" oder „schlecht" befinden.

Wenn wir den Qualitätsbegriff jedoch auf ein Gesundheitssystem übertragen wollen, wird es komplexer und damit auch schwieriger. Denn das Gesundheitssystem eines Landes wird von unterschiedlichsten Akteuren – Ärzten, Pflegekräften, Krankenkassen, Patienten, Krankenhausbetreibern, Pharmaunternehmen etc. – getragen, die nicht immer die gleichen Interessen verfolgen. Die Antwort auf die Frage „Was ist gute Qualität?" wird daher stets davon abhängen, wer sie stellt[2] und welchen Aspekt er dabei in den Fokus rückt.[3] Da das Gesundheitssystem in erster Linie den Patienten dienen soll, muss sich auch der Qualitätsbegriff an ihren Ansprüchen orientieren.

Allerdings sind Patienten keine einheitliche Gruppe, jeder von ihnen hat aufgrund seiner individuellen Lebenssituation und Erkrankung eigene Ansprüche. Für einen Obdachlosen wird der Zugang zum Gesundheitssystem ein herausragendes Qualitätsmerkmal der medizinischen Versorgung darstellen. Für jemanden, der vor einer Organtransplantation steht, sind vermutlich die Komplikationsraten, die Fähigkeiten des Operateurs und die apparative Aus-

---

[1] AQUA-Institut, Qualitätsreport, 2012, S. 7.
[2] Lauerer u.a., 2011, S. 7–8.
[3] Geraedts & Selbmann, 1997, S. 246–257.

stattung des Krankenhauses wichtige Qualitätskriterien. Da die angebotenen Leistungen im Gesundheitswesen von der Beratung beim Hausarzt bis zur Herztransplantation reichen, ist es zweckmäßig, sie auch unter Qualitätsaspekten zu gliedern.

Unter den vielen verschiedenen Qualitätsdefinitionen im Gesundheitswesen ist die Einteilung des Arztes Avedis Donabedian (*1919–†2000) noch immer am gebräuchlichsten.[4] Er unterscheidet zwischen Struktur-, Prozess- und Ergebnisqualität und ermöglicht so eine für jedermann nachvollziehbare Differenzierung in der Qualitätsbetrachtung und -bewertung.

- *Strukturqualität:* Unter der Strukturqualität werden die Rahmenbedingungen verstanden, die verfügbar sein müssen, um eine qualitativ hochwertige Medizin anbieten zu können. Sie umfasst unter anderem die personellen, baulich-räumlichen, apparativ-technischen und finanziellen Voraussetzungen der gesundheitlichen Versorgung. Konkrete Beispiele wären die technische Ausstattung einer Klinik, aber auch die Qualifikation des Personals.
- *Prozessqualität:* Die Prozessqualität legt den Fokus auf die Durchführung aller therapeutischen, diagnostischen und pflegerischen Maßnahmen. Hier wäre die leitlinientreue Behandlung einer Erkrankung als Beispiel zu nennen.
- *Ergebnisqualität:* Bei der Ergebnisqualität betrachtet man die Resultate, also die Veränderung des Gesundheitszustandes, die durch die Versorgung (meist von Pflegekräften und Ärzten) herbeigeführt wurde. Exemplarisch wären hier die Dauer der Arbeitsunfähigkeit eines Patienten oder die Komplikationen nach einer Operation zu nennen. Darüber hinaus können aber auch andere wichtige Endpunkte wie die subjektive Lebensqualität der Patienten und ihre Zufriedenheit mit der Gesundheitsversorgung zur Beurteilung der Ergebnisqualität herangezogen werden.

Zwischen den genannten drei Qualitätsdimensionen besteht ein grundlegender Zusammenhang: Strukturelle Voraussetzungen beeinflussen, wie etwas durchgeführt werden kann (Prozess), was wiederum Einfluss auf das Ergebnis (Outcome) hat.[5]

---

[4] Donabedian, 1980.
[5] Vgl. Lauerer u.a., 2011, S. 10–12.

9.2. Qualitätsindikatoren

Um sich auf der Grundlage der Qualität für oder gegen eine medizinische Leistung, einen Arzt oder ein Krankenhaus entscheiden zu können, bedarf es zweierlei. Zunächst muss die Qualität der einzelnen Krankenhäuser oder Ärzte gemessen werden, um sie dann, für jedermann zugänglich und verständlich, vergleichen zu können. Erst danach kann eine differenzierte Entscheidung erfolgen. In der Industrie ist das einfacher. Hier kann man ein Produkt oder seine einzelnen Teile mithilfe von Geräten analysieren und auf ihre Funktion überprüfen, um so Daten zu erhalten, anhand derer man Aussagen über die Qualität eines Produktes treffen kann.

Zur Qualitätsmessung im Gesundheitswesen bedient man sich hingegen sogenannter Qualitätsindikatoren. Dem von Donabedian eingeführten Schema zur Qualitätsbeurteilung in der Medizin folgend, werden mit Qualitätsindikatoren Strukturen der Versorgung, Versorgungsprozesse und Versorgungsergebnisse abgebildet und anschließend beurteilt.[6]

Beispiele für Qualitätsindikatoren

Zum besseren Verständnis sollen beispielhaft drei Indikatoren aus unterschiedlichen Bereichen des Gesundheitssystems genauer betrachtet werden:

- Strukturindikator: In der Qualitätssicherungs-Richtlinie zum Bauchaortenaneurysma, einer bedrohlichen Gefäßaussackung der Bauchschlagader, ist unter anderem festgelegt, dass ein Krankenhaus, das ein Bauchaortenaneurysma geplant behandeln möchte, eine „Intensivstation in räumlicher Nähe zum Operationssaal mit der Möglichkeit der Behandlung von (Multi-)Organversagen"[7] haben muss. Hier handelt es sich offensichtlich um einen Strukturindikator, der eine bestimmte Anforderung an ein Krankenhaus definiert.

- Prozessindikator: Der vom uns gewählte Beispielindikator ist Teil des gesetzlich vorgeschriebenen Qualitätsberichtes, der mittlerweile jährlich

---

[6]   Altenhofen u.a., 2005, S. 3.

[7]   Gemeinsamer Bundesausschuss, Maßnahmen zur Qualitätssicherung für die stationäre Versorgung bei der Indikation Bauchaortenaneurysma, 2014, S. 5.

von jedem Krankenhaus veröffentlicht werden muss[8]. Der Qualitätsbericht enthält einen Überblick über die Strukturen, Leistungen und Qua-
litätsaktivitäten der Krankenhäuser.[9] Dabei werden die verschiedenen
Behandlungsleistungen in so genannte Leistungsbereiche untergliedert.
Zwei der vielen Leistungsbereiche des Qualitätsberichtes sind zum Beispiel die Gallenblasenentfernung und eine außerhalb des Krankenhauses
erworbene Lungenentzündung. Jeder dieser Leistungsbereiche wird nun
mithilfe diverser Indikatoren erfasst. Einer von ihnen lautet: perioperative Antibiotikaprophylaxe bei Hüftendoprothesen-Erstimplantation[10]
und ist dem Leistungsbereich Hüftendoprothesen-Erstimplantation zuzu-
ordnen. Der Indikator erfasst also bei wie viele Patienten, denen erstmalig
eine Hüftprothese eingesetzt wird, während der Operation ein Antibiotikum gegeben wurde. Diesen Sachverhalt zu erfassen, ist wichtig, denn
eine Infektion mit anschließender Entzündung des Operationsgebietes
ist eine schwerwiegende Komplikation, die das Operationsergebnis stark
negativ beeinflussen und für den betreffenden Patienten sehr belastend
sein kann. Zur Minimierung dieses Risikos wird eine Antibiotikagabe
während der Operation in den Leitlinien zur Endoprothetik dringend
empfohlen[11]. Der Indikator erfragt also, ob eine empfohlene Handlung
auch tatsächlich durchgeführt wurde und ist somit ein Prozessindikator.

• Ergebnisindikator: Auch der folgende Indikator ist Teil des Leistungsbereiches Hüftendoprothesen-Erstimplantation des Qualitätsberichtes der
  Krankenhäuser. Er lautet: allgemeine postoperative Komplikationen[12],
  und erfasst somit unerwartete, komplizierte Verläufe, die nach einer
  Hüftoperation aufgetreten sind. Er ist also ein Ergebnisindikator.

Die genannten Indikatoren zwei und drei, also der Prozess- und der Ergebnisindikator, finden sich – neben den von den einzelnen Krankenhäusern
veröffentlichten Berichten – auch im Qualitätsreport des AQUA-Institutes

---

8   Gemeinsamer Bundesausschuss, Neufassung der Regelungen zum Qualitätsbericht der
    Krankenhäuser, 2013, S. 4.
9   Gemeinsamer Bundesausschuss, Pressemitteilung, 2013.
10 AQUA-Institut, Qualitätsreport, 2012, S. 143.
11 AQUA-Institut, Hüft-Endoprothesen-Erstimplantation, 2013, S. 8.
12 AQUA-Institut, Qualitätsreport, 2012, S. 143.

wieder. AQUA hat hierbei nichts mit Wasser zu tun, sondern steht als Abkürzung für das Institut für angewandte Qualitätsförderung und Forschung im Gesundheitswesen. Welche Rolle und Funktion dieses Institut bei der Qualitätsmessung und -sicherung im deutschen Gesundheitssystem einnimmt, werden wir an späterer Stelle genauer beleuchten.

Was kann die Qualitätsmessung in Deutschland?

Um als Patient, Arzt oder Pflegekraft die meist stark verallgemeinernden Aussagen zur Gesundheitsqualität in Politik und Medien richtig zuordnen und bewerten zu können, muss man wissen, wo die Probleme und Schwächen der Qualitätsmessung liegen. Zwar ist im Bereich der Qualitätsmessung sehr viel in Bewegung, aber das Gesundheitssystem ist noch weit von einem ausgereiften System der umfassenden Qualitätsdarlegung entfernt,[13] und das hat seine Gründe:

- *Qualitätserfassung benötigt Daten und Zeit.* Um zum Beispiel Komplikationsraten erfassen zu können, muss sie jemand gesondert zu diesem Zweck dokumentieren. Diese Zeit könnte ein Arzt aber auch mit dem Patienten verbringen, deswegen wird bei allen Maßnahmen zur Qualitätserfassung ein möglichst minimaler Aufwand unter gleichzeitigem Schutz der Privatsphäre des Patienten angestrebt.
- *Qualitätserfassung benötigt Geld.* So muss zum Beispiel ein Krankenhaus für die Datenerhebung geeignete Strukturen schaffen, die eine Erfassung, Ordnung und Aufarbeitung der Daten ermöglichen. Dazu bedarf es Personal, Schulungen und entsprechender Software, die wiederum Kosten verursachen.
- *Qualitätserfassung benötigt das richtige Werkzeug.* In der Industrie bedient man sich zur Qualitätsmessung spezifischer Geräte. In der Medizin ist das etwas anders. Hier braucht man keine Messschablonen oder Waagen, sondern spezifische Indikatoren, die einen bestimmten Aspekt der medizinischen Versorgung verlässlich messen können. Und da liegt die eigentliche Schwierigkeit der Qualitätsmessung. Denn jeder Indikatortyp hat seine Vor- und Nachteile.

---

[13] Veit u.a., 2012, S. 17 (A13/51).

Vor- und Nachteile von Struktur-, Prozess- und Ergebnisindikatoren
Strukturindikatoren erheben einen Status, das heißt ob etwas vorhanden ist oder nicht und ggf. in welcher Menge. Das kann eine besondere Geräteausstattung sein oder spezialisiertes zusätzliches Fachpersonal wie zum Beispiel Physiotherapeuten oder Logopäden. Aus der Tatsache, dass etwas vorhanden ist, schließt man auf einen positiven Einfluss auf die Versorgungsqualität. Aber: Strukturelle Voraussetzungen ermöglichen zwar Qualität, ihr alleiniges Vorhandensein hat jedoch wenig Aussagekraft für das Ergebnis.[14] Dieses Problem ist aus dem Alltag bekannt. Die meisten von uns würden auch in einer bestens ausgestatteten Küche keinem Sternekoch Konkurrenz machen.

Prozessindikatoren sind diesbezüglich der Qualitätserfassung dienlicher. Doch auch sie haben ihre Schwächen. Bei der Prozessqualität kommt es darauf an, dass das Richtige rechtzeitig und gut getan wird.[15] Aber was ist das „Richtige" für einen Patienten? Bei der Beantwortung dieser grundlegenden Frage hilft dem Arzt häufig ein Blick in medizinische Leitlinien. Das sind wissenschaftlich fundierte Handlungsempfehlungen, die von Experten auf einem bestimmten Gebiet ausgearbeitet wurden. Sie sollen dem Arzt, unter Berücksichtigung der individuellen Situation des Patienten, bei der Entscheidungsfindung behilflich sein.

Die in den Leitlinien niedergeschriebenen Behandlungsempfehlungen stützen sich, wenn möglich, auf starke wissenschaftliche Beweise (hohe Evidenz), manchmal aber auch nur auf die gängige Praxis, der zwar Erfahrungen, aber keine wissenschaftlichen Beweise zugrunde liegen (Erfahrungsevidenz). Die Empfehlungen sind ihrem Evidenzgrad entsprechend gekennzeichnet, das heißt je höher der Evidenzgrad, desto besser sind die gegebenen Empfehlungen wissenschaftlich abgesichert. Es ist deshalb sinnvoll, Prozessindikatoren an den Behandlungsempfehlungen mit hoher Evidenz auszurichten. Dann kann überprüft werden, ob sich eine Behandlung an diesen Kriterien orientiert hat und ob die wichtigsten Aspekte berücksichtigt wurden.

An Leitlinien orientierte Prozessindikatoren haben den Vorteil, dass sie Handlungen erfassen, die meist, und das wissenschaftlich belegt, zu besseren

---

[14] Vgl. Veit u.a., , 2012, S. 119 (C20/77).
[15] Gesundheitsbericht des Bundes, 2006, S. 172.

Ergebnissen führen müssten. Zugleich tragen sie dazu bei, dass diese wichtigen Handlungsempfehlungen häufiger berücksichtigt werden, und haben so auch eine Steuerungsfunktion. Ein Arzt oder ein Krankenhaus, die bei einer Qualitätsmessung gut abschneiden möchten, werden den Prozessen, die für die Qualitätsbewertung erfasst werden, auch mehr Aufmerksamkeit widmen.

Der Nachteil von Prozessindikatoren ist jedoch, dass sie die Behandlung von Patienten nicht allumfassend abbilden können: Nur in sehr seltenen Fällen erfolgt eine Behandlung lediglich durch eine einzelne Prozedur. Die Abfrage einzelner Prozesse fokussiert also immer auf einen einzelnen Aspekt eines Prozessbündels, das aber nur in seiner Gesamtheit zu einer guten Ergebnisqualität führen kann. Veranschaulicht an unserem zweiten Beispielindikator, ist die Antibiotikagabe während einer Hüftoperation nur ein Detail in der umfangreichen Behandlung des Patienten.[16] Eine Erfassung aller an einer Behandlung beteiligten Prozesse ist in der Praxis jedoch weder machbar noch sinnvoll.

Ein weiterer Punkt ist, dass die empfohlenen Handlungen, die durch einen Prozessindikator abgeprüft werden, nicht für alle Patienten anwendbar sind. Bezogen also auf unseren Beispielindikator, sollte man als Arzt auf eine Antibiotikagabe verzichten, wenn bei dem Patienten eine entsprechende Allergie bekannt ist. Schließlich bringt die wachsende Anzahl an multimorbiden, das heißt von mehreren Krankheiten gleichzeitig betroffenen Patienten, die Leitlinienempfehlungen und somit die Prozessindikatoren an ihre Grenzen. Was für diese Patientengruppe das Richtige ist, muss jeweils individuell und unter Berücksichtigung möglicher Wechselwirkungen mit anderen Behandlungsmaßnahmen entschieden werden. Und es gilt auch noch zu bedenken, dass mithilfe eines Prozessindikators nur erfasst wird, ob und wie oft eine Handlung stattgefunden hat oder nicht. Man erhält keine Information darüber, wie gut und sicher sie durchgeführt wurde, und auch nicht darüber, welchen Einfluss sie letztendlich auf das Behandlungsergebnis hatte.

Ergebnisindikatoren: Aufgrund der eingeschränkten Aussagekraft von Struktur- und Prozessindikatoren bevorzugen viele Experten, wann immer es möglich und sinnvoll ist, Ergebnisindikatoren zur Qualitätsbe-

---

[16] Vgl. Veit u.a., 2012, S. 113–114 (C14-15/77).

urteilung. Diese messen schließlich das Ziel einer jeden Behandlung und eines jeden Qualitätssicherungsprogrammes: bessere Versorgungsergebnisse bei Patienten.[17]

Dennoch: Es mag zwar sein, dass unter dem Strich die Ergebnisse das Wichtigste sind, aber die Frage, wie man zu ihnen kommt, ist nicht unerheblich. Auch Ergebnisindikatoren können von Störfaktoren beeinflusst werden. Einer der komplexesten Störfaktoren ist der Mensch selbst. Er ist weiblich oder männlich, jung oder alt, hat mehrere Krankheiten gleichzeitig, nimmt diverse Medikamente ein, raucht, trinkt gelegentlich Alkohol, hat einen hohen oder niedrigen sozialen Status, ist sehr gesellig oder er verhält sich, wie es ihm gefällt, ohne es vorher mit dem Arzt abzuklären. Alle individuellen Eigenschaften und Merkmale eines Menschen können das Behandlungsergebnis mehr oder minder stark beeinflussen. Und das führt zu erheblichen Problemen bei der Vergleichbarkeit von Qualität. Ein Krankenhaus in Berlin-Neukölln, das wahrscheinlich häufiger Hochrisikopatienten behandelt, würde vermutlich deutlich schlechter bezüglich der Ergebnisqualität abschneiden als ein Krankenhaus am Starnberger See. Vermutlich haben aber beide gleich gute Arbeit geleistet.

Eine methodische Lösung dieses Problems bietet die sogenannte Risikoadjustierung. Hierbei werden individuelle und von den Einrichtungen nicht beeinflussbare, patientenbezogene Risiken bei der Berechnung von Qualitätsindikatoren berücksichtigt. Mithilfe der Risikoadjustierung kompensiert man also Unterschiede im Patientenmix der verschiedenen Krankenhäuser.[18]

Bei Ergebnisindikatoren kann es außerdem dadurch Schwierigkeiten geben, dass mehrere Personen am Behandlungsprozess eines Patienten beteiligt waren und sich daher auch die Verantwortlichkeit für das Ergebnis auf mehrere Behandler verteilt.[19] Bei unserem dritten Beispielindikator allgemeine postoperative Komplikationen nach Hüftendoprothesen-Erstimplantation versteht das AQUA-Institut unter „allgemein" die Komplikationen Lungenentzündung, Herz-Kreislaufkomplikationen (z.B. Blutdruckabfall während der Operation), tiefe Bein-/Beckenvenenthrombosen und die Lungen-

---

[17]   Vgl. Veit u.a., 2012, S. 109 (C10/77).
[18]   AQUA-Institut, Qualitätsreport, 2012, S. 202.
[19]   Vgl. Veit u.a., 2012, S. 110 (C11/77).

embolie.[20] Erfolgen diese noch während des Krankenhausaufenthaltes, ist der Personenkreis noch überschaubar. Hier haben der Operateur, der Anästhesist, die betreuenden Ärzte auf Station, das Pflegepersonal, die Servicekräfte und der Patient selbst Einfluss auf die Wahrscheinlichkeit von Komplikationen gehabt.

Wie ist das aber, wenn die Komplikationen erst nach dem Krankenhausaufenthalt auftreten? Sobald ein Ergebnis erst nach einem längeren Zeitraum beurteilt werden kann, erweitert sich der für das Ergebnis verantwortliche Personenkreis. Aber wer hat dann die Qualität erbracht? Die Fachabteilung des Krankenhauses? Die Reha-Einrichtung? Der Hausarzt? Dieses Problem betrifft viele relevante Therapieergebnisse, so kann zum Beispiel die Rückkehr einer Krebserkrankung, die mit einer Chemotherapie behandelt wurde, erst Jahre nach der Behandlung beurteilt werden. Solche Indikatoren sind für aktuelle Qualitätsvergleiche deshalb kaum verwendbar. Zurzeit stellt dies noch ein großes Problem dar, an dessen Lösung jedoch gearbeitet und geforscht wird.[21]

Ergebnisindikatoren brauchen darüber hinaus gewisse Fallzahlen, um aussagekräftig zu sein. Nehmen wir an, ein Indikator würde nur die Komplikation Lungenembolie nach einer Hüftprothesen-Implantation betrachten. Bei einer Lungenembolie verschließt ein Blutgerinnsel eine zur Lunge führende Arterie. Es kommt zu einem Rückstau. Das Herz pumpt dagegen an, ist jedoch schnell überlastet, was zu einem lebensbedrohlichen Kreislaufschock führen kann. Die Komplikation Lungenembolie betrifft ca. 0,4 bis 0,9 Prozent[22] aller Patienten, die sich eine Hüftprothese einsetzen lassen. Das heißt in Krankenhäusern, in denen jährlich 100 Operationen dieser Art durchgeführt werden, erwartet man bei keinem oder maximal bei einem Patienten eine Lungenembolie. Bei diesen Größenordnungen lässt es sich also nicht einfach schlussfolgern, dass das Krankenhaus mit einer Komplikation besser ist als die Klinik ohne Komplikation. Der Ergebnisindikator hat hier bei kleineren Fallzahlen keine Aussagekraft.

[20] AQUA-Institut, Beschreibung der Qualitätsindikatoren für das Erfassungsjahr 2013, 2014, S. 55.
[21] AQUA-Institut, Sektorenübergreifende Qualitätssicherung, 2014, S. 12–14.
[22] AQUA-Institut, Beschreibung der Qualitätsindikatoren für das Erfassungsjahr 2012, 2013, S. 56.

Zusammenfassung Qualitätsindikatoren

Fassen wir die wichtigsten Aspekte der einzelnen Qualitätsindikatoren zusammen: Strukturindikatoren haben eher schwache Aussagekraft für die Versorgungsqualität. Sie stellen aber die Voraussetzungen für eine später zu leistende Qualität sicher. Prozessindikatoren erfassen, vor allem wenn sie sich an Leitlinien orientieren, die wichtigsten prozessgebundenen Teilaspekte einer Behandlung. Inwieweit diese aber das Behandlungsergebnis beeinflussen, bleibt letztendlich ungeklärt. Ergebnisindikatoren dokumentieren schließlich die eigentliche Versorgungsqualität, ihre Aussagekraft muss aber unter dem Aspekt der Risikoadjustierung, der personellen und/oder zeitlichen Zuordenbarkeit und der Fallzahl betrachtet werden.

Die Werkzeuge zur Qualitätsmessung lassen sich also nicht unbedacht verwenden. Wer glaubt, anhand weniger Zahlen komplexe Versorgungszusammenhänge hinsichtlich ihres Qualitätsniveaus beurteilen zu können,[23] unterliegt meist einem Irrglauben. Es braucht vielmehr eine gut durchdachte und abgestimmte Kombination von verschiedenen Indikatoren und Indikatortypen, um die Qualität einer bestimmten Versorgungsleistung erfassen und bewerten zu können. Dabei ist unbedingt zu beachten, dass ein Indikator nur das messen kann, worauf er ausgerichtet ist.

Trotz der Schwierigkeiten, Qualität sicher und aussagekräftig zu erfassen, gibt es gute Ansätze und viele Personen, die sich intensiv und transparent um eine Qualitätskultur im deutschen Gesundheitswesen bemühen.

9.3. Daten(ein)fluss

Deutsche Krankenhäuser sind per Gesetz zur Qualitätsmessung und -berichterstattung verpflichtet.[24] Wie geht dies aber praktisch vonstatten? Was liegt zwischen der Aufnahme eines Patienten und den harten Zahlen, die am Ende

---

[23] Vgl. Altenhofen u.a., 2005, S. 5.

[24] Gemeinsamer Bundesausschuss, Inhalt, Umfang und Datenformat eines strukturierten Qualitätsberichts für nach § 108 SGB V zugelassene Krankenhäuser, 2014, § 5, S. 4.

im Qualitätsbericht zu lesen sind? Wir möchten Ihnen zunächst einen groben Überblick über den Datenfluss geben, der in den Qualitätsbericht mündet, und danach anhand eines Fallbeispiels einige beeinflussende Faktoren beleuchten. Es gibt derzeit 30 festgeschriebene Leistungsbereiche (z.B. Gallenblasenentfernung, außerhalb des Krankenhauses erworbene Lungenentzündung, Lebertransplantation etc.), in denen mithilfe von über 400 spezifischen Indikatoren[25] (von denen wir drei im vorangegangenen Abschnitt beispielhaft erläutert haben) die Versorgungsqualität gemessen werden soll. Für jeden Patienten, der unter einen der 30 Leistungsbereiche fällt, müssen bei der Behandlung die jeweiligen indikatorspezifischen Daten dokumentiert werden. Zu einem Stichtag im Frühjahr müssen dann die gesammelten Daten des Krankenhauses an die auswertenden Stellen übermittelt werden. Im Jahr 2013 kam man hier auf insgesamt 3.153.099 Datensätze aus 1.557 Krankenhäusern.[26]

Bei der Datenübermittlung unterscheidet man zwischen dem direkten und dem indirekten Verfahren. Das direkte Verfahren betrifft zehn Leistungsbereiche, die eher kleinere Fallzahlen vorzuweisen haben, wie zum Beispiel Organtransplantationen oder herzchirurgische Eingriffe. Die Datensätze der Krankenhäuser werden direkt auf Bundesebene von einem dafür beauftragten Institut ausgewertet und später zusammen mit den Daten aus dem indirekten Verfahren im Qualitätsreport des jeweiligen Jahres veröffentlicht. Seit 2009 ist dies das bereits weiter oben erwähnte Institut für angewandte Qualitätsförderung und Forschung im Gesundheitswesen, kurz AQUA-Institut. Dieses ging noch bis Ende 2015 seinen Aufgaben nach und wird ab 2016 dauerhaft vom Institut für Qualitätssicherung und Transparenz im Gesundheitswesen (IQTIG) abgelöst werden.[27]

Das indirekte Verfahren hingegen gilt für Leistungsbereiche mit verhältnismäßig großen Fallzahlen, wie zum Beispiel die Gallenblasenentfernung oder die außerhalb des Krankenhauses erworbene Lungenentzündung. Die Daten aus den 20 Leistungsbereichen des indirekten Verfahrens werden zunächst an die entsprechende Landesgeschäftsstelle für Qualitätssicherung übermittelt. Dort eingetroffen, werden sie auf Vollständigkeit und anhand

---

[25] AQUA-Institut, Qualitätsreport, 2013, S. 3.
[26] AQUA-Institut, Qualitätsreport, 2013, S. 3.
[27] Bundesministerium für Gesundheit, 2014.

vorgegebener Kriterien auf Plausibilität überprüft. Im Anschluss werden auch diese Daten an das auf Bundesebene beauftragte Institut übermittelt.[28] Das Ziel der gesamten, sehr aufwendigen Unternehmung ist die Qualitätssicherung und Verbesserung der Versorgung in den Krankenhäusern. Dafür nutzt man die erhobenen Daten auf verschiedene Weise. Die Ergebnisse der Auswertung werden zum einen den einzelnen Kliniken zurückgespiegelt. So hat jedes Krankenhaus die Möglichkeit, den eigenen Leistungsstand im Vergleich zu anderen Einrichtungen einzuschätzen und konkrete Ansätze für Qualitätsverbesserungen zu entwickeln (Stichwort Benchmarking). Man muss schließlich erst die eigenen Schwächen kennen, um an ihnen arbeiten zu können.

Auch die Veröffentlichung der Daten ist ein wichtiger Punkt (Stichwort „public reporting"). Jedes Krankenhaus ist bestrebt, im Wettbewerb mit anderen Kliniken möglichst gut dazustehen – und das sichtbar. Eine weitere wichtige Maßnahme zur Sicherstellung und Verbesserung der Versorgungsqualität ist der sogenannte Strukturierte Dialog. Die Grundlage des Strukturierten Dialogs bildet die Prüfung der von den Krankenhäusern übermittelten Qualitätsdaten der entsprechenden Leistungsbereiche durch die Landesgeschäftsstellen (indirektes Verfahren) bzw. des dafür verantwortlichen Instituts auf Bundesebene (direktes Verfahren). Weicht ein Krankenhaus bei einem Qualitätsindikator vom vorher festgelegten Referenzbereich ab, so gilt es in diesem Punkt als rechnerisch auffällig und wird zu einer Stellungnahme aufgefordert.

Erinnern wir uns zur Veranschaulichung an unseren Prozessindikator perioperative Antibiotikaprophylaxe im Leistungsbereich Hüftendoprothesen-Erstimplantation. Der bundesweite Referenzbereich ist bei diesem Indikator mit über 95 Prozent angegeben.[29] Liegt ein Krankenhaus nun darunter, wird es bei der Analyse der Daten rechnerisch auffällig und deshalb aufgefordert, Stellung zu beziehen. 2012 gab es in Deutschland 17.686 rechnerische Auffälligkeiten, von denen nach der Prüfung durch die entsprechenden Expertengruppen nur 10,2 Prozent als qualitativ auffällig eingestuft

---

[28]   Gemeinsamer Bundesausschuss, Maßnahmen der Qualitätssicherung für nach § 108 SGB V zugelassene Krankenhäuser, 2015, § 5/6/7, S. 5–6.

[29]   AQUA-Institut, Beschreibung der Qualitätsindikatoren für das Erfassungsjahr 2013, 2014, S. 11.

wurden. Eine rein rechnerische Auffälligkeit ist also von einer qualitativen Auffälligkeit deutlich zu unterscheiden.

Hinter rechnerischen Auffälligkeiten verbergen sich in den meisten Fällen Dokumentationsprobleme oder andere individuell zu prüfende Gründe.[30] Kann das rechnerisch auffällige Krankenhaus etwa nachweisen, dass es zum Beispiel übermäßig viele Patienten mit einer Allergie gegen das entsprechende Antibiotikum operiert hat und daher den Referenzbereich nicht einhalten konnte, wird diese Begründung akzeptiert und das Verfahren, der Strukturierte Dialog, eingestellt. Kann das Krankenhaus keine zufriedenstellende Antwort geben, hat die entsprechende Fachgruppe die Möglichkeit, die Verantwortlichen zu einer Besprechung zu bitten, eine Begehung im Krankenhaus vorzunehmen und/oder eine Zielvereinbarung auszuhandeln.

Dabei geht es vor allem um eine konstruktive kollegiale Lösung des Problems in Form einer Beratung und nicht um drohende Strafmaßnahmen. So können je nach festgestellten Mängeln gemeinsam zwischen den Experten und den Vertretern der Krankenhäuser Zielvereinbarungen mit konkreten Maßnahmen zur Qualitätsverbesserung festgelegt werden, wie zum Beispiel Mitarbeiterschulungen oder eine Aufstockung des Personals.[31] Kommt es nun doch einmal vor, dass ein Krankenhaus die Stellungnahme verweigert oder die Zielvereinbarung ohne Grund nicht erfüllt, wird das Krankenhaus dem Leistungsbereich entsprechend beim verantwortlichen Gremium auf Landes- oder Bundesebene bekannt gemacht, das dann über das weitere Vorgehen entscheidet. Als letzte Maßnahme, bei totaler Verweigerung des Krankenhauses, hat das verantwortliche Gremium die Möglichkeit, seine Informationen zu veröffentlichen[32] oder eine Empfehlung für Vergütungsabschläge bis hin zur Entziehung der Abrechnungsmöglichkeit der jeweiligen medizinischen Leistungen an die dafür zuständigen Stellen auszusprechen[33].

Soweit lässt sich der formelle Ablauf beschreiben. Aber was sind die übermittelten und erfassten Daten unter dem Strich wert? Die Vor- und Nachteile

---

[30] AQUA-Institut, Bericht zum Strukturierten Dialog 2013, 2014, S. 23 und S. 29.

[31] AQUA-Institut, Bericht zum Strukturierten Dialog 2013, 2014, S. 39.

[32] Gemeinsamer Bundesausschuss, Maßnahmen der Qualitätssicherung für nach § 108 SGB V zugelassene Krankenhäuser, 2015, § 13 (3), S. 9.

[33] Gemeinsamer Bundesausschuss, Maßnahmen der Qualitätssicherung, 2014, § 17 (4), S 14.

von Struktur-, Prozess- und Ergebnisindikatoren kennen wir bereits, aber wovon werden die Daten noch beeinflusst? Um die Frage zu beantworten, muss man sich den Datenfluss und die beteiligten Akteure etwas genauer anschauen. Wir möchten dies an einem fiktiven Fallbeispiel tun:

Eine ältere Dame kommt wegen Oberbauchschmerzen in die Notaufnahme. Der behandelnde Arzt hat nach seiner Anamnese und körperlichen Untersuchung schon einen Verdacht und stellt mittels Ultraschall Gallensteine und alle damit verbundenen Zeichen einer Gallenblasenentzündung fest. Die ältere Dame, nennen wir sie Frau Schmidt, wird stationär aufgenommen und am nächsten Tag operiert. Nach vier Tagen ohne Komplikation kann sie das Krankenhaus wieder verlassen.

Der behandelnde Arzt schreibt den Entlassungsbericht und sendet ihn an den Hausarzt. Das Ausfüllen des Qualitätsbogens von Frau Schmidt, das zusätzlich anfällt, wird hingegen auf später verschoben, andere Dinge haben Vorrang. Der Controller, der für die Abrechnung und Qualitätssicherung zuständig ist, schickt die Abrechnungsdaten an die Krankenkasse und der Fall ist damit erst einmal für alle abgeschlossen.

Monate später rückt der Stichtag zur Übermittlung der Qualitätsdaten langsam näher. Es fällt auf, dass Frau Schmidt kein Einzelfall war und einige Qualitätsbögen leer geblieben sind. Der Controller ruft auf der Station an und macht darauf aufmerksam, dass neben dem Bogen von Frau Schmidt noch 99 weitere ausgefüllt werden müssen. Der diensthabende Arzt nimmt die Information dankend auf und gibt sie an den Nachtdienst weiter, da gerade viel zu tun ist und die Qualitätsbögen geduldiger sind als der Patient in Zimmer 25, der gerade starke Schmerzen hat. Man kann sich leicht vorstellen, dass sich die Begeisterung des Nachtdienstes in Grenzen hält. Alte Akten herauszusuchen und Qualitätsbögen von Patienten auszufüllen, die schon vor Monaten die Station verlassen haben[34] oder die man persönlich gar nicht behandelt hat, gehört nicht zu den Lieblingsaufgaben des betroffenen Arztes. Am Ende des Dienstes hat er neben allen anderen Aufgaben zehn Bögen, zum Teil aus dem Gedächtnis, zum Teil nach Aktenlage, ausgefüllt. Der Rest muss in den nächsten Schichten Stück für Stück schnell

---

[34] AQUA-Institut, Bericht zum Strukturierten Dialog 2012, 2013, S. 41.

zwischendurch oder im Rahmen von Überstunden abgearbeitet werden. Da passiert schnell mal ein Übertragungsfehler.

Schon seit Jahren und über verschiedene Leistungsbereiche hinweg schlägt sich diese Situation, die kein Einzelfall ist, in einer schlechten Datenvalidität nieder. Vor allem im Bereich der postoperativen Komplikationen lässt sich feststellen, dass diese in den Qualitätssicherungsdaten deutlich seltener erfasst sind als in den Patientenakten. In manchen Bereichen taucht jede zweite bis dritte Komplikation, die in der Patientenakte zu finden ist, nicht in den Qualitätsdaten und somit nicht im Qualitätsbericht auf. Noch problematischer wird dieser Fakt, wenn man berücksichtigt, dass es keine gleichverteilte Unterdokumentation im Sinne einer Niveauverschiebung gibt (d.h. alle Kliniken dokumentieren so), sondern dass die Fehldokumentation zwischen den Kliniken sehr schwankt, was sich daher erheblich auf deren Vergleichbarkeit auswirkt.[35,36,37,38,39] Das ist kein Vorwurf an die Ärzteschaft, sondern vielmehr ein Zeichen der ausufernden Bürokratisierung im Gesundheitswesen. Für einen Arzt muss die Behandlung der Patienten oberste Priorität haben und nicht das Ausfüllen von Qualitätsbögen. Es kann nicht sein, dass ein Arzt die Behandlung seiner Patienten über das Ausfüllen von Qualitätsbögen vernachlässigt! Aber zurück zu unserem Fallbeispiel:

Ein paar Tage vor Abgabetermin kann der Controller in seinem Softwaresystem erkennen, dass für die Station alle Qualitätsbögen ausgefüllt sind. Jetzt könnte er sie einfach an die zuständige Landesgeschäftsstelle für Qualitätssicherung (indirektes Verfahren) bzw. – wenn es sich um herzchirurgische Eingriffe oder Organtransplantationen handelt – direkt an das dafür zuständige Institut auf Bundesebene schicken. Andererseits hat er noch etwas Zeit, sich die Daten etwas genauer anzusehen – und eventuell den Qualitätsbericht positiv zu beeinflussen.

Der Gesetzgeber sieht nämlich bei den Übermittlungsraten vor, dass erst bei einer Dokumentationsrate eines Leistungsbereiches von unter 95 Prozent

35   Jakob u.a., 2010, S. 563–567.
36   AQUA-Institut, Bericht zur Datenvalidierung 2011, 2012, S. 31 f.
37   AQUA-Institut, Bericht zur Datenvalidierung 2011, Anhang, 2012, S. 35 f.
38   AQUA-Institut, Bericht zur Datenvalidierung 2012, 2013, S. 28.
39   AQUA-Institut, Bericht zur Datenvalidierung 2012, Anhang, 2013, S. 56.

eine Strafzahlung für jeden nicht dokumentierten Datensatz fällig wird, und zwar in Höhe von 150 bis 300 Euro. Im Bereich der Transplantations- und Herzchirurgie, also den Daten des direkten Verfahrens, ist der Gesetzgeber strenger. Hier muss jeder erfasste Fall übermittelt werden. Für jeden nicht dokumentierten Datensatz werden ansonsten 2.500 bis 5000 Euro Strafe fällig.[40] Die 95-Prozent-Regelung wird zwar einerseits der Tatsache gerecht, dass bei einer dünnen Personaldecke auch mal ein Qualitätsbogen unausgefüllt bleiben kann, andererseits ermöglicht sie das gezielte Zurückhalten von problematischen Qualitätsberichten. In unserem fiktiven Krankenhaus herrscht zum Glück ein konstruktiver Umgang mit Fehlern und obwohl es bei fünf von 100 Gallenblasenentfernungen schwerwiegende Komplikationen gab, übermittelt der Controller selbstverständlich alle 100 Fälle.

9.4. Qualitätsberichte – Datenfriedhof oder Entscheidungsgrundlage?

Nachdem ein Krankenhaus seine ausgewerteten Daten im Vergleich mit anderen Kliniken zurückgespiegelt bekommen hat, ist es verpflichtet, seinen Qualitätsbericht an die gemeinsame Annahmestelle der Krankenkassen zu schicken. Diese veröffentlichen die Daten anschließend im Internet und ermöglichen damit der breiten Öffentlichkeit einen Vergleich zwischen den einzelnen Krankenhäusern und/oder dem Bundesdurchschnitt.[41] Der Qualitätsbericht auf der Website des Krankenhauses selbst hingegen enthält in aller Regel nur die gesetzlich vorgeschriebenen Angaben zu strukturellen Parametern und zum Leistungsangebot des Krankenhauses.

Neben der Verbesserung von Transparenz und Qualität ist eines der wichtigsten Ziele der strukturierten Qualitätsberichte, Patienten vor einer Behandlung im Krankenhaus zu informieren und ihnen bei der Entscheidung für oder gegen eine bestimmte Klinik zu helfen.[42] Das Problem ist nur, dass

---

[40] Gemeinsamer Bundesauschuss, Maßnahmen der Qualitätssicherung für nach § 108 SGB V zugelassene Krankenhäuser, 2015, § 24 (1), S. 15.

[41] Gemeinsamer Bundesausschuss, Inhalt, Umfang und Datenformat eines strukturierten Qualitätsberichts für nach § 108 SGB V zugelassene Krankenhäuser, 2014, § 6 (1), S. 4, § 9 (3), S. 6.

[42] Gemeinsamer Bundesausschuss, Inhalt, Umfang und Datenformat eines strukturierten Qualitätsberichts für nach § 108 SGB V zugelassene Krankenhäuser, 2014, § 1, S. 3.

die wenigsten von dieser Möglichkeit Gebrauch machen bzw. von den Berichten überhaupt wissen. Der bisherige Bekanntheits- und Nutzungsgrad der strukturierten Qualitätsberichte ist als sehr gering einzuschätzen.

Aber selbst wenn ein interessierter Bürger die Berichte kennt, wird er sie kaum nutzen, denn sie sind laienunfreundlich verfasst und verfehlen auch vom Inhalt her das Informationsbedürfnis vieler Patienten.[43] Daher werden sie von den Patienten bisher zur Entscheidungsfindung kaum verwendet. Vielmehr folgen diese nach wie vor in erster Linie den Empfehlungen von Freunden, Verwandten oder dem behandelnden ambulanten Arzt.[44] Das Ziel der Qualitätsberichte, dem Patienten als Informationsquelle zu dienen, wird somit klar verfehlt. Aktuelle Untersuchungen belegen, dass es derzeit statistisch keinen nachweisbaren Zusammenhang zwischen der in den strukturierten Qualitätsberichten ausgewiesenen Qualität und der von den Patienten eingeschätzten Qualität in einem Krankenhaus gibt.[45] Es muss sich also bezüglich Inhalt und Form der strukturierten Qualitätsberichte dringend etwas ändern.

Zu einer qualitativ guten Gesundheitsversorgung gehört mehr, als nur die harten Fakten aufzuzählen. Freundlichkeit, Empathie sowie Respekt gegenüber dem Patienten sind bei der Behandlung ebenso wichtig wie die Vermeidung von Komplikationen und eine leitliniengerechte Behandlung. Daher gehören Patienten- und Mitarbeiterbefragungen, wie sie schon heute zur internen Qualitätssicherung in vielen Krankenhäusern gängige Praxis sind, auch in den gesetzlich verankerten externen Qualitätsbericht. Dieser wäre dann viel aussagekräftiger und könnte einen Patienten bei seiner Entscheidungsfindung tatsächlich unterstützen.[46]

Wie kann ich Qualitätsdaten nutzen?
Es gibt mittlerweile gute Angebote im Internet, die sich darum bemühen, die Informationen aus den strukturierten Qualitätsberichten für jedermann verständlich aufzuarbeiten, und sie durch Patientenbefragungen und individuelle Bewertungsmöglichkeiten ergänzen. So hat man die Möglichkeit, sich

---

[43] Cruppé & Geraedts, 2011, S. 951–957.
[44] Geraedts, 2008.
[45] Penter, 2013, S. 7.
[46] Geraedts, 2006, S. 154–170.

aus verschiedenen Perspektiven einen Überblick über die Qualität von im Krankenhaus erbrachten Leistungen zu verschaffen.[47] Einige der wichtigsten Informationsangebote im Internet sind: der Klinikführer der Techniker Krankenkasse (www.tk.de/tk/klinikfuehrer), die Weiße Liste der Bertelsmann Stiftung (www.weisse-liste.de), Portale des Verbandes der Ersatzkassen (vdek) wie der Pflege-, Arzt- und Kliniklotse (www.vdek-arztlotse.de), das Serviceportal des Verbandes der Privaten Krankenversicherung (www.derprivatpatient.de) sowie ein Portal von Klinikträgern (www.qualitätskliniken.de).

Durch die Bündelung aller Online-Portale auf einer Plattform und mithilfe einer Informations- und Aufklärungskampagne wäre es denkbar,[48] dass in Zukunft mehr Patienten die Qualitätsberichte als Informationsquelle nutzen. Auch Ärzte könnten ihre Empfehlungen für eine Klinik anhand dieser Daten fundierter begründen.

Auch wenn die Daten der Qualitätsberichte kritisch betrachtet werden müssen, ist es sinnvoll, sich neben den Empfehlungen von Freunden und Bekannten einen umfassenderen Eindruck über die objektive und subjektive Qualität eines Arztes oder Krankenhauses zu verschaffen. Bei vielen alltäglichen Handlungen, wie zum Beispiel dem Kauf eines Staubsaugers oder eines Buches, ist es üblich, sich über die Erfahrungen anderer Nutzer und die Qualität des Produktes zu informieren. Bei der Wahl einer Gesundheitseinrichtung ist es – auch unter Berücksichtigung der aufgezeigten Schwächen der Qualitätsmessung – erst recht der Mühe wert.

9.5. Die Zukunft der Qualitätsmessung

Die bisherigen Ausführungen sollten klargemacht haben, welchen Problemen man bei der Qualitätsmessung im Gesundheitswesen gegenübersteht. Bevor man deshalb darüber nachdenkt, die vermeintlich gemessene Qualität in deutschen Krankenhäusern zum Beispiel an die Vergütung zu koppeln, sollten diese Probleme zunächst erstmal gelöst werden. An erster Stelle sind

---

[47] Qualitätstransparenz im Krankenhaus, 2014, S. 3.
[48] Neumann u.a., 2013, S. 39.

hier die aufwendige und manipulationsanfällige Datenerhebung sowie die den Indikatoren selbst inhärenten Probleme zu nennen.

Vielerorts wird bereits intensiv an der Verbesserung des bestehenden Systems gearbeitet. Neben den Landesgeschäftsstellen für Qualitätssicherung und dem AQUA-Institut engagieren sich zahlreiche weitere Institute und Lehrstühle für die Verbesserung der Qualitätserfassung und Qualitätsbeurteilung. Dabei sind viele kleine Verbesserungen, aber auch weitreichende Eingriffe und Innovationen in Vorbereitung und Erforschung.

Zukunftsweisende Konzepte verfolgen die Idee, nicht wie derzeit auf gesondert dokumentierte Qualitätsdaten zurückzugreifen, sondern Daten zu verwenden, die sowieso im Rahmen der Abrechnung (sogenannte Routinedaten) erhoben werden müssen. Diese Routinedaten der Krankenkassen erlauben es zudem, Krankheitsverläufe über einen längeren Zeitraum hinweg und somit auch über die Krankenhausbehandlung hinaus zu betrachten, was ein weiteres wichtiges Problem der bisherigen Datenerhebung löst. Zusätzlich sollten, wie auch von uns gefordert, Patientenbefragungen die Qualitätsdaten ergänzen, womit den individuellen Erfahrungen der Patienten endlich Rechnung getragen würde.

Auf Basis der Ergebnisse der Qualitätsindikatoren auf Routinedatenbasis und der Patientenbefragung könnten sogenannte Auffälligkeitsindizes entwickelt werden, die zusammen Qualitätsprobleme besser und sicherer identifizieren,[49] wodurch auch eine effektivere Reaktion auf festgestellte Auffälligkeiten erfolgen könnte. Ein solches Konzept wäre ein Schritt in die richtige Richtung, aber es würde seine eigenen Probleme mit sich bringen. Zahlreiche Studien und Erfahrungen anderer Länder zeigen zwar, dass eine Qualitätsmessung mit Routinedaten prinzipiell möglich ist.[50,51] Dennoch werden Routinedaten in erster Linie zu Abrechnungszwecken erhoben und nicht zur Qualitätsmessung. Klinisch wichtige Details wie eine intraoperative Antibiotikagabe können nicht erfasst werden, da sie nicht abrechnungsrelevant sind.

Zudem ist auch in diesem Konzept die Datenvalidität in Gefahr. Es hat seine Gründe, dass mit Einführung des DRG-Systems eigene Berufe, wie zum Beispiel die Codierassistentin bzw. der Codierassistent, entstanden sind, um die

---

[49]   AQUA-Institut, Arthroskopie am Kniegelenk, 2014, S. 16.
[50]   Maass u.a., 2011, S. 409–414.
[51]   Heller & Günster, 2008, S. 26–34.

Abrechnung eines Krankenhauses zu optimieren. Komplikationen während einer Behandlung können als Nebendiagnose codiert den Fallerlös deutlich erhöhen (Stichwort „upcoding"). Dieses zielgerichtete Codierverhalten führt zwar dazu, dass Komplikationen bei der Abrechnung mehr Aufmerksamkeit geschenkt wird,[52] aber eben auch nur dann, wenn sie für die Abrechnung relevant sind. Dies könnte in den so zweckentfremdeten Daten zu Verzerrungen in Richtung DRG-Relevanten Prozeduren und Diagnosen führen.

Darüber hinaus würde sich die sehr wichtige Risikoadjustierung der Ergebnisindikatoren bei Routinedaten zum Teil überaus schwierig gestalten, da hierzu häufig detaillierte Informationen benötigt werden, welche den Abrechnungsdaten nicht zu entnehmen sind. Eine weitere Herausforderung für die Umsetzung eines solchen Projekts stellen die strengen datenschutzrechtlichen Regelungen in Deutschland dar,[53] welche die Komplexität des Verfahrens zusätzlich erhöhen.

Konzepte, die eine wirkliche Lösung der grundlegenden Probleme der Qualitätserfassung und -beurteilung beinhalten, liegen noch in weiter Ferne – sie sind fast im Bereich von Science-Fiction anzusiedeln. Um medizinische Qualität möglichst genau zu messen, müssten die Qualitätsdaten so nah mit dem Patienten und dem ärztlichen Handeln verbunden sein wie nur möglich, ohne jedoch zusätzliche Dokumentationsarbeit zu generieren. Das heißt die Qualitätsdaten müssten den Daten der Patientenakte entsprechen und sich somit automatisch aus der klinischen Dokumentation ergeben. Nur so könnte ein relativ unverfälschtes Bild des Patienten sowie der durchgeführten Behandlungen und ihrer Ergebnisse entstehen. Es wäre denkbar, in Zukunft die für die Qualitätserfassung benötigten Daten direkt aus einer digitalen Patientenakte herausgelesen und verschlüsselt an die entsprechende Prüfstelle zu übermitteln.

Aber wollen wir das? Abgesehen davon, dass die meisten deutschen Krankenhäuser noch weit von solchen Möglichkeiten entfernt sind, würde der Datenschutz solchen Ideen einen Riegel vorschieben. Aber wie sieht es damit in der Zukunft aus? Solche Ideen lassen wichtige ethische Fragen zur Qualitätsmessung aufkommen. Wie genau wollen wir die medizinische

---

52 Maass u.a., 2011, S. 412–413.
53 Van Emmerich & Metzinger, 2010, S. 1177–1182.

Behandlung und damit den Menschen selbst erfassen und bewerten? Was müssen andere von der Behandlung, die eine intime Interaktion zwischen zwei Menschen darstellt, wissen und wo zieht man in Zukunft die Grenze? Wenn man eine medizinische Behandlung komplett erfassen, kontrollieren und auswerten will, befindet man sich in einer nahezu industriellen Qualitätssicherung. Dies ist wohl kaum ein anzustrebendes Modell für unser Gesundheitssystem.

Die Zukunft der Qualitätsmessung in Deutschland bleibt ungewiss, eines ist jedoch klar: Bis zu einem System, das Maß und Mitte hält und trotzdem den Bedürfnissen und Erwartungen aller Beteiligten gerecht wird, ist es noch ein weiter Weg.

9.6. Chancen und Risiken einer qualitätsabhängigen Vergütung

Nicht nur Patienten sind an einer guten Versorgungsqualität interessiert. Wenn sich jemand für die Arbeit im Gesundheitswesen entscheidet, tut er dies in aller Regel, weil er diese Tätigkeit als eine sinnvolle Lebensaufgabe erachtet. Es besteht der Wille und Anspruch an sich selbst, „gute" Medizin zu betreiben. Im Klinikalltag bekommt man jedoch schnell das Gefühl, dass es in erster Linie darum geht, die stets wachsende Zahl von Patienten abzuarbeiten. Die dabei zu erbringende Qualität rückt fast automatisch ins Hintertreffen, was zu Widersprüchen mit den eigenen Idealen führen kann.

In Zukunft werden schon aufgrund des demografischen Wandels mehr Menschen medizinischer Hilfe bedürfen als heute, während der Anteil der Beitragszahler abnehmen wird. Aber wie soll man unter diesen Umständen die Quadratur des Kreises lösen und einen Paradigmenwechsel, weg von der Quantität hin zu Qualität, ermöglichen? Bessere Qualität ist nicht zwingend mit höheren Kosten verbunden und bedeutet auch nicht zwingend, weniger Patienten behandeln zu können. Erhöht man die Qualität und vermeidet dadurch Komplikationen nach einer Erkrankung und/oder Behandlung, erspart man Leid, Kosten und Behandlungsaufwand. Dem Motto „Qualität kostet nichts. Aber sie wird einem nicht geschenkt."[54] folgend, lautet das

---

[54]   Zitat von Philip Bayard Crosby, einem Management-Guru.

Ziel: Effizienzsteigerung im Gesundheitssystem durch eine bessere Qualität. Dabei erscheint die Idee der qualitätsabhängigen Vergütung als geeignete Maßnahme, um dieses Ziel zu erreichen.

Der Grundgedanke der qualitätsabhängigen Vergütung ist einfach: Man misst zunächst die Qualität in vielen medizinischen Bereichen und verschafft sich so Informationen über den Ist-Zustand. Für Aspekte, die man verbessern möchte, definiert man einen Zielwert und koppelt das Erreichen des Zielwertes an eine Vergütung. Dieser finanzielle Anreiz soll die Motivation steigern, die für einen bestimmten Bereich formulierten Qualitätsziele anzustreben bzw. zu erreichen. Ein fiktives Beispiel aus der Praxis könnte vereinfacht dargestellt so aussehen: Beim jährlichen Qualitätsbericht wird festgestellt, dass in sehr vielen Krankenhäusern die Antibiotikagabe bei der Hüftprothesen-Implantation unter 80 Prozent liegt, was die Wahrscheinlichkeit für schwerwiegende und letztlich kostenintensive Komplikationen erhöht. Um die Qualität in diesem Bereich zu verbessern, wird deshalb festgelegt, dass ein Krankenhaus zusätzliches Geld bekommt, wenn dort nachweislich bei mindestens 95 Prozent der Hüftprothesen-Implantationen dem Patienten ein Antibiotikum gegeben wurde. Wie man sich leicht vorstellen kann, muss bei diesem klassischen Modell mit einem Zielwert von den Krankenkassen und somit von den Beitragszahlern erst Geld investiert werden, um langfristig zum Beispiel durch die Vermeidung von Komplikationen Geld zu sparen.

Unter den vielen verschiedenen Finanzierungsmodellen der leistungsabhängigen Vergütung gibt es aber auch kostenneutrale Ansätze. Ein gängiges Konzept ist die Umschichtung des Geldes von Krankenhäusern, die eine schlechte Qualität erbringen, zu Kliniken, die sich aufgrund der Qualität ihrer Arbeit in der Spitzengruppe befinden (Bonus/Malus-Prinzip). Ein anderer, eleganterer Ansatz ist das Prinzip der „shared savings" (gemeinsame Einsparungen). Bei diesen Projekten werden die Bonuszahlungen erwirtschaftet, indem man innerhalb der Regelversorgung Einsparungen erwirtschaftet. Modellprojekte wie das im vorrangegangenen Kapitel ausführlich beschriebene „Gesundes Kinzigtal" beweisen, dass solche Finanzierungsideen im Rahmen der Integrierten Versorgung erfolgreich umsetzbar sind.

Die qualitätsabhängige Vergütung ist keine neue Idee. Sie wurde schon in den 1990er-Jahren in den USA als Steuerungsinstrument eingeführt und sollte dort dem Problem der steigenden Kosten bei gleichzeitig nachweisbaren Qualitätsmängeln entgegenwirken. Trotz des mäßigen Erfolges ist die Zahl sogenannter Pay-for-Performance-Projekte (P4P) vor allem im englischsprachigen Raum seit der Jahrtausendwende in die Höhe geschossen[55] und hat weltweit Verbreitung gefunden. In Deutschland hat man die Entwicklung im Ausland mit gesteigerter Aufmerksamkeit verfolgt, hielt sich jedoch mit der Umsetzung im großen Stil zurück. Zwar gibt es auch hierzulande Projekte, die Elemente der leistungsabhängigen Vergütung enthalten, diese haben aber eher Pilotcharakter. Die Zurückhaltung in Deutschland ist nicht unberechtigt, denn so einfach und verlockend die Idee auch klingt, so schwierig und problematisch ist ihre Umsetzung in die Praxis.

Eine leistungsbezogene Vergütung könnte dennoch in Zukunft auch bei uns eine größere Rolle spielen und zu einer Verbesserung des Gesundheitssystems beitragen – sofern einige Voraussetzungen erfüllt und die Verwendung dieser Vergütungsmöglichkeit gut überlegt wäre. Es gibt weltweit eine große Spannbreite an Projekten, die Qualität an Vergütung koppeln und an denen man sich orientieren könnte. Um eine Vorstellung davon zu bekommen, wo die Schwierigkeiten, aber auch die Chancen des Konzepts liegen, soll ein solches Projekt exemplarisch vorgestellt werden.

Pay-for-Performance am Praxisbeispiel

Eine leistungsbezogene Vergütung findet in Deutschland bereits im Rahmen von Integrierten Versorgungsverträgen Anwendung. Verträge der Integrierten Versorgung (IV) ermöglichen es den Krankenkassen, gesonderte Verträge mit Leistungserbringern – niedergelassenen Ärzten, Krankenhäusern, Reha-Einrichtungen etc. – abzuschließen. Der vertragliche Freiraum gestattet es außerdem, eigens zwischen den Vertragspartnern festgelegte Vergütungsmodelle zu konzipieren.

Das IV-Projekt Rückenschmerz (IVR) der Techniker Krankenkasse (TK) ist eines dieser Projekte. Rückenschmerzen verursachen nicht nur einen hohen Leidensdruck bei den Betroffenen, sondern sind auch für zehn Prozent aller krankheitsbedingten Arbeitsunfähigkeitstage verantwortlich.[56] Für das

---

[55] Vgl. Veit u.a., 2012, S. 34 (A30/51).
[56] Überall u.a., 2009, S. 3.

Projekt wurden erwerbstätige TK-Mitglieder geworben, die sich bereits seit längerer Zeit wegen Rückenschmerzen in ärztlicher Behandlung befanden und deshalb krankgeschrieben waren. Hatten sie Interesse, erfüllten die Teilnahmekriterien und bestätigte sich nach einer Eingangsuntersuchung auch ein entsprechendes Chronifizierungspotenzial (also die Gefahr für dauerhaft anhaltende Rückenschmerzen), so wurde von einem interdisziplinären Therapeutenteam mit der TK ein gemeinsames Behandlungskonzept erarbeitet.

Die erste Phase der Behandlung bestand aus einer vierwöchigen ambulanten Intensivtherapie, die wöchentlich mehrstündige Behandlungen bei allen beteiligten Therapeuten umfasste. Primäres Ziel der Behandlung war die vollständige Wiederherstellung der Arbeitsfähigkeit. Durch die Kombination aus moderner Schmerzbehandlung sowie umfassender Physio- und Verhaltenstherapie konnte die Behandlung in der Regel innerhalb von vier Wochen abgeschlossen werden. Gelang dies nicht, so konnte das Versorgungskonzept um bis zu vier weitere Behandlungswochen verlängert werden. Spätestens am Ende dieser zweiten Phase endete die Intensivversorgung der teilnehmenden Patienten. Wurde das primäre Projektziel erreicht, schloss sich eine sechsmonatige Evaluationsphase an, an deren Ende die Nachhaltigkeit der Behandlungsergebnisse überprüft wurde.[57]

Ein wesentlicher Bestandteil dieses IVR-Konzeptes war und ist die ergebnisabhängige Vergütung der erbrachten Versorgungsleistungen. Teilnehmende Zentren erhalten für Patienten, bei denen das primäre Projektziel – die vollständige Arbeitsfähigkeit – binnen der ersten vier Behandlungswochen erreicht wurde und bei denen dieser Zustand für mindestens sechs weitere Monate anhielt, einen Bonus in Höhe von 18,2 Prozent auf die vereinbarte Vergütung. Es erfolgt also eine Bonusausschüttung, die an den Zielwert eines Ergebnisindikators gekoppelt ist. Umgekehrt wird für Patienten, bei denen binnen der maximal achtwöchigen Behandlungszeit die Arbeitsfähigkeit nicht vollständig wiederhergestellt werden konnte, ein Malus (Abzug) in Höhe von 7,2 Prozent in Rechnung gestellt.

Laut der Daten der beteiligten Krankenkasse konnten durch das IVR-Konzept im Vergleich zur Regelversorgung die Arbeitsunfähigkeitstage von 164,6 auf 92,3 pro Jahr reduziert werden, was einer Einsparung in

---

57 Vgl. Überall u.a., 2009, S. 5.

Höhe von 1.758,08 Euro pro IVR-Patient entsprach. Das Projekt startete am 01.07.2005 und wurde nach 18 monatiger Pilotphase Anfang 2007 zeitlich unbefristet verlängert. Ein Zwischenstand der begleitenden Evaluation des Projektes ergab, dass die Krankenkasse von Projektbeginn bis zum Oktober 2009 – unter Berücksichtigung aller durch das IVR-Konzept bedingten Kosten – 3.656.290,45 Euro einsparen konnte.[58]

Das Projekt scheint ein voller Erfolg zu sein. Doch welcher Anteil an dem Ergebnis ist dabei der leistungsabhängigen Vergütung zuzuschreiben? Viele Faktoren spielen eine Rolle: Die Patienten, die am Projekt Rückenschmerz teilnahmen bzw. teilnehmen, werden nach strengen Kriterien ausgewählt. Voraussetzungen sind: Erwerbstätigkeit, TK-Mitgliedschaft, ein ärztlich attestiertes Chronifizierungspotenzial sowie Arbeitsunfähigkeit, die aber noch nicht länger als 28 Tage bestehen darf. Sowohl die Patienten als auch die Leistungserbringer nehmen an dem Projekt freiwillig teil, wodurch von einer überdurchschnittlich hohen Motivation auf beiden Seiten auszugehen ist. Die hohe Motivation aller Beteiligten, verbunden mit einem intensiven, interprofessionellen Behandlungskonzept, das auch den Patienten stark einbezieht, könnte für den Erfolg des Projektes entscheidender sein als die leistungsbezogene Vergütung.

Ein generelles Problem bei der wissenschaftlichen Bewertung derartiger Projekte stellt darüber hinaus die Abgrenzung zu anderen qualitätsfördernden Maßnahmen dar. Die qualitätsabhängige Vergütung ist meist nur ein Element eines ganzen Maßnahmenbündels. Werden neben der qualitätsabhängigen Vergütung in einem Modellprojekt gleichzeitig besondere Behandlungspfade eingeführt oder erreichte Kennzahlen veröffentlicht („public reporting") so hat jede dieser Interventionen Auswirkungen auf die Behandlungsqualität. Wie groß oder klein jedoch der Einfluss der einzelnen Maßnahme und somit auch der qualitätsabhängigen Vergütung ist, lässt sich im Nachhinein kaum noch ermitteln. Zudem fehlt oft, wie auch in unserem Beispiel, eine geeignete Vergleichsgruppe. Des Weiteren sind die Datenerhebung und/oder Auswertung der Projekte häufig mangelhaft, und es werden überwiegend Prozess- und Strukturindikatoren verwendet und untersucht. Ohne eine Analyse der tatsächlich erreichten Ergebnisse

---

[58] Vgl. Überall u.a., 2009, S. 7.

(Outcome) haben diese jedoch wenig Aussagekraft.[59] Für die Wirksamkeit leistungsabhängiger Vergütung fehlt daher, trotz langjähriger Praxis, nach wie vor ein verlässlicher Beweis.[60] Ironischerweise hat man stattdessen jedoch einige nicht unerhebliche „Nebenwirkungen" festgestellt, die solche Projekte haben können[61].

Nebenwirkungen qualitätsabhängiger Vergütung

Wie unser Beispielprojekt funktionieren viele Pay-for-Performance-Projekte (P4P) auf freiwilliger Basis. Hierbei leuchtet es ein, dass an freiwilligen Projekten aber überwiegend nur die Leistungserbringer teilnehmen, die schon vor Projektbeginn sehr gute Qualitätsarbeit geleistet haben und den Zielwert vermutlich ohne oder nur mit einem relativ geringen Aufwand erreichen werden.

Leistungserbringer ohne Qualitätsanspruch, die man am dringendsten erreichen müsste, bleiben freiwilligen Projekten hingegen oft fern. Noch problematischer wird es, wenn bei freiwilligen Projekten ein Vergütungsabschlag für vermeintlich schlechte Qualität droht. Leistungserbringer, die sich in der finanziellen Verlustgruppe wiederfinden, werden relativ schnell aus dem Projekt wieder aussteigen. Dann verbleiben darin nur die „guten" Einrichtungen, für die das P4P-Projekt in erster Linie gar nicht gedacht war. Unter Umständen gibt die Krankenkasse – und damit letztendlich der Beitragszahler – dann viel Geld für wenig Qualitätssteigerung aus.[62] Bei freiwilligen Projekten besteht also immer die Gefahr, dass Kosten für Bonuszahlungen und Dokumentationsaufwand entstehen, ohne dass dabei die gewünschte Steuerungswirkung erzielt wird.

Wäre es nicht sinnvoll, die leistungsabhängige Vergütung deshalb verpflichtend in die Regelversorgung zu integrieren? Zu bedenken wäre allerdings, dass es nicht immer nur eine Frage des Wollens ist, die eigene Qualität zu verbessern. Manche Leistungserbringer verfügen weder über die erforderlichen strukturellen Voraussetzungen für „gute" Qualität noch über die finanziellen Mittel, um an der Situation etwas zu ändern. Die Kranken-

---

[59] Vgl. Veit u.a., 2012, S. 91 (B36/44).
[60] Vgl. Veit u.a., 2012, S. 98 (B43/44).
[61] Vgl. Veit u.a., 2012, S. 134 (C35/77).
[62] Vgl. Veit u.a., 2012, S. 49 (A45/51).

häuser, die finanziell bereits mit dem Rücken zur Wand stehen – und davon gibt es immer mehr – können mitunter auf Anreize gar nicht reagieren, weil ihnen dafür der nötige Handlungsspielraum fehlt.

Andere Probleme ergeben sich aus den grundlegenden Eigenschaften der Qualitätsindikatoren. Koppelt man einen Ergebnisindikator ohne perfekte Risikoadjustierung an eine Vergütung, werden die Krankenhäuser in gut situierten Gegenden mit verhältnismäßig gesunden und kooperativen Patienten den Zielwert leichter erreichen als Krankenhäuser in sozialen Brennpunkten. Vor allem bei privaten Krankenhausanbietern könnte daher eine leistungsabhängige Vergütung zu einer stärkeren Standortselektion führen. Diesem Problem müsste man mit einer möglichst guten Risikoadjustierung der Indikatoren begegnen, um so die Patienten mit ihren unterschiedlichen Risiken vergleichbar zu machen. In der Praxis wäre dies wiederum nur durch einen verstärkten Dokumentationsaufwand zu erreichen, denn für eine gute Risikoadjustierung braucht es meist detaillierte Informationen über den Patienten.

Ebenso könnten die generellen Schwächen der Prozessindikatoren ausgenutzt werden: Fokussiert sich ein Krankenhaus oder Arzt nur noch auf die Prozesse, die erfasst werden, und wendet dazu gezielt Ressourcen auf – Zeit und Geld –, kann es dazu kommen, dass andere wichtige Bereiche der Behandlung weniger Beachtung finden und bewusst oder unbewusst vernachlässigt werden. Es wird dann keine bessere Qualität für den Patienten angestrebt, sondern nur die formale Erfüllung des vorgegebenen Indikators. Nicht zu unterschätzen sind auch die Auswirkungen auf das Dokumentationsverhalten. Was nicht dokumentiert wird, findet auch keine Berücksichtigung in der Qualitätsmessung und könnte dann nicht vergütet werden. Der bürokratische Aufwand würde deshalb noch mehr zunehmen und der Patient ins Hintertreffen geraten. Andererseits muss nicht alles, was dokumentiert wird, auch wirklich gemacht worden sein. Wenn der finanzielle Anreiz groß und die Wahrscheinlichkeit, ertappt zu werden, gering ist, wird es bei einer leistungsabhängigen Vergütung vermehrt zu Fehldokumentationen kommen, um die Qualitätsparameter möglichst zu erfüllen. Im schlimmsten Fall wird dann Zeit dafür verwendet, Qualität zu dokumentieren, anstatt sie wirklich zu erbringen.

Auch die ethische Dimension muss berücksichtigt werden. Bei der Behandlung von unheilbar kranken oder alten Menschen können sich die therapeutischen Ziele und die damit zu ergreifenden Maßnahmen ändern. Hat ein Patient mehrere Erkrankungen gleichzeitig, könnte die Einhaltung aller infrage kommenden Leitlinien zu einer für den Patienten schädlichen Mehrfachmedikation führen.[63] Herkömmliche Prozess- und Ergebnisindikatoren verlieren hier ihre Aussagekraft bzw. sind nicht mehr anwendbar. Jeder Patient hat außerdem das Recht, eine Therapie abzulehnen. In bestimmten Situationen ist es auch Aufgabe des Arztes, von einer anstrengenden, belastenden Therapie abzuraten und der Lebensqualität des Patienten vor einer bloßen Lebensverlängerung den Vorrang zu geben. Diese schwierigen Situationen gehören zu den Kernaufgaben ärztlichen Handelns und dürfen sich auf keinen Fall negativ auf die Vergütung auswirken – oder dazu führen, dass erst langwierige Stellungnahmen verfasst werden müssen, um sie innerhalb des Vergütungsmodells zu rechtfertigen.

Zusammenfassend lässt sich feststellen, dass die grundlegenden Probleme der Qualitätsmessung sich deutlich verschärfen, wenn ein finanzieller Anreiz hinzukommt. Der finanzielle Anreiz ist schlicht zu schwach an eine reale Verbesserung der Versorgungsqualität gekoppelt.[64] So kann man Geld abschöpfen, ohne zugleich eine wesentliche Qualitätsverbesserung umsetzen zu müssen. Daraus lässt sich ableiten, dass finanzielle Anreize eine primäre Motivation zur „guten" Medizin nicht ohne Weiteres ersetzen können und dies in keinem Fall versucht werden sollte. Der Irrglaube, dass dies möglich sei, erklärt möglicherweise die enttäuschenden Ergebnisse so mancher Projekte zur leistungsabhängigen Vergütung.[65] Geld kann die primäre Motivation von Ärzten und Einrichtungen lediglich unterstützen.

Besteht jedoch grundsätzlich eine mangelnde Motivation oder ist eine gute Versorgung trotz persönlicher Anstrengung nicht möglich, weil die Strukturen, in denen man arbeitet, es nicht hergeben, werden die wirtschaftlichen Aspekte noch stärker in den Vordergrund rücken. Die Schwächen der Qualitätsmessung und somit die Konstruktion der leistungsabhängigen Vergütung werden ausgenutzt werden.

---

[63]   Vgl. Veit u.a., 2012, S. 75 (B20/44).
[64]   Vgl. Veit u.a., 2012, S. 134 (C35/77).
[65]   Vgl. Veit u.a., 2012, S. 160 (C61/77).

Eine flächendeckend eingeführte leistungsabhängige Vergütung würde unter diesen Gesichtspunkten eher zu einer Marktbereinigung im Krankenhaussektor führen als zu einer wirklichen Qualitätsverbesserung. Aktuell ist jede Krankenhausschließung noch ein regionales Politikum und verstimmt die Wählerschaft. Wenn in Zukunft Krankenhäuser schließen, weil sie vermeintlich schlechte Qualität erbringen, wären sie selbst schnell als Schuldige ausgemacht. In Wirklichkeit gerieten aber nur die Krankenhäuser in eine finanzielle Schieflage, welche die Lücken im System langsamer erkennen würden und die geltenden Regelungen weniger dreist ausreizten als ihre Konkurrenten. Mit einem wirklichen Qualitätswettbewerb im Gesundheitswesen hätte dies wenig zu tun.

Potenziale einer qualitätsabhängigen Vergütung

Um in Zukunft das Modell der leistungsabhängigen Vergütung sinnvoll zu nutzen, bedarf es also noch einiger Arbeit. Die verfügbaren Werkzeuge, die Qualitätsindikatoren, müssen, ohne zusätzlichen Dokumentationsaufwand zu generieren, soweit verbessert werden, dass ihre individuellen Schwächen nicht mehr so stark zum Tragen kommen und die Versorgungsqualität verlässlicher abgebildet wird. Danach gilt es, durch eine gezielte Gestaltung von Pay-for-Performance-Projekten das steuernde Potenzial finanzieller Anreize in eine nachhaltige Verbesserung der Versorgungsqualität und Versorgungseffizienz umzumünzen. Im Anschluss wäre es die Aufgabe der Versorgungsforschung zu zeigen, ob dies tatsächlich gelungen ist oder ob selbst optimale Projekte in der Routine letztlich unwirksam bleiben.[66] Erst danach sollte über eine flächendeckende Einführung einer leistungsabhängigen Vergütung in das deutsche Gesundheitssystem entschieden werden.

Es könnte sich lohnen, die möglichen Potenziale dieses Anreizsystems freizulegen. Bereits heute gibt es kleine Teilbereiche im deutschen Gesundheitssystem, in denen die Verwendung von Pay-For-Performance sinnvoll erscheint:

Wie im Qualitätsbericht 2012 des AQUA-Instituts festgestellt, existiert bezüglich der Versorgungsqualität eine erhebliche Spannbreite zwischen

---

[66] Vgl. Veit u.a., 2012, S. 98–99 (B43–44/44).

den verschiedenen Einrichtungen in Deutschland. Dieses Ungleichgewicht könnte durch eine gezielte leistungsabhängige Vergütung ausgeglichen werden. Untersuchungen bereits bestehender Projekte haben gezeigt, dass Krankenhäuser mit schlechten Qualitätsergebnissen und zugleich strukturellen Voraussetzungen für Qualitätsverbesserungen sich qualitativ am deutlichsten steigern, wenn ihnen finanzielle Anreize geboten werden.[67]

Auch die Förderung von Spitzenmedizin könnte durch eine leistungsabhängige Vergütung unterstützt werden. Hervorragenden Krankenhäusern könnte mit zusätzlichen Mitteln die Finanzierung einer aufwendigeren Versorgung ermöglicht werden, und zwar genau dann, wenn sie damit auch die besten Ergebnisse liefern.[68] Eine andere Chance besteht darin, die Entwicklung, Güte und Umsetzung von Leitlinien zu unterstützen. Leitlinienempfehlungen würde einerseits mehr Beachtung geschenkt werden, wenn sie indirekt über Prozessindikatoren an die Vergütung gekoppelt wären. Andererseits würden bessere Leitlinien zu besseren Prozessindikatoren führen.[69] Diesen wichtigen Synergieeffekt gilt es zu nutzen. Sinnvoll erscheint auch die Koppelung einer leistungsabhängigen Vergütung an Modellprojekte. So könnten innovative Ideen im Rahmen der Integrierten Versorgung finanziell belohnt werden, wenn sie eine bessere Versorgungsqualität hervorbringen.

Das Thema Qualität im Gesundheitswesen hat gerade im vergangenen Jahrzehnt an Bedeutung gewonnen, was sich nicht zuletzt an der Zahl der Institute und Lehrstühle erkennen lässt, die sich damit beschäftigen. Inwieweit es in Zukunft gelingt, die grundlegenden methodischen Probleme der Qualitätsmessung zu überwinden und die dafür zu erhebenden Daten im Sinne der Patienten zu nutzen, bleibt abzuwarten. Für die Patienten bringt die Entwicklung in jedem Falle die Chance mit sich, an Entscheidungskompetenz in einem der wichtigsten Lebensbereiche zu gewinnen: der Gesundheit.

Letztendlich wird die Qualität einer medizinischen Behandlung immer auch von der Interaktion zwischen zwei Menschen bestimmt – und daher auch immer von den Einstellungen und Fähigkeiten der individuellen Akteure abhängig sein. Der Weg verläuft vom antiken Grundsatz „primum non nocere" (lateinisch für „zuerst einmal nicht schaden") bis hin zu Pay-for-Per-

---

[67] Sautter u.a., 2007, S. 95.

[68] Vgl. Veit u.a., 2012, S. 86 (B31/44).

[69] Vgl. Veit u.a., 2012, S. 140 (C41/77).

formance. Behandlungsqualität wird sich auch in Zukunft nicht diktatorisch erzwingen lassen. Es gilt vielmehr, die Motivation zur „guten" Medizin eines jeden Akteurs im Gesundheitswesen zu fördern und zu erhalten, um gemeinsam mit dem Patienten das bestmögliche Ergebnis zu erreichen.

Literatur

Altenhofen, L.; Birkner, B.; Blumenstock, G. u.a. (2005). Qualitätsindikatoren in Deutschland – Positionspapier des Expertenkreises Qualitätsindikatoren beim Ärztlichen Zentrum für Qualität in der Medizin, Berlin, Stand: 14.04.2005.

AQUA-Institut (2014). Abschlussbericht gemäß § 15 Abs. 2 QSKH-Richtlinie, Bericht zum Strukturierten Dialog 2013, Erfassungsjahr 2012, Stand: 25.08.2014.

AQUA-Institut (2014). Beschreibung der Qualitätsindikatoren für das Erfassungsjahr 2013, Hüft-Endoprothesen-Erstimplantation, Indikatoren 2013, Stand: 25.04.2014.

AQUA-Institut (2014). Sektorenübergreifende Qualitätssicherung im Gesundheitswesen nach § 137 a SGB V, Arthroskopie am Kniegelenk, Abschlussbericht, Stand: 26.08.2014.

AQUA-Institut (2013). Abschlussbericht gemäß § 15 Abs. 2 QSKH-Richtlinie, Bericht zur Datenvalidierung 2012, Erfassungsjahr 2011, Stand: 15.05.2013.

AQUA-Institut (2013). Abschlussbericht gemäß § 15 Abs. 2 QSKH-Richtlinie, Bericht zur Datenvalidierung 2012, Anhang, Stand: 15.05.2013.

AQUA-Institut (2013). Abschlussbericht gemäß § 15 Abs. 2 QSKH-RL, Bericht zum Strukturierten Dialog 2012, Erfassungsjahr 2011, Stand: 03.06.2013.

AQUA-Institut (2013). Beschreibung der Qualitätsindikatoren für das Erfassungsjahr 2012, Hüft-Endoprothesen-Erstimplantation, Indikatoren 2012, Stand: 17.05.2013.

AQUA-Institut (2013). Hüft-Endoprothesen-Erstimplantation, Beschreibung der Qualitätsindikatoren für das Erfassungsjahr 2012, Stand: 17.05.2013.

AQUA-Institut (2013). Qualitätsreport 2013.

AQUA-Institut (2012). Abschlussbericht gemäß § 15 Abs. 2 QSKH-Richtlinie, Bericht zur Datenvalidierung 2011, Erfassungsjahr 2010, Stand: 12.06.2012.

AQUA-Institut (2012). Abschlussbericht gemäß § 15 Abs. 2 QSKH-Richtlinie, Bericht zur Datenvalidierung 2011, Anhang, Stand: 15.05.2012.

AQUA-Institut (2012). Qualitätsreport 2012.

Bundesministerium für Gesundheit (2014). http://www.bmg.bund.de/krankenversicherung/finanzierungs-und-qualitaetsgesetz/qualitaetsinstitut.html, Zugriff am 05.12.2014.

Cruppé, W. de; Geraedts, M. (2011). Wie wählen Patienten ein Krankenhaus für elektive operative Eingriffe? *Bundesgesundheitsblatt.* 54: 951–957.

Donabedian, A. (1980). The Definition of Quality and Approaches to its Assessment. Ann Arbor (Michigan): Health Administration Press.

Gemeinsamer Bundesausschuss (2015). Richtlinie des Gemeinsamen Bundesauschusses gemäß § 137 Abs. 1 SGB V i.V.m. § 135 a SGB V über Maßnahmen der Qualitätssicherung für nach § 108 SGB V zugelassene Krankenhäuser (Richtlinie über Maßnahmen der Qualitätssicherung in Krankenhäusern – QSKH-RL), in der Fassung vom 15. August 2006 veröffentlicht im Bundesanzeiger Nr. 178 (S. 6361) vom 20. September 2006, in Kraft getreten am 1. Januar 2007, zuletzt geändert am 04. Dezember 2014, veröffentlicht im Bundesanzeiger (BAnz AT 30.12.2014 B5), tritt in Kraft am 1. Januar 2015.

Gemeinsamer Bundesausschuss (2014). Regelungen des Gemeinsamen Bundesausschusses gemäß § 137 Abs. 3 Satz 1 Nr. 4 SGB V über Inhalt, Umfang und Datenformat eines strukturierten Qualitätsberichts für nach § 108 SGB V zugelassene Krankenhäuser, in der Neufassung vom 16. Mai 2013 veröffentlicht im Bundesanzeiger (BAnz AT 24.07.2013 B5), in Kraft getreten am 25. Juli 2013, zuletzt geändert am 19. Juni 2014, veröffentlicht im Bundesanzeiger (BAnz AT 22.07.2014 B4), in Kraft getreten am 23. Juli 2014.

Gemeinsamer Bundesausschuss (2014). Richtlinie des Gemeinsamen Bundesausschusses nach § 92 Abs. 1 Satz 2 Nr. 13 i.V.m. § 137 Abs. 1 Nr. 1 SGB V über die einrichtungs- und sektorenübergreifenden Maßnahmen der Qualitätssicherung (Richtlinie zur einrichtungs- und sektorenübergreifenden Qualitätssicherung – Qesü-RL), in der Fassung vom 19. April 2010 veröffentlicht im Bundesanzeiger 2010 (S. 3 995) in Kraft getreten am 2. Dezember 2010 zuletzt geändert am 20. März 2014 veröffentlicht im Bundesanzeiger (BAnz AT 17.06.2014 B2) in Kraft getreten am 18. Juni 2014.

Gemeinsamer Bundesausschuss (2014). Richtlinie des Gemeinsamen Bundesausschusses über Maßnahmen zur Qualitätssicherung für die stationäre Versorgung bei der Indikation Bauchaortenaneurysma (Qualitätssicherungs-Richtlinie zum Bauchaortenaneurysma), in der Fassung vom 13. März 2008 veröffentlicht im Bundesanzeiger Nr. 71 (S. 1706) vom 14. Mai 2008, in Kraft getreten am 1. Juli 2008, zuletzt geändert am 6. November 2013, veröffentlicht im Bundesanzeiger (BAnz AT 06.12.2013 B5), in Kraft getreten am 1. Januar 2014.

Gemeinsamer Bundesausschuss (2013). Beschluss des Gemeinsamen Bundesausschusses über die Neufassung der Regelungen zum Qualitätsbericht der Krankenhäuser (Qb-R): Änderungen für das Berichtsjahr 2012, in der Fassung vom 16. Mai 2013 veröffentlicht im Bundesanzeiger (BAnz AT 24.07.2013 B5).

Gemeinsamer Bundesausschuss (2013). Pressemitteilung Nr.19/2013, Qualitätsberichte der Krankenhäuser: Künftig jährliche Berichte von allen Standorten mit zusätzlichen Informationen, 16.05.2013.

Geraedts, M. (2008). Wie suchen sich Patientinnen und Patienten einen Arzt oder ein Krankenhaus? Ein Blick in die aktuelle Studienlage. Institut für Gesundheitssystemforschung Universität Witten/Herdecke.

Geraedts, M. (2006). Qualitätsberichte deutscher Krankenhäuser und Qualitätsvergleiche von Einrichtungen des Gesundheitswesens aus Versichertensicht. In: Böcken, J.; Braun, B.; Amhof, R. u.a. (Hrsg.). Gesundheitsmonitor 2006. Gesundheitsversorgung und Gestaltungsoptionen aus der Perspektive von Bevölkerung und Ärzten. Gütersloh: Verlag Bertelsmann Stiftung.

Geraedts, M.; Selbmann, H-K. (1997). Wer sollte die Qualität der Gesundheitsversorgung definieren – Patienten, Ärzte, Krankenkassen oder Gesundheitspolitiker? In: Helmich, P. u.a. (Hrsg.). Primärärztliche Patientenbetreuung – Für Lehre, Forschung und Praxis. Stuttgart: Schattauer.

Gesundheitsbericht des Bundes (2006). Gesundheit in Deutschland 2006.

Heller, G.; Günster, C. (2008). Mit Routinedaten Qualität in der Medizin sichern. Aktuelle Entwicklungen und weitere Perspektiven. *Gesundheit und Gesellschaft Wissenschaft.* 8 (1): 26–34.

Jakob, J.; Hinzpeter, M.; Weiß, C. u.a. (2010). Qualität der BQS-Dokumentation, Datenevaluation anhand intra- und postoperativer Komplikationen nach Cholezystektomien. *Der Chirurg.* 81 (6): 563–567.

Lauerer, M.; Emmert, M.; Schöffski, O. (2011). Die Qualität des deutschen Gesundheitswesens im internationalen Vergleich. Schriften zur Gesundheitsökonomie 18. Burgdorf: Health Economic Research Zentrum.

Maass, C.; Schleiz, W.; Weyermann, M. u.a. (2011). Krankenhaus-Routinedaten zur externen Qualitätssicherung? Vergleich von Qualitätsindikatoren anhand der Daten der gesetzlichen externen Qualitätssicherung (BQS) und Routinedaten. *Deutsche Medizinische Wochenschrift.* 136 (9): 409–414.

Neumann, K.; Gierling, P.; Peters, B. u.a. (2013). Konsequenzen aus der Qualitätsmessung im Krankenhaus, Vorschläge auf Basis internationaler Beispiele, Studie für den Verband der Ersatzkassen (vdek). Berlin, 11.11. 2013.

Penter, V. (2013). Qualität und Wirtschaftlichkeit im deutschen Gesundheitssystem, KPMG AG Wirtschaftsprüfungsgesellschaft. Berlin, 21.02.2013.

Qualitätstransparenz im Krankenhaus (2014)- TK-Krankenhausbefragung 2014 – Methodik.

Sautter, K.M.; Bokhour, B.C.; White, B. u.a. (2007). The Early Experience of a Hospital-Based Pay-for-Performance Program. *Journal of Healthcare Management.* 52 (2): 95–107.

Überall, M.; Müller-Schwefe, G.H.-H.; Nolte, T. u.a. (2009). Das Projekt zur integrierten Versorgung Rückenschmerz – IVR. *Schmerztherapie.* 25 (4): 3–7.

Van Emmerich, C.; Metzinger, B. (2010). Qualitätssicherung mit Routinedaten aus Sicht der Deutschen Krankenhausgesellschaft *Das Krankenhaus.* 12: 1177–1182.

Veit, C.; Hertle, D.; Bungard, S. u.a. (2012). Pay-for-Performance im Gesundheitswesen: Sachstandsbericht zu Evidenz und Realisierung sowie Darlegung der Grundlagen für eine Künftige Weiterentwicklung. Düsseldorf: BQS Institut.

Sebastian Beltz

10. Gesundheit gemeinsam gestalten

These:
Gesundheit ist eine gesellschaftliche Aufgabe. Wie wir damit umgehen, ist Teil der
Frage wie wir leben wollen.

Lieber Leser, wir haben Sie mit diesem Buch auf eine Reise eingeladen, eine Reise durch unser Gesundheitssystem mit all seinen unterschiedlichen Aspekten und vielen darin verborgenen Problemfeldern. Im Laufe unserer intensiven Auseinandersetzung – als Generation an Studierenden, die in den kommenden Jahren in diesem System arbeiten werden – haben wir versucht, Antworten auf grundsätzliche Fragen zu finden, die uns in Anbetracht unserer zukünftigen Arbeitsrealität beschäftigen: In was für einem System werden wir nach unserer Ausbildung tätig sein? Steht es tatsächlich so nahe am Abgrund, wie es oft in den Medien und von Patienten und Heilberuflern berichtet wird? Welche Rolle nimmt der Patient, der zentrale Faktor in diesem System ein? Stehen wir vor einer Kommerzialisierung des Heilberufes, einer Entindividualisierung des Gesundungsprozesses? Bleibt in unserem auf Effizenz ausgerichteten System in Anbetracht der hohen Raten an Depressionen und Burn-out-Erkrankungen auch der Heilberufler selbst auf der Strecke? Oft wird unser deutsches Gesundheitssystem als ungerecht, überteuert, ausgeufert und sogar als unmenschlich bezeichnet. Ebenso steht es aber beispielhaft dafür, dass grundsätzlich jeder und jedem Zugang zu medizinischer Versorgung ermöglicht wird – was steckt hinter dieser Ambivalenz?

Diese Fragen ziehen sich durch unser Buch, das eine Bestandsaufnahme aus der Sicht von Studenten sein soll, die in ihrem Werdegang noch nicht ganz von vorherrschenden Meinungen eingenommen worden sind. Gleichzeitig zeigen wir jedoch auch eine Perspektive auf: die Möglichkeit eines besseren

Miteinanders in einem gerechteren System. Dabei stoßen Sie als Leser im ersten Teil des Buches auf den Versuch einer ganzheitlichen Betrachtung des Individuums als ein biologisches, psychisches und soziales Wesen. Die einzelne Persönlichkeit ist der Ausgangspunkt von Entwicklung und Veränderung. Neben den psychischen und sozialen Einflüssen ist auch das individuelle Genom ein wichtiger Aspekt. Vor diesem Hintergrund wird die individualisierte, personalisierte und integrative Medizin diskutiert (Kapitel 2).

Danach lesen Sie, wie Patienten eine aktive Rolle im Gesundungsprozess einnehmen. Sie informieren sich, sind wachsam und auch misstrauisch geworden (Kapitel 3). Wir fordern daher die Etablierung evidenzbasierter Patienteninformationen, die sowohl wissenschaftlich fundiert und verständlich als auch vertrauenswürdig und gut zugänglich sind.

Des Weiteren zeigen wir Ihnen die Arbeitsrealität eines Heilberuflers, die aus unserer Sicht in einer Diskrepanz zu den ursprünglich während der Ausbildung angestrebten Werten der Berufsausübung steht (Kapitel 4). So kommt es bei vielen Beteiligten zu drastischen, negativen Auswirkungen wie Stress, Überlastung und Burn-out und dies verschlechtert die Patientenversorgung. Doch für uns ist moderne Medizin Teamarbeit, die den Wert guter Kommunikation schätzt. Im Sinne einer interdisziplinären Gesundheitsversorgung sollten insbesondere der Pflege mehr Entscheidungs- und Steuerungskompetenzen zugetraut werden.

Weiterhin identifizieren wir Kommunikation als basale Einheit sozialer Systeme (Kapitel 5). Wir bemerken einen Mangel daran im Rahmen der beleuchteten Schnittstellenproblematik innerhalb des Krankenhauses. Die Auswirkungen, beispielsweise durch Zeitmangel, gehen leider meist zulasten des Patienten, dem eigentlichen Mittelpunkt unserer Bemühungen.

Im zweiten Teil des Buches befassen wir uns mit dem aktuellen Wandlungsprozess der Krankenhäuser (Kapitel 6). Wir überlegen, wie dieser auf Organisationsebene von den Mitarbeitern gestaltet werden kann, und übertragen dabei Erfahrungen aus der Industrie und dem Dienstleistungssektor auf den Klinikalltag. So benennen wir ein überlegtes Ideenmanagement und die Entfaltung des einzelnen Mitarbeiters durch Einbringen von Ideen und Vorschlägen zur Bildung einer höheren Identifikation mit dem Krankenhaus als Beispiele, die zu einer besseren Selbstgestaltung, Selbstverwaltung und damit Verantwortungsfähigkeit führen können. Wir beschreiben die Akteure im Krankenhaus der Zukunft als im sozialen und kommunikativen Handeln lernfähig und möchten jedem Einzelnen von ihnen mehr zutrauen als ein Verharren in erstarrten Hierarchien. So sollen die Betroffenen durch mehr Entscheidungs- und Steuerungskompetenzen zu Beteiligten werden und damit integrativ über ihre Professions- und Fachgrenzen hinweg vernetzt werden. Ein Beispiel für einen aus unserer Sicht gelungenen Wandlungsprozess ist das des Krankenhauses Havelhöhe in Berlin, wo selbst gesetzte Ideen, Prinzipien und Werte als Leitbild einer Arbeit kritisch reflektiert, gepflegt und weiterentwickelt werden. Dafür muss der Patient als mündiger Partner anerkannt werden, genauso wie jeder Mitarbeiter. Dies kann durch die Einbindung in Beratungs- und Entscheidungsprozesse und durch eine aktive und verantwortungsvolle Mitgestaltung der therapeutischen Gemeinschaft ermöglicht werden.

Über diese individuellen und organisatorischen Ebenen hinaus richten wir im dritten Teil des Buches den Blick auf unser Gesundheitssystem als Ganzes, von seinen Fehlern hin zu möglichen Verbesserungsansätzen (Kapitel 7). Wir haben festgestellt, dass jede Aktion der Politik eine Reaktion des Systems bzw. der darin agierenden Akteure zur Folge hat und umgekehrt. Jeder Anreiz, jede politische Entscheidung hat Auswirkungen auf die tatsächliche Patientenbetreuung. Wir lernen ein kompliziertes Wirkungsgefüge kennen, in dem nahezu alles miteinander vernetzt ist. Genau dieser Grad der Verflechtung ist es auch, der uns permanent aufzeigt, dass dieses Gesundheitssystem zukünftig weiterer Brücken und einer noch stärkeren Vernetzung bedarf. Solidarität ist daher ein immanent wichtiger Pfeiler der Gesundheitsversorgung in Deutschland.

Wie wichtig im Gesundheitswesen eine Orientierung hin zur Vorsorge und Gesunderhaltung der Menschen wäre, zeigen wir im Zusammenhang mit dem Modell der Integrierten Versorgung (Kapitel 8). Als gelungenes Beispiel wird ausführlich das Projekt „Integrierte Versorgung Gesundes Kinzigtal" beschrieben.

Zum Schluss beschreiben wir, wie die Frage nach der Qualität und deren Darstellbarkeit zunehmend an Bedeutung gewinnt (Kapitel 9). Die Zielsetzung, Patienten durch eine umfassende Qualitätsdarstellung in ihrer Entscheidungssouveränität zu stärken, steht jedoch den Herausforderungen der praktischen Umsetzung gegenüber. Auch bei der Suche nach besseren

Anreizsystemen entpuppt sich die verlockend simpel klingende Idee der leistungsabhängigen Vergütung als ein Weg mit vielen Fallstricken, der nicht voreilig beschritten werden sollte.

Ein Gesundheitssystem besteht jedoch aus mehr als seinen einzelnen Akteuren und Institutionen. Daher muss es auch aus einer gesamtgesellschaftlichen Perspektive betrachtet werden. Wir können über eine bessere Einbindung der Patienten und der Mitarbeiter in den Heilungs- und Entwicklungsprozess und über Kommunikationskultur diskutieren oder eine Verbesserung der Organisationsstrukturen zum Wohle der Patienten und Mitarbeiter anregen. Als Grundlage dafür müssen wir uns aber klar werden, welche Rolle wir als Gesellschaft eigentlich der Medizin einräumen. Krankheit ist Teil des Lebens, jeder wird damit konfrontiert. Damit wird sie automatisch zu einem Teil der Gesellschaft und der wirksame Schutz der Gesundheit jedes Einzelnen wird zu einem elementaren Gut einer modernen Gesellschaft wie unserer. Wir sehen den Schutz der Gesundheit – in Form eines funktionierenden Gesundheitssystems – als eine der höchsten zivilisatorischen Leistungen an. Um dies zu erreichen, müssen wir aber auch mit Bedacht darüber nachdenken, wie wir mit Gesundheit, Krankheit und Medizin innerhalb unserer Gesellschaft umgehen wollen. Dafür sollten wir uns folgende Fragen stellen:

Welche Erwartungen haben wir als Gemeinschaft an die moderne Medizin und an den Heilberufler als deren zentrales Organ?

Krankheit und die Linderung von Leid sind der elementare Anlass für ärztliches Handeln. Der Konsens, der zwischen einem Patienten und seinem Arzt geschlossen wird, entspricht einem Vertrag: „Ich lege mich in deine Hand und vertraue dir – im Gegenzug versprichst du, mir mit all deinen Möglichkeiten zu helfen und meine Leiden zu lindern." Dafür muss sich ein Arzt aus verschiedenen Blickwinkeln mit seinem Gegenüber beschäftigen: „Die Medizin als Bereich des Erkennens und Handelns definiert sich aus der persönlichen Hilfeleistung für den Menschen, der durch leibliche Vorgänge in seiner aktuellen uns prospektiven Selbstentwicklung gefährdet oder behindert wird." [1] Dabei gestalten wir sie im Kontext der Wissen-

---

[1] Kienle, 1982.

schaften. Das Studium der Medizin dient dem Arzt bei der „Entwicklung der Urteilskraft, um den Erkenntniswert wissenschaftlicher Aussagen im Hinblick auf den Einzelfall abschätzen zu können (...). Denn für das ganze wissenschaftliche Vorgehen ist von ausschlaggebender Bedeutung, dass wir in der Regel nicht Kollektive behandeln, sondern Hilfe im Einzelfall – unter Berücksichtigung der besonderen Lebenslagen und Umstände des Einzelnen – zu leisten haben"[2]. Der Arzt beruft sich also auf empirisch erhobene Daten und Erfahrungswerte, die in der Vergangenheit nach Studienlage einer großen Breite an Patienten erfolgreich geholfen haben, um sie im Einzelfall auf sein jetzt hilfesuchendes Gegenüber anzuwenden. Wie Gerhard Kienle, Hauptgründer des Gemeinschaftskrankenhauses Herdecke und der Universität Wittern/Herdecke, es formuliert, müssen wir aber in diesem Fall alle Umstände berücksichtigen, Krankheitssymptome genauso wie Lebensumstände oder soziale Faktoren. Schon der Medizinphilosoph Viktor von Weizsäcker schrieb: „Wenn Medizin nichts als Naturwissenschaft sein wird, so wird sie gar nichts sein."[3]

In der modernen Medizin wird der Anspruch Kienles aus unserer Sicht zu oft ohne die Berücksichtigung des individuellen Patienten umgesetzt: Um sicher – und inzwischen immer wichtiger, auch juristisch rechtfertigbar – einen Patienten behandeln zu können, berufen sich Heilberufler auf der einen Seite zwar zu Recht zunehmend auf wissenschaftliche Grundlagen. Sie entwerfen Leitlinien, die anhand empirischer Studien einen Algorithmus der Behandlung vorgeben und damit ein Leitbild für ärztliches (Be-)Handeln darstellen. Dies stellt eine hohe Qualität unserer Versorgung sicher – und (juristisch) sicher ist, wer sich daran hält. Auf der anderen Seite wird dadurch aber die Einzigartigkeit jedes Patienten letztendlich außer Acht gelassen. Der Arzt wird in der Folge mehr und mehr zum Mechaniker, der repariert, was kaputt gegangen ist, und der sich so in einem immer engeren Rahmen auf Symptome konzentriert, auf die er entsprechend der vorgegebenen Algorithmen reagiert. Dabei wird von ihm erwartet, Spezialist zu sein, jede noch so seltene Erkrankung kennen und heilen zu können. Dies alles kann nicht ein Einzelner leisten und so entstehen immer weitere Subspezialisierungen

---

[2]   Ebd.
[3]   Weizsäcker, 1986, S.144.

des medizinischen Feldes: Experten, die immer kleinere Patientengruppen immer spezialisierter behandeln können, dabei aber wiederum oft einen Gesamtzusammenhang außer Acht lassen müssen, schlicht nicht mehr die Fähigkeiten und Kapazitäten haben, einen Patienten in den unter anderem bereits erwähnten Kriterien von Kienle zu betrachten.

So muss beispielsweise ein Chirurg in erster Linie gut operieren können. Dazu sollte er bestenfalls permanent im Operationssaal stehen, um sich durch wachsende Erfahrung eine noch größere Expertise anzueignen. Doch gleichzeitig ist er, wie wir in den vorigen Kapiteln beschrieben haben, in eine Schnittstelle eingebunden, die ihn mit zeitintensiven Verwaltungsaufgaben konfrontiert. Zudem wird auch von einem hochspezialisierten Chirurgen – zu Recht – erwartet, Sprechstunden adäquat zu halten, seine Patienten postoperativ zu versorgen, ihnen alle Maßnahmen ausführlich zu erklären und daher auch kommunikative Fähigkeiten sowie einem emotionalen Blick für die Gesamtsituation des Patienten zu haben – ihn also empathisch durch die Behandlung zu führen. Der Patient erwartet vor allen Dingen neben einer unbedingten fachlichen Professionalität, angemessen wahr- und angenommen zu werden und ist gleichzeitig in diesem eigentlich paradoxen Widerspruch der Überforderung des Arztes ausgesetzt und oftmals enttäuscht von seiner Behandlung in der sich „keiner richtig Zeit für ihn genommen habe".

Diese Schere zwischen den Bemühungen seitens der Medizin, allen an sie herangetragenen Ansprüchen gerecht zu werden, und der gleichzeitigen Unzufriedenheit der Patienten über die mangelnde Erfüllung ihrer Wünsche geht immer weiter auseinander. Denn eigentlich fühlt sich ein kranker Mensch gerade in existenziellen Krisen einer Erkrankung, in denen kein Mechaniker, sondern menschliche Zuneigung gesucht wird, in diesem ausgeuferten System häufig allein gelassen. In Anbetracht dieses Konflikts sollte das Verhältnis zwischen ärztlich-medizinischem Handeln und den gesellschaftlichen Ansprüchen neu überdacht werden. Denn aus unserer Sicht stößt hier die moderne Medizin in einer rein rational-wissenschaftlichen Form im Rahmen der an den Heilberufler herangetragenen Ansprüche an ihre Grenzen.

Was ist also „gute" Medizin?

Gute Medizin verstehen wir nicht ausschließlich als Expertise in einem kleinen Bereich, das Gesundheitssystem nicht als „Reparaturservice". Gute

Medizin muss sich auf die Gesundheit des Patienten konzentrieren. Dabei gilt es aus unserer Sicht, mehrere Dimensionen zu berücksichtigen. Schon die aktuell gültige Definition der Weltgesundheitsorganisation (WHO) zeigt: „Gesundheit ist ein Zustand vollständigen körperlichen, geistigen und sozialen Wohlbefindens und nicht nur das Fehlen von Krankheit und Gebrechen."[4] In diesen Worten werden hohe Ansprüche an die Medizin ausgedrückt.

Sigmund Freud wird eine andere Definition zugeschrieben: „Gesundheit ist die Fähigkeit, lieben und arbeiten zu können." Jeder „gesunde" Mensch sollte also körperlich, geistig, aber eben genauso in einem sozialen Umfeld in der Lage sein, lieben zu können und einem Beruf nachzugehen. Wir denken, ein System, das Menschen darin unterstützen möchte, diese Fähigkeiten zu erhalten und noch weiter zu fördern, sollte an sich einen höheren Anspruch anlegen, der über das momentan vorherrschende, reine „Behandeln" von Krankheiten hinausgeht. Gesundheit soll und kann in diesem Kontext nicht allein der Verantwortung von Ärzten unterliegen, sondern vielmehr in die Verantwortung aller übergehen. Gesellschaftliches Handeln sollte einen ebenso großen Stellenwert in der Medizin erhalten wie die Medizin in der Gesellschaft. Lassen Sie uns das an konkreten Beispielen erörtern:

Im Zuge unserer gesellschaftlichen Entwicklung nehmen Erkrankungen wie Diabetes einen immer größeren Raum ein. Zusammen mit Übergewicht und hohem Blutdruck liegt in dieser Erkrankung eine große Gefahr, an ernsthaften Folgeerkrankungen zu leiden. Das Risiko für Nierenerkrankungen steigt ebenso wie das für Schlaganfälle oder Herzinfarkte. Diese rangieren weit oben auf der Liste der häufigsten Todesursachen. Dabei gibt es einen Typ von Diabetes (Typ II), der neben einer individuellen Veranlagung in der Entstehung in einem engen Zusammenhang mit falschen Ernährungsgewohnheiten und mangelnder Bewegung steht. Wir können Diabetes medizinisch gut behandeln, seit Jahrzehnten ist Insulin ein gängiges, gut erforschtes Medikament. Zudem gibt es weitere Medikamente, die unter guter Beobachtung den Blutzucker auf einem konstanten Level halten und

---

[4] Präambel der Verfassung der Weltgesundheitsorganisation, bei der Internationalen Gesundheitskonferenz in New York vom 19.–22. Juni 1946 verabschiedet und am 22. Juli 1946 von den Vertretern von 61 Staaten unterzeichnet. 1946 (Offizielle Dokumentation der Weltgesundheitsorganisation, Nr. 2, S. 100); in Kraft getreten am 7. April 1948.

so das Risiko für Folgeerkrankungen minimieren. Es ist verlockend, sich auf diese „Wundermittel" zu verlassen – für Ärzte genauso wie für Patienten. Es ist in unseren Krankenhäusern und Arztpraxen gang und gäbe, einen Patienten mit neu aufgetretenem Diabetes mit einer Tablette und dem gut gemeinten Rat zu „mehr Bewegung" und „weniger Kohlenhydraten" nach Hause zu schicken und regelmäßig den Blutzucker zu kontrollieren.

Aus unserer Sicht ist dies nicht weit genug gedacht. Wenn diese Erkrankungen in ihrer Entstehung in einem engen Zusammenhang mit Lebens- und Ernährungsgewohnheiten stehen, warum schaffen wir es als Gesellschaft nicht effektiv, darauf aufmerksam zu machen? Warum beginnt ärztliches Handeln oft erst, wenn eine Erkrankung schon diagnostiziert ist? Unser Gesundheitssystem – oft als teuer bezeichnet – generiert, wie wir im Folgenden noch sehen werden, momentan den weitaus größten Teil seiner Ausgaben durch die Reaktion auf Erkrankungen, Folgezustände, die man rational betrachtet – präventiv – schon einen Schritt vorher hätte vermeiden können. Wir können einen krankhaften Prozess nicht isoliert und losgelöst von der Umgebung, dem Umfeld, den Umweltfaktoren, letztendlich also unserer Gesellschaft betrachten.

Gerade durch die rasante Entwicklung der Medizin innerhalb der letzten Jahre, die uns inzwischen die Therapie vieler vorher tödlicher Krankheiten ermöglicht, entsteht in Anbetracht des ärztlichen Handelns immer mehr die Erwartung eines Heilversprechens. Gefördert durch die Profession scheint nahezu alles heilbar. So wird gerade durch diese Haltung ein unbewusster, unbedachter Lebensstil kaum hinterfragt und sogar noch gefördert, die Verantwortung jedes Einzelnen für seine Gesundheit vernachlässigt: Esse ich so viel, dass mein Blutzucker zu hoch steigt, kann ich Tabletten einnehmen, mehr muss sich nicht ändern. Wenn ich nicht schlafen kann, weil ich eventuell zu viel arbeite, im Stress bin, Sorgen habe oder einen ungesunden Lebensstil pflege, brauche ich mich nicht mit den Ursachen auseinanderzusetzen – in der modernen Medizin erhalte ich ein Schlafmittel und die Sache ist gelöst. Es ist sicher eine große gesellschaftliche Leistung, dass wir immer bessere Möglichkeiten haben, medikamentös oder operativ auf den Körper einzuwirken und mehr und mehr Zusammenhänge verstehen. Dies sollte uns als Individuum jedoch nicht dazu verleiten, die bewusste Auseinandersetzung mit dem eigenen Körper zu vernachlässigen! Wir glauben, dass in dieser

Art und Weise der Gesellschaft in absurder Weise eine Eigenverantwortung abgenommen wird.

Große Auflagen von Büchern, Zeitschriften und TV-Ratgebern für Gesundheit, gesundes Kochen oder Achtsamkeit für den eigenen Körper und die Psyche sind Beispiele für eine Bewegung in die richtige Richtung und zeigen, dass das Interesse an Gesundheit in unserer modernen Zeit und in Anbetracht unserer gesellschaftlichen Probleme wächst. Dies soll auch unser Credo sein: Beschäftigen Sie sich mit Ihrer Gesundheit!

Welche Verantwortung hat die Gesellschaft?
Lassen Sie uns nochmals auf die WHO zurückkommen. Grundlage für die Gesundheit, deren Definition wir bereits erörtert haben, ist nach der Weltgesundheitsorganisation, dass man in die Lage versetzt ist, „selber Entscheidungen zu fällen und eine Kontrolle über die eigenen Lebensumstände auszuüben" und „dass die Gesellschaft, in der man lebt, Bedingungen herstellt, die all ihren Bürgern Gesundheit ermöglichen"[5]. Natürlich bedeutet dies unter anderem, ein gerechtes und jedem zugängliches Gesundheitssystem aufzubauen. Aber geht diese Erklärung nicht weiter? Beinhaltet sie nicht auch, dass eine Gesellschaft in ihrer Gesamtheit den Rahmen für Gesundheit in Eigenverantwortung mitzutragen hat?

Nicht nur der Arzt, die Ärztin oder jeder andere Heilberufler trägt die Verantwortung für Gesundheit und Krankheit eines Patienten – jeder Bürger einer modernen Gesellschaft wird hier in die Pflicht genommen. Wir haben bereits das Beispiel eines Patienten mit Diabetes dargestellt und die Frage aufgeworfen, ob Medizin nicht vor der Therapie einer solchen Erkrankung einsetzen müsste. Gerade weil wir Erkrankungen nicht losgelöst von Umgebungsfaktoren betrachten können, müssen wir ebenso sehen, wie diese Umgebungsfaktoren auf Krankheit oder Gesundheit einwirken. Haben wir als Gesellschaft nicht die Verantwortung, einen so vorgegebenen Krankheitsverlauf frühzeitig zu erkennen und zu vermeiden?

Damit ist sicher die Forderung verbunden, der Prävention, also der Erhaltung von Gesundheit, einen hohen Stellenwert einzuräumen. Prävention

---

[5] Franzkowiak & Sabo, 1998, S.96-101.

setzt an, bevor eine Erkrankung ausgebrochen ist, sie soll der Erkrankung also definitionsgemäß „zuvorkommen". Dies kann nicht alleine vom behandelnden Arzt getragen werden, sondern fordert die Bereitschaft einer ganzen Gesellschaft – um damit auch einer Politik, die einen entsprechenden Rahmen schafft, ebenso aber auch die Bereitschaft eines jeden Einzelnen von uns!

Wie können wir als Gesellschaft also präventiv tätig werden? Sicherlich indem wir uns wieder ein Stück weiter der Verpflichtung zuwenden, Gesundheit zu wahren, statt Krankheit zu behandeln. Wir sind mit diesem Buch sicher nicht die Ersten, die dies fordern. Dennoch sehen wir uns in Anbetracht unseres Arbeitsalltags, in dem nach festen Schematas „reagiert" wird, dazu gedrängt, viel mehr zu überlegen, wie wir Gesundheit fördern können. Dabei gibt es verschiedene Ebenen der Prävention zu unterscheiden. Während in der sogenannten Primärprävention bereits vor der Entwicklung einer Erkrankung – beispielsweise durch Impfung, Unfallverhütungsvorschriften etc. – angesetzt wird, dienen Screenings wie das Mammografie-Screening zur Brustkrebsfrüherkennung der Sekundärprävention, also dem möglichst früh- bzw. rechtzeitigen Erkennen einer möglichen Erkrankung in Risikogruppen im Sinne einer individuellen Risikoabwägung. Die Tertiärprävention setzt dort ein, wo eine Erkrankung diagnostiziert wurde, um Folgeerkrankungen zu vermeiden. Dazu zählen Rehabilitationsmaßnahmen genauso wie Medikamente zur Risikominimierung.[6]

Momentan liegt in unserem Gesundheitssystem der weitaus größte Teil unserer Aufmerksamkeit und auch des Geldes in der Reaktion auf Erkrankungen, die bereits eingetreten sind. Die Zahlen sprechen für sich: Derzeit fließen in Deutschland 54,5 Prozent der Gesamtausgaben unseres Gesundheitssystems in sogenannte Leistungen der kurativen und rehabilitativen Gesundheitsversorgung, während nur 3,3 Prozent in die Prävention, also die Vorsorge von Erkrankungen, investiert werden.[7] In unserem Beispiel Diabetes können wir sehen, dass Patienten mit dieser Erkrankung – im Rahmen einer Tertiärprävention – sehr gut betreut werden: Sie erhalten Angebote zur Ernährungsberatung, professionelle Fußpflege, neben ihrer

---

[6]   Deutsche Gesellschaft für Nährstoffmedizin und Prävention, 2014.
[7]   Eurostat, 2012.

Diabetesmedikation weitere Medikamente zur Risikoabsicherung sowie regelmäßige Kontrollen auf Folgeerkrankungen von Augenärzten, Kardiologen, Internisten etc. Aber könnten all diese Gelder und Ressourcen nicht effektiver eingesetzt werden, wenn wir uns der Verantwortung bewusst werden, Gesundheit zu erhalten? Natürlich können wir uns über diese hervorragende Versorgung für Patienten, die erkrankt sind, glücklich schätzen, aber können und sollten wir nicht mindestens genauso ehrgeizig verhindern, dass noch mehr Menschen erkranken?

Einer der großen Vorreiter der Medizin war Rudolf Virchow, der sich als Arzt und praktischer Hygieniker verstand. Seines Zeichens Pathologe revolutionierte er die Betrachtung der Krankheit als Begründer der modernen Pathologie. In seiner Erforschung der Entstehung von Erkrankungen erkannte er beispielsweise den großen Beitrag, den die Einhaltung einer adäquaten Hygiene an der Medizin hat. So setzte er bereits im 19. Jahrhundert durch, dass Berlin mit einer Kanalisation versorgt wurde, da er erkannte, wie viele Erkrankungen durch die katastrophalen Hygienemissstände einer schlechten Abwasserversorgung verursacht wurden. Er setzte also früher an – vor der reinen Behandlung von Krankheiten öffnete er die Perspektive einer Vermeidung von Krankheit durch Prävention. Wie können wir dieses Beispiel auf unsere moderne, vielfältige Medizin des 21. Jahrhunderts übertragen?

Sicher gibt es diese absoluten Missstände, wie wir sie aus dem 19. Jahrhundert kennen, nicht mehr, vielmehr lösen „Zivilisationskrankheiten" wie Diabetes, Rückenschmerz oder Herzerkrankungen – allesamt zumindest mit verursacht durch falsche Ernährungsgewohnheiten, mangelnde Bewegung (schon im Kindesalter) oder Lebensumstände – diese ab. Aber gerade hier können wir erkennen, dass auch wir als aufgeklärte, „zivilisierte" Gesellschaft mit allgemeinen Missständen konfrontiert sind, die zu Krankheit führen. Wie können wir dies zulassen?

Aus unserer Sicht ist jeder aufgerufen – jeder Politiker, jeder Arbeitgeber in Industrie und Wirtschaft, Heilberufler, aber eben auch jeder Bürger – Bedingungen zu schaffen, die das Gesundsein ermöglichen. Wenn wir Bedingungen herstellen wollen, Gesundheit zu erhalten, müssen wir die Verantwortung teilen. Sicherlich ist jeder von uns zu einem großen Teil für seine Gesundheit verantwortlich, er muss sich informieren und als mündiger Patient wirken. Darüber hinaus fordern wir auf einer gesellschaftlichen

Ebene eine bessere interdisziplinäre Kommunikation. Dort, wo die moderne Medizin als „Reparaturmedizin" an ihre Grenzen kommt, müssen wir den Dialog zwischen allen Professionen fordern. Dazu gehören neben Ärzten, Pflegenden, Psychologen und anderen Heilberufen genauso Politiker, Pädagogen und andere, die es sich als Aufgabe setzen müssen, zu diskutieren, wie man aus dem bestehenden ein System entwickeln kann, das uns als Bürger darin unterstützt, unsere Gesundheit zu erhalten und zu fördern!

Wenn wir also in diesem Buch von der Verantwortung der Medizin in der Gesellschaft schreiben und von der Bedeutung von Krankheit für die Gesellschaft, müssen wir Krankwerden und Gesundbleiben als vieldimensionalen Prozess anerkennen. Dies bedeutet, dass nicht alleine „die Medizin" oder „der Heilberufler" eine Verantwortung dafür übernehmen kann, vielmehr beinhaltet dies auch, dass die Gesellschaft in die Verantwortung genommen werden muss und jeder Einzelne aufgerufen ist, diese mit zu tragen. Beschweren wir uns über die Missstände eines Gesundheitssystems, das in so vielen Aspekten nicht zu funktionieren scheint, müssen wir beachten, dass wir alle Teil der Gesellschaft und damit eben auch des Gesundheitssystems sind, das diese Gesellschaft aufgebaut hat. Damit tragen wir auch alle Verantwortung. Lassen Sie sich als Leserin und Leser dieses Buches nicht aus dieser Verantwortung nehmen – seien Sie wachsam und fassen Sie mit uns den Entschluss, die Probleme unseres Gesundheitssystems auch als Ihre eigenen anzunehmen – schaffen wir dies, wären wir auch in der Lage, sie anzugehen! Denn eines ist sicher:

Gesundheit ist eine gesellschaftliche Aufgabe. Wie wir damit umgehen, ist Teil der Frage, wie wir leben wollen.

Mit diesem Buch haben wir in Anbetracht eines Gesundheitssystems, das Patienten und Mitarbeiter wieder in den Mittelpunkt stellen und dafür „gesunde" Rahmenbedingungen schaffen soll, elf Thesen aufgestellt, um den Schutz der Gesundheit eines jeden Mitglieds unserer Gesellschaft zu gewährleisten:

1. *Jeder Mensch hat seine individuelle Gesundheit. In der Medizin darf der Mensch daher nicht auf seine genetischen Merkmale reduziert werden.*

2. *Wir wollen Patienten, die ihre Gesundheit zur persönlichen Angelegenheit machen. Dazu braucht es wissenschaftlich fundierte, vertrauenswürdige, verständliche und gut zugängliche Patienteninformationen.*

3. *Heilung verstehen wir als Prozess, der entscheidend von der mitfühlend-verstehenden Beziehung auf Augenhöhe zwischen Arzt und Patient abhängt. Wir treten für die Begründung einer ehrlichen Kommunikationskultur ein.*

4. *Wir möchten in Krankenhäusern arbeiten, die nicht Profit, sondern Menschen in den Mittelpunkt stellen.*

5. *Moderne Medizin ist Teamarbeit: Kommunikation sollten wir nutzen, um gegenseitiges Verstehen und damit Vertrauen zwischen den Akteuren zu ermöglichen.*

6. *Der Krankheitsprozess verläuft nicht in organisatorischen Grenzen, daher müssen die verschiedenen Professionen und Disziplinen in vertrauensvoller Kooperation agieren, um der Gesunderhaltung des Menschen zu dienen.*

7. *Menschen und ihre Krankheiten sind keine Ware. Diese Erkenntnis muss in den Rahmenbedingungen unseres Gesundheitssystems verankert sein.*

8. *Gesundheit in den Mittelpunkt: Eine gesunde Bevölkerung spart Geld und Ressourcen. Wir fordern in unserem Gesundheitswesen eine Neuorientierung hin zu Anreizen für Vorsorge und Gesunderhaltung.*

9. *Unsere Gesellschaft wie auch unser Gesundheitssystem beruhen auf der gegenseitigen Unterstützung. Wir treten daher für ein soziales und solidarisches Gesundheitssystem wie auch für eine solche Gesellschaft ein. Es gilt, gemeinsam zukünftige Herausforderungen zu bewältigen.*

10. *Die Motivation der beteiligten Akteure ist der Grundstein guter medizinischer Versorgung. Diese kann nicht diktiert, sondern nur gefördert und unterstützt werden.*

11. *Gesundheit ist eine gesellschaftliche Aufgabe. Wie wir damit umgehen, ist Teil der Frage, wie wir leben wollen.*

Literatur

Deutsche Gesellschaft für Nährstoffmedizin und Prävention (2014). Präventionsmedizin. www.dgnp.de/wir-ueber-uns/definition-der-paeventionsmedizin.html, Zugriff am 29.11.2015.

Eurostat (2012). Healthcare expenditure by function. http://ec.europa.eu/eurostat/statistics-explained/images/9/9f/Healthcare_expenditure_by_function%2C_2012_%28%25_of_current_health_expenditure%29_YB15.png Zugriff am 29.11.2015.

Franzkowiak, Peter; Sabo, Peter (Hrsg.) (1998). Dokumente der Gesundheitsförderung. Internationale und nationale Dokumente und Grundlagentexte zur Entwicklung der Gesundheitsförderung im Wortlaut und mit Kommentierung. Mainz: Peter Sabo, S. 96–101.

Kienle, G. (1982). Neue Wege in der Ausbildung zum Arzt von morgen – das Modell Herdecke. Unveröffentlichtes Manuskript eines Vortrages auf dem Dekan-Symposium in München vom 18.10.1982.

Weizsäcker, Viktor v. (1986). Gesammelte Schriften , hg. von D. Janz u.a., Band 8, Frankfurt am Main: Suhrkamp, S. 144.

Die Autoren

SEBASTIAN BELTZ ist 30 Jahre alt und hat im Sommer 2015 sein Medizinstudium abgeschlossen. Seine Arbeit als Zivildienstleistender auf einer Kinderstation und die anschließende Ausbildung zum Rettungsassistenten hatten bei ihm den starken Wunsch geweckt, Arzt zu werden und so begann er 2008 an der Universität Witten/Herdecke zu studieren. Über Praktika unter anderem in Österreich, Tansania, Südafrika und den USA lernte er verschiedene Gesundheitssysteme kennen, 2012 absolvierte er zudem einen zehnmonatigen Aufenthalt in Boston/USA, um dort für seine Doktorarbeit zu forschen. Neben dem Studium und seiner Tätigkeit als Tennistrainer engagierte er sich als Tutor für jüngere Studenten und im Studium Fundamentale der Universität Witten/Herdecke, unter anderem für eine studentische Initiative zur Prävention von Adipositas im Jugendalter. Nach dem Studium begann er seine Facharztweiterbildung in der Chirurgie.

LEVKA DAHMEN (geb. Meier) ist 28 Jahre alt und Medizinstudentin im 15. Semester an der Universität Witten/Herdecke. Vor und im Rahmen ihres Studiums durfte sie verschiedene Gesundheitswesen und medizinische Versorgungsstrukturen rund um die Welt kennenlernen. Ob in Madagaskar, Großbritannien, Südafrika oder Afghanistan - die vielen Erfahrungen zeigten ihr welche Auswirkungen ein funktionierendes oder ein marodes Gesundheitssystem auf eine Gesellschaft haben kann. Zum Verständnis der verschiedenen Strukturen medizinischer Versorgung und deren Auswirkungen hat sie 2010 bis 2014 parallel Wirtschaftswissenschaften im Bachelorstudiengang zu studieren.

JULIAN GRAH ist 24 Jahre alt und studiert an der Universität Witten/Herdecke Philosophie, Politik und Ökonomik mit Schwerpunkten im Bereich der

Organisationsentwicklung und Unternehmensführung. Nach dem Abitur hat er in Südamerika in der Krankenpflege gearbeitet und in verschiedenen Krankenhäusern als Forschungsassistenz gearbeitet sowie verschiedene Praktika absolviert. 2012 begann er das Studium der Betriebswirtschaftslehre an der Business School Maastricht (NL). Heute ist er Organisator des 19. Kongresses für Familienunternehmen an der Universität Witten/Herdecke und arbeitet als Berater.

RUTH KANIA ist 31 Jahre alt, hat ihr Medizinstudium abgeschlossen und arbeitet nun an der Promotion. Nach dem Abitur absolvierte sie eine Ausbildung zur Rettungsassistentin und begann 2009 das Studium an der Universität Witten/Herdecke. Seit 2014 ist sie studentische Hilfskraft im DFG Forschungsprojekt Entscheidungsfindung im Krankenhausmanagement und hat sich im Rahmen des Stufu-Plus, einem Zusatzprogramm der Universität Witten/Herdecke, mit Organisationsentwicklung beschäftigt.

CLAUDIA SCHLÖSSER ist 28 Jahre alt und Medizinstudentin im 8. Semester an der Universität Witten/Herdecke. Nach dem Abitur lebte sie ein Jahr lang in Buenos Aires/Argentinien und absolvierte dort verschiedene Pflegepraktika im Hospital Aleman. Zurück in Deutschland ließ sie sich in Köln zur Gesundheits- und Krankenpflegerin ausbilden, bevor sie 2009 ihr Medizinstudium aufnahm.

SÖREN SCHULZ ist 29 Jahre alt und studiert im 10. Semester Medizin sowie im 6. Semester Business Economics an der Universität Witten/Herdecke. Nachdem er seine Wehrpflicht im Sanitätsdienst der Bundeswehr absolvierte, ließ er sich in einem Potsdamer Krankenhaus zum Gesundheits- und Krankenpfleger ausbilden und arbeitete anschließend auf der dortigen operativen Intensivstation, bevor er im Herbst 2011 mit seinem Medizinstudium begann.

MATTHIAS THAMM ist 29 Jahre alt und hat eine Ausbildung zum Gesundheits- und Krankenpfleger sowie den Bachelor of Arts (B.A.) Philosophie, Politik und Ökonomie mit den Schwerpunkten Gesundheit und Strategieentwicklung an der Universität Witten/Herdecke absolviert und studiert nun im zweiten Semester den Masterstudiengang Management. Seit 2014 begleitet er als Geschäftsführer der studentischen Unternehmensberatung denkleister Menschen in den Bereichen Wirtschaft, Gesundheit und Kultur in Fragen der Strategie- und Organisationsentwicklung. Nach dem Abitur war er als Dorfschullehrer für Englisch, Musik und Sport in der Green Earth Roshni School in Lahore/Pakistan aktiv und 2008/09 Teilnehmer bei TheaterTotal. Er ist Gründungsmitglied der A-cappella Gruppe UW/Harmonists.

MORITZ VÖLKER ist 25 Jahre alt und studiert im 10. Semester Medizin an der Universität Witten/Herdecke. Nach dem Abitur absolvierte er eine Ausbildung zum Rettungsassistenten und arbeitete in der Notaufnahme eines großen privaten Krankenhauses der Schwerpunktversorgung. Neben dem Medizinstudium ist er seit 2014 zudem für Business Economics eingeschrieben und engagiert sich berufspolitisch beim Hartmannbund Verband der Ärzte Deutschlands e.V.

JOHANNA WERNER ist 27 Jahre alt und Medizinstudent im 8. Semester an der Universität Witten/Herdecke. Nach dem Abitur reiste sie 9 Monate rund um den Globus durch Süd-Europa, Nord-Afrika, den Mittleren Osten, den Subkontinent und Asien. Danach absolvierte sie verschiedene Pflegepraktika in unterschiedlichen Fachbereichen und begann 2012 ihr Medizinstudium. Im Sommer 2014 war sie im Organisationsteam der Sommerakademie für Integrative Medizin. Sie ist Trainerin bei der Bundesvertretung der Medizinstudierenden in Deutschland e.V. (bvmd) und der International Federation of Medical Students Associations (ifmsa)und setzt sich für die Umsetzung von Humorworkshops für Medizinstudenten in Deutschland ein.

ROBIN YOUNGSON

TIME TO CARE

**WIE SIE IHRE PATIENTEN
UND IHREN JOB LIEBEN**

Mabuse-Verlag

Robin Youngson

Time to Care

Wie Sie Ihre Patienten und Ihren Job lieben

2016, 315 S., 24,95 Euro, ISBN 978-3-86321-318-3

Das Buch des international bekannten, neuseeländischen Arztes
Robin Youngson zeigt allen im Gesundheitswesen Tätigen Auswege aus
Stress und Burn-out.
Es beschreibt, wie man in seinen Berufsalltag wieder Freude, Erfüllung,
Wohlbefinden und Widerstandsfähigkeit hineinbringt. *Time to Care*
richtet sich an Fach- und Führungskräfte aus dem Gesundheitsbereich,
StudentInnen, PatientInnen und alle, die das Gesundheitswesen wieder
menschlicher und solidarischer gestalten wollen.

Mabuse-Verlag

Postfach 90 06 47 • 60446 Frankfurt am Main
Tel.: 069 – 70 79 96-16 • Fax: 069 – 70 41 52
verlag@mabuse-verlag.de • www.mabuse-verlag.de

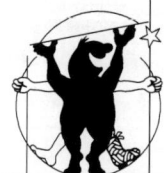

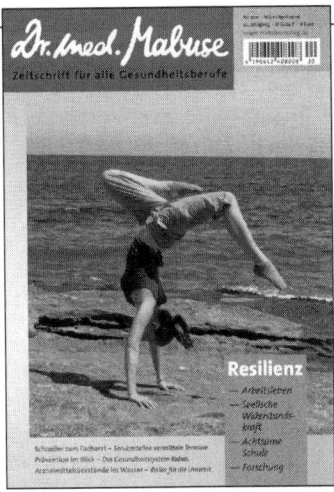
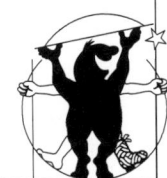

Wissenschaft bei Mabuse

Demenz, Kranken- und Altenpflege, Gesundheit &Politik,

Schwangerschaft & Geburt, Public Health, Medizingeschichte ...

Sie planen die Veröffentlichung ...

· Ihrer wissenschaftlichen Abschlussarbeit?
· eines Beitrags- oder Tagungsbandes?
· eines Sach- oder Fachbuchs?

Unser Angebot für Sie:

Gut vernetzt und sichtbar: Unser Verlag hat ein klares inhalt-
liches Profil und ein in Fachkreisen gut eingeführtes Programm.
Die Zeitschrift *Dr. med. Mabuse* das ideale Forum, um Ihre Publikation verschiedenen Berufsgruppen aus Wissenschaft und Praxis vorzustellen.

Stark im Vertrieb: Wir garantieren Ihnen eine aktive Vertriebs- und Pressear-
beit. Unser Programm verkaufen wir nicht nur über den klassischen Buchhan-
del und als E-Book, sondern richtenauch Büchertische auf Fachkongressen aus.

Fair und transparent: Sie erhalten einen Kostenvoranschlag, der alle Posten de-
tailliert aufführt – und können entscheiden, ob Sie z. B. Korrektorat und Layout
lieber selbst organisieren möchten.

Sie möchten Ihr Projekt bei uns einreichen?

Um prüfen zu können, ob Ihr Projekt in unser Profil passt, benötigen wir

· Soweit es vorliegt: das **Manuskript** oder ein **Exposé**,
  wenn möglich mit **Textprobe** (10–20 Seiten).
· der geplante **Umfang** Ihrer Publikation (eine Seite = 1800 Zeichen)

Mabuse-Verlag

Postfach 900647 · 60446 Frankfurt am Main
Tel.: 069 – 70 79 96-13 · Fax: 069 – 70 41 52
verlag@mabuse-verlag.de · www.mabuse-verlag.de

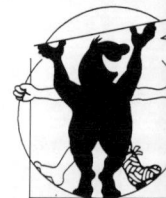